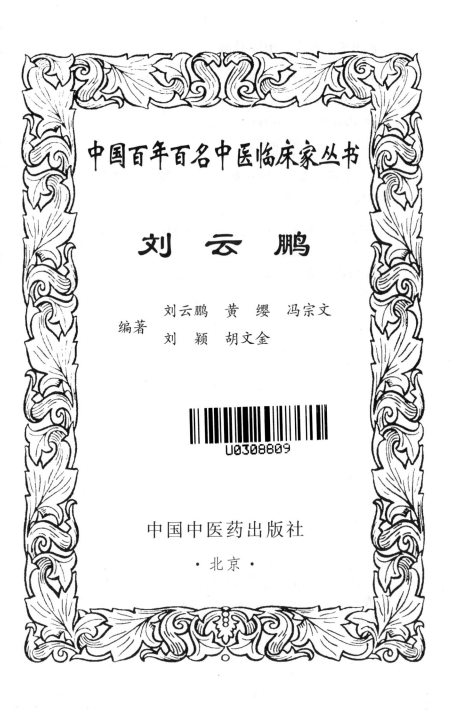

中国百年百名中医临床家丛书

# 刘 云 鹏

编著　　刘云鹏　黄　缨　冯宗文
　　　　刘　颖　胡文金

U0308809

中国中医药出版社

· 北京 ·

## 图书在版编目（CIP）数据

刘云鹏 / 刘云鹏等编著 . –– 北京：中国中医药出版社，2001.02（2024.7 重印）

（中国百年百名中医临床家丛书）

ISBN 978–7–80156–136–7

Ⅰ . ①刘… Ⅱ . ①刘… Ⅲ . ①中医学临床 – 经验 – 中国 – 现代 Ⅳ . ① R249.7

中国版本图书馆 CIP 数据核字 (2000) 第 59993 号

---

**中国中医药出版社出版**

北京经济技术开发区科创十三街 31 号院二区 8 号楼

邮政编码　100176

传真　010–64405721

廊坊市佳艺印务有限公司印刷

各地新华书店经销

开本 850 × 1168　1/32　印张 11.25　字数 253 千字

2001 年 2 月第 1 版　2024 年 7 月第 4 次印刷

书号　ISBN 978 – 7 – 80156 – 136 – 7

定价　42.00 元

网址　www.cptcm.com

服 务 热 线　010–64405510

购 书 热 线　010–89535836

维 权 打 假　010–64405753

微信服务号　zgzyycbs

微商城网址　https://kdt.im/LIdUGr

官 方 微 博　http://e.weibo.com/cptcm

天猫旗舰店网址　https://zgzyycbs.tmall.com

# 出版者的话

祖国医学源远流长。昔岐黄、神农，医之源始；汉仲景、华佗，医之圣也。在祖国医学发展的长河中，临床名家辈出，促进了祖国医学的迅猛发展。中国中医药出版社为贯彻卫生部和国家中医药管理局关于继承发扬祖国医药学，继承不泥古、发扬不离宗的精神，在完成了《明清名医全书大成》出版的基础上，又策划了《中国百年百名中医临床家丛书》，以期反映近现代即20世纪，特别是新中国成立50年来中医药发展的历程。我们邀请卫生部张文康部长做本套丛书的主编，卫生部副部长兼国家中医药管理局局长佘靖同志、国家中医药管理局副局长李振吉同志任副主编，他们都欣然同意，并亲自组织几百名中医药专家进行整理。经过几年的艰苦努力，终于在21世纪初正式问世。

顾名思义，《中国百年百名中医临床家丛书》就是要总结在过去的100年历史中，为中医药事业做出过巨大贡献、受到广大群众爱戴的中医临床工作者的丰富经验，把他们的事业发扬光大，让他们优秀的医疗经验代代相传。百年轮回，世纪更替，今天，我们又一次站在世纪之巅，回顾历史，总结经验，为的是更好地发展，更快地创新，使中医药学这座伟大的宝库永远取之不尽、用之不竭，更好地服务于人类，服务于未来。

本套丛书第一批计划出版140种左右，所选医家均系在中医临床方面取得卓越成就，在全国享有崇高威望且具有较高学术造诣的中医临床大家，包括内、外、妇、儿、骨伤、针灸等各科的代表人物。

本套丛书以每位医家独立成册，每册按医家小传、专病论治、诊余漫话、年谱四部分进行编写。其中，医家小传简要介绍医家的生平及成才之路；专病论治意在以病统论、以论统案、以案统话，即将与某病相关的精彩医论、医案、医话加以系统整理，便于临床学习与借鉴；诊余漫话则系读书体会、札记，也可以是习医心得，等等；年谱部分则反映了名医一生中的重大事件或转折点。

本套丛书有两个特点是值得一提的：其一是文前部分，我们尽最大可能收集了医家的照片，包括一些珍贵的生活照、诊疗照，以及医家手迹、名家题字等，这些材料具有极高的文献价值，是历史的真实反映；其二，本套丛书始终强调，必须把笔墨的重点放在医家最擅长治疗的病种上面，而且要大篇幅详细介绍，把医家在用药、用方上的特点予以详尽淋漓地展示，务求写出临床真正有效的内容，也就是说，不是医家擅长的病种大可不写，而且要写出"干货"来，不要让人感觉什么都能治，什么都治不好。

有了以上两大特点，我们相信，《中国百年百名中医临床家丛书》会受到广大中医工作者的青睐，更会对中医事业的发展起到巨大的推动作用。同时，通过对百余位中医临床医家经验的总结，也使近百年中医药学的发展历程清晰地展现在人们面前，因此，本套丛书不仅具有较高的临床参考价值和学术价值，同时还具有前所未有的文献价值，这也是我们组织编写这套丛书的初衷所在。

中国中医药出版社

2000 年 10 月 28 日

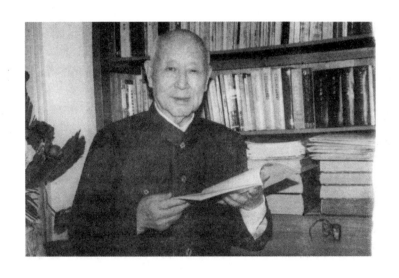

刘云鹏在查阅资料

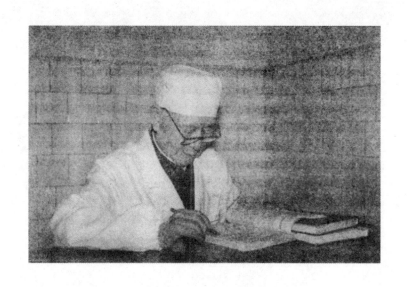

刘云鹏在刻苦钻研业务

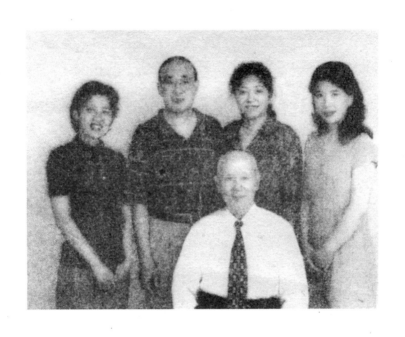

刘云鹏和其弟子（从左至右）黄缨、冯宗文、
胡文金、刘颖合影

# 内容提要

刘云鹏为我国中医妇科名家，学宗仲景，旁通叶吴，擅用伤寒温病诸法，治疗妇科急性热病，屡起危急于倾刻。其提出的妇科调肝十一法、治脾九法、补肾五法，在医界广泛流传。本书为刘云鹏 70 年临床经验之总结。

# 目 录

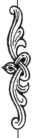

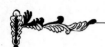

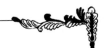

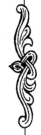

# 医家小传

　　刘云鹏，1910年生，湖北长阳人。五世业医，父亲刘哲人，初习举子业，后弃儒从医。先专攻"伤寒"，后悬壶沙市，以地处卑湿，遂旁通叶、薛，以湿热立论，屡起沉疴，于是声名鹊起，竟大行于沙。先生自幼聪慧，秉承家学，侍诊之余，通读《内经》《伤寒》《金匮》诸书，于吴氏《温病条辨》尤多领悟，深得其中三昧。先生弱冠即挂牌行医，与哲人先生同室应诊。抗战军兴，遵父命回老家长阳，游学于松滋、宜都。遍访名贤，技益精进。惜烽烟遍地，颠沛流离，居无定所。徒怀利刃蓄势待发而已。光复后，定居沙市，时值湿温流行，沿门阖户，缠绵床褥。诸医多处以"人参败毒""防风通圣"等辛温发散剂，致伤津劫液，而湿热之邪仍滞留不去。先生独具慧眼，笔走龙蛇，书叶氏"黄芩滑石"等淡渗利湿轻清灵动之品，立起。于是医名大著，病者辐辏于门。新中国成立后，赴北京中医进修学校深造。1956年创办沙市中医院，任院长。翌年创办沙市中医学校，

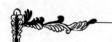

兼任校长。20世纪60年代，先后任省市人大代表、政协委员、市卫生局副局长等职。虽身兼多种行政职务，但诊病不辍。1981年晋升为主任医师，1983年获全国卫生先进工作者称号，1991年被聘为全国首批继承老中医药专家学术经验指导老师，1992年享受国务院政府特殊津贴。

先生在临证中，锐意创新，不落前人窠臼。对各家学说，兼收并蓄，不抱门户之见。早期受哲人先生影响，将《伤寒》经方运用于时行疾病，常常取得意想不到的效果。

一病者患心腹痛，发作欲死，气上攻心，如豕奔腾，诸医束手。先生诊脉，按《伤寒论》奔豚气治之，处茯苓桂枝甘草大枣汤，一服立止，再服平复如故。

20世纪50年代以后，沙市轻纺工业崛起，先生随俗为变，着意研究妇科，于经孕诸疾，造诣尤深。先生诊疾，不轻用补法，尝谓"祛邪即所以扶正"。

一带下病者，多医均以脾虚气陷，处"完带""六君"之辈不效。先生诊之，断其仍为湿热留恋，以黄芩滑石汤化裁，寥寥数味，连服数剂竟愈。

一妇女病"血崩"，诊为"子宫内膜增殖症"。二月来，血淫淫不绝，沾染床褥，病者不堪其苦，屡服"归脾汤"、"黑蒲黄散"等不效，先生按仲景"黄土汤"意，以姜炭易附子，赤石脂易灶心土，加白芍、黄柏，不数剂而安。其辨证之精确，用药之严谨，于兹可见。

先生屡屡独出心裁，将时方赋以新意，扩大临床应用范畴，医界同人常怀"高山仰止"之情，他习用的"芩连半夏枳实汤"治疗湿热胸痞，"清燥救肺汤"治疗气阴二伤之重度妊娠恶阻，"凉膈散"治疗重症崩漏之热入血室，均为神来之笔，使人叹为观止。

从游弟子整理先生学术思想，先后有多篇论文结集问世，其中"妇科调肝十一法""崩漏九法十一方"在医界广为流传，新创妇炎康Ⅰ、Ⅱ号中成药，治疗急慢性盆腔炎，也是有口皆碑的。

　　先生一生惜老怜贫，乐善好施。在诊务中，每见穷困潦倒者，常解囊相助，或于处方用药时，斟酌再三，去其价昂之品，而以平廉之品代之，亦获殊效。每悬牌应诊，病者呼朋带友，摩肩接踵，先生不辞繁难，仍屏息以定脉律，凝神而选方药。有病者自远方来，常造访先生寓所，每一饭而三吐哺，先生无丝毫懈怠。常对弟子说："医者，意也。腠理脏腑，至微至巧，无恐惧之心，居高以临下，毫厘而千里，这是医生的大忌啊！"古人云："仁者之言，其利溥哉！"舍先生其谁！

　　先生啸傲医林70年，奖掖后学，诲人不倦。桃李门墙，弟子甚多。其中亲与授受，登堂入室已晋高级职称者14人。为培养中医药人才作出了贡献。

　　先生平日忙于诊务，无暇笔耕。诊余之夕，仍孜孜批览中医文献。每有会意，则一一笔录，散珠朴玉，积累甚丰。惜十年浩劫，毁于一旦。改革开放后，先生如沐春风，先后发表学术论文二十余篇，并在其弟子协助下，回忆整理成《妇科治验》一书。付梓后，美国、丹麦、苏联等国内外读者，纷纷来信来访，医名更不胫而走。1995年，先生领衔的"固胎合剂防治滑胎的临床和药理研究"获湖北省卫生厅科技进步奖三等奖。

　　先生已逾九十高龄，仍精神矍铄，记忆过人，性格开朗，壮心不已。对中医药事业一往情深，对党的中医政策无限眷念，虽耄耋之年，仍然执着地憧憬着中医药走向世界的

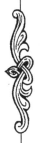

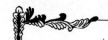 

辉煌。"春蚕到死丝方尽，蜡炬成灰泪始干。"现再据已存资料，加上近年临床治验，由先生核定，结集成编，窥一斑而知全豹，启先贤而惠后学。然乎否乎，一任当世。然则，知先生者，其在读者间乎！

秦德声谨识

2000 年 3 月

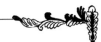

# 专病论治

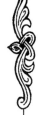

# 崩　漏

妇女不在行经期间，阴道突然大量出血，或淋漓下血不断者，称为"崩漏"。前者称为"崩中"，后者称为"漏下"。

在临床病程中，虽然崩中见漏，漏中有崩，但崩者总是以崩为主，漏者总是以漏为多。漏轻而崩重，病情亦有区别。其治常以补虚、清热、祛瘀、止血为主。

崩漏是妇科疑难病。张景岳说："崩漏不止经乱之甚也。"刘老认为：所谓乱之甚者，乃超出月经周期也，为难治。如经期血量过多或过少，如崩如漏，经期延长，但还在周期以内，亦属崩漏之范畴，为乱而不甚，尚易治。崩漏之所以迁延日久，淋漓不尽，皆在经行之时失于活血化瘀而然。刘老根据多年的临床经验，总结了治疗崩漏的十一法十一方，并形成了分期论治和经期宜用生化汤的学术思想，随证治之屡投屡验。

## 一、化瘀生新法　首推益母生化汤

刘老认为，妇女经期为病，无论有无他证，凡见腹痛必为有瘀，当先用益母生化汤祛瘀，然后再进一步辨证论治。若治疗不当，超过周期范围，而形成经乱之甚者，此时，凡见腹痛，仍为有瘀，亦当祛瘀，可望药到病除。因崩漏初期，经血方乱，血量过多，必有瘀血阻滞经络，旧血不去，则新血不生，此刻正气未虚，以清以攻为主，故取益母生化汤化瘀生新。此亦刘老分期论治的学术思想。刘老常用的益母生化汤即生化汤去黄酒、童便，加益母草。

方药组成：当归24g　川芎9g　桃仁9g　甘草6g
　　　　　　姜炭6g　益母草15g

若腹刺痛加蒲黄9g，五灵脂15g；

腹胀痛，加木香9g，香附9g；

伴腰痛，加乌药9g，牛膝9g，血量多者加续断15g；

腹痛喜温，加良姜9g，香附9g；

有热者，加黄芩9g，丹皮9g，栀子9g；

气虚者，加黄芪15g，党参15g，白术9g。伴血虚者，合四物汤等。

案1：李某，女，31岁，已婚，住沙市邵家巷11号。

初诊：1979年8月13日。

患者于15岁月经初潮，每25天左右行经一次，经量特多，经期约14天左右，前7天量多，后7天经色淡红如水，每于经前7天开始小腹痛。本次月经8月11日，提前1周来潮，现经量较多，伴腰腹胀痛，脉沉弦（74次/分），舌

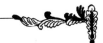

质红，舌苔灰黄

　　诊断：崩漏。证属血热夹瘀型。

　　治则：活血化瘀，清热止血。

　　方药：益母生化汤加减：

　　　　蒲黄炭9g　当归9g　甘草3g　炮姜6g

　　　　五灵脂9g　续断9g　川芎9g　桃仁9g

　　　　炒栀子9g　丹皮9g　益母草12g

　　　　共2剂。

　　二诊：1979年8月15日。

　　患者服上方后，经量明显减少，小腹疼痛减轻。脉沉弦（74次／分），舌质红，舌苔黄。

　　方药：守上方2剂。

　　三诊：1979年9月10日。

　　患者服上方后，腹痛渐止，经行7天即干净。本次月经9月8日，仅提前3天来潮。现腰痛，小腹痛，经量一般，二便尚可。脉弦软（74次／分），舌质红，舌苔薄。

　　治法：上法已收显效，继以活血化瘀为治。

　　方药：生化汤加减。即：

　　　　酒当归24g　甘草3g　川芎9g　贯众炭30g

　　　　益母草15g　丹皮9g　丹参18g　蒲黄炭9g

　　　　炒白芍18g　桃仁9g　续断12g　炒栀子9g

　　　　共4剂。

　　随访：半年后访问，患者述经以上治疗后，月经不再先期而潮，经量正常，经前腰腹亦不痛。

　　按语：妇女经期、产后，血室开放，邪气易乘机侵入，与离经之血互结胞中而成瘀，故经期产后瘀血症极多。生化汤乃明末清初妇科大师傅青主治疗产后病的主方。刘老取生

化汤祛瘀生新之性治疗崩漏，可起到药物清宫之作用。并提出：经期宜用生化汤。这是对生化汤应用的发展。生化汤又是防治崩漏之首选方剂。此患者月经先期而潮，经行半月方止，证见经来量多，小腹疼痛，口干喜冷饮，烦躁易怒，为血热夹瘀，应防治经乱之甚，用益母生化汤加清热药治之，瘀祛热除，崩漏自止。

## 二、活血止血法　活血化瘀方

崩漏的病机常为瘀血阻滞，新血不得归经，或因气虚不能摄血，或因血热而妄行，或因肾虚冲任不固而出血。不论何因，其结果多致瘀血阻络而血溢，血流瘀阻，不通则痛。因此，对于崩漏日久而见小腹疼痛或痛甚拒按，阴道下血有块，血下痛减，舌边有瘀点者，刘老常用活血化瘀方治疗。

方药组成：桃仁 9g　红花 9g　川芎 9g　赤芍 15g

泽兰 15g　莪术 9g　卷柏 9g　蒲黄 9g

川断 15g　炙甘草 6g

腹痛甚加五灵脂，即合失笑散祛瘀止痛；

腹胀加香附、枳壳理气行滞；

热加黄芩、炒栀子、丹皮清热凉血；

气虚加黄芪、党参。

案2：张某，女，43岁，已婚，荆州地区百货站干部。

初诊：1977年3月18日。

患者平素月经正常，2月8日行经，至2月15日干净，18日再潮，23日干净，以后间断出血，淋漓不净至今，量多，色红有块，伴小腹疼痛、拒按、腰痛。脉沉弦细数（108次/分），舌质红，苔淡黄，舌边有瘀点。

诊断：崩漏。证属血瘀型。

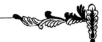

治则：活血化瘀止血。

方药：活血化瘀方加减：

莪术 9g　卷柏 9g　川芎 9g　艾叶炭 9g

泽兰 9g　桃仁 9g　红花 9g　五灵脂 9g

续断 9g　赤芍 9g　炙草 6g　蒲黄炭 9g

棕榈炭 9g

3 剂。

二诊：1977 年 3 月 21 日。

患者服上方后，腹痛减轻，阴道出血减少，经色仍红，自感怕冷，头昏眼花，心慌气短。脉沉弦细软（82 次/分），舌质淡红，舌苔薄黄，舌边有齿印。继续活血化瘀，再加甘温益气之味。守上方加党参 9g，姜炭 6g。共 3 剂。

三诊：1977 年 3 月 25 日。

患者服上药后，阴道出血基本干净，仅时见少许血性分泌物，自感各种症状均明显减轻，脉弦细，舌质淡红，苔薄黄。证属瘀血渐活，血虚未复。治以补血活血止血，胶艾汤加减。

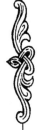

川芎 6g　当归 9g　白芍 9g　荆芥炭 9g

地黄 9g　白术 9g　甘草 3g　艾叶炭 9g

阿胶（烊化）9g　　姜炭 6g　陈皮 9g

3 剂。

随访：一年后信访，患者称经以上治疗后，阴道出血完全停止，未再发病，月经正常。

按语：本例小腹疼痛拒按，舌边有瘀点，证属瘀血崩漏，是实证。脉沉弦细数（108 次/分），是出血日久（40 天），失血过多，心失血养，兼见血虚之象。治法当先祛其实，以活血化瘀为主，瘀去然后扶正，故初诊时用活血化瘀

方祛其瘀，瘀血得去，血行常道，则崩漏可止。活血化瘀方中桃仁、红花、川芎、赤芍、泽兰为活血化瘀之要品，莪术破血行气，化瘀力强，卷柏破血止血，蒲黄活血止血止痛，续断治腰痛补肾止血，炙甘草补脾益气。其活血化瘀之作用较生化汤更深一层。二诊时头昏、心慌、气短等症较为明显，且见舌淡红，边有齿印，证是血瘀之中又夹气虚之象，乃于活血化瘀药中佐以党参、炭姜甘温益气之品。三诊时阴道出血基本停止，仅有时见少许血性分泌物。脉弦细，舌质淡红。证属瘀血已去，尚见冲任脉虚失其固涩之力，故治当养血固冲为法，用胶艾汤加减。方中胶艾汤养血固冲，姜炭引血归经以止血，荆芥炭取其入血止血，佐以白术、陈皮健脾益气，气生则血长，气血旺盛，冲任得固，则崩漏病除而月经自调。此辨证处方之妙也。

### 三、益气摄血法　补中益气汤

崩漏初期多热，后期多虚，气虚血失统摄，崩漏久不止者用补中益气汤。阴道下血量多，色淡或鲜红，小腹或前阴下坠，脉虚大无力，舌淡或边有齿痕，用补中益气汤益气升阳，摄血止血。

方药组成：柴胡 9g　　白术 9g　　党参 15g　　升麻 9g
　　　　　　黄芪 30g　　当归 9g　　陈皮 9g　　甘草 6g

刘老认为，本方是治气虚下陷、气不摄血的方剂，治疗血证须加血分药，将气药引入血分，起摄血止崩的作用，如生熟地、地黄炭、白芍、阿胶等。

若腹痛绵绵，是血去经脉失养之故，可加芍药 30g，甘草加为 10g，以养血和营止痛；

量多可加赤石脂 30g，煅牡蛎 30g，以固涩冲任；

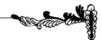

腹痛畏寒可加艾叶炭 9g，姜炭 9g，以温经止血止痛；

肾亏腰痛者可加续断 9g，杜仲 12g，枸杞 12g 等，以补肾治腰痛。

案 3：左某，女，25 岁，专家门诊号 21583。

初诊：1993 年 9 月 3 日。

患者自 16 岁月经初潮即 45～60～90 天一至，经量中等，经期 5～7 天。1992 年 10 月结婚，1993 年 1 月人工流产 1 胎。近 4 个月来，每于经净后 3～5 天复少量出血 4～20 天。本次月经推迟 16 天，于 1993 年 8 月 11 日来潮，量多 3 天，以后即量少，淋漓不净，至今已 23 天。服养血固冲汤、异功散加味未效。现仍少量出血，色暗，两少腹略坠痛，畏冷，头昏倦怠，舌红苔薄，脉弦软（100 次 / 分）。妇科检查：外阴已婚未产型，阴道通畅，内有少量黑色经血，宫颈光滑，宫颈口松，子宫后位，常大，质中，欠活动，无触痛，双侧附件（－）。B 超检查：子宫及双侧附件未见异常。

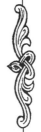

诊断：崩漏。证属脾虚气陷，冲任不固。

治则：益气升阳，固冲止血。

方药：补中益气汤加减：

仙鹤草 20g　黄芪 12g　党参 9g　白术 9g

贯众炭 30g　升麻 9g　柴胡 9g　炙甘草 6g

地黄炭 12g　当归 9g　白芍 15g　陈皮 9g

蒲黄炭 9g　阿胶（兑）9g

共 5 剂，每日 1 剂，水煎服。

二诊：1993 年 9 月 10 日。

服上方后，现阴道出血明显减少，仅白带中夹少许血丝，小腹及腰痛，舌淡红有齿印，苔薄黄，脉弦（80

次 / 分）。

守上方 6 剂。

三诊：1993 年 9 月 29 日。

9 月 16 日血止，月经推迟 14 天，于 9 月 25 日来潮，经期第一、二天量多，动则心慌气短，腰腹不痛，舌脉如前。

前方去蒲黄炭，加黄柏 9g，5 剂。

四诊：1993 年 10 月 6 日。

月经 10 月 3 日净，略感腰痛，少腹已不痛不坠，余如前述，守上方 5 剂。服完后诸症减轻，10 月 26 日如期来经，6 天净。

按语：气为血帅，血随气行。若脾虚气弱，气虚下陷，气不摄血，则发为崩漏。补中益气汤中党参、黄芪、白术、甘草健脾益气，陈皮和胃，当归养血，升麻、柴胡升阳举陷，是治崩漏不止、气虚下陷、小腹会阴下坠之良方。对于崩漏迁延甚至三五月不止者，刘老常辨证选用本方治之。该患者崩漏不止，小腹坠痛，头昏，经量多，淋漓不净，故用补中益气汤益气升阳，固冲止血。加仙鹤草、贯众炭涩血固冲，蒲黄炭活血止血，阿胶养血止血。5 剂即崩漏向愈，继守前方治疗月余，月经如期来潮，6 天经净。

## 四、调和气血　止血固冲法　黑蒲黄散

对于气血不调，冲任受损的崩漏，刘老常用黑蒲黄散加减治疗，其证：阴道下血量少，淋漓不断，腰腹略胀略痛，或患者虽言小腹不痛，但往往按之痛，脉沉弦。

方药组成：当归 10g　香附 9g　蒲黄炭 9g　地黄炭 15g
川芎 9g　丹皮 9g　棕榈炭 9g　荆芥炭 9g

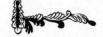

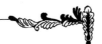

血余炭 9g　白芍 15g　地榆炭 9g　熟地 15g

阿胶（烊化）12g

案 4：陈某，女，48 岁，已婚，沙市二轻局干部。

初诊：1972 年 3 月 27 日。

患者崩漏近二年，曾在武汉作诊断性刮宫，确诊为"子宫内膜增殖症"。在本市某医院注射"丙酸睾丸素"，每次注射后阴道出血停止，但停药后又有出血，如此反复年余。现阴道出血已有二月余，开始量多，色鲜红，有血块，以后量少，淋漓不净，腰腹略有胀痛，头昏心慌，失眠多梦，纳差，大便有下坠感，脉沉缓，舌淡红略暗，苔灰黄。

诊断：崩漏。证属气血不调，迁延日久，冲任损伤。

治则：调和气血，养血固冲。

方药：黑蒲黄散加味：

地榆炭 9g　荆芥炭 9g　熟地 15g　当归 12g

血余炭 9g　蒲黄炭 9g　川芎 6g　　白芍 9g

棕榈炭 9g　香附 12g　党参 15g　丹皮 9g

阿胶（烊化）9g

服 2 剂。

二诊：1972 年 3 月 30 日。

阴道出血减少，其他诸症均减轻，脉沉缓，舌淡红，苔黄，继服 2 剂。

随访：患者称服上方后阴道出血止，以后半年行经一次，7 天净，共行经 2 次，绝经。

按语：本例为气血失调，冲任受损的崩漏，腰腹略有胀痛，是气滞血瘀之证，虽然瘀滞不甚，但气血失调迁延日久，必致冲任失养而受损，以致崩漏下血不止。方中川芎、香附理气消胀，熟地黄、阿胶（烊化）、白芍滋阴补血

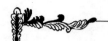

止血，蒲黄炭、当归、血余炭、丹皮活血止血止痛，地榆炭、棕榈炭、荆芥炭止血固冲。因头昏心慌，纳差，大便有下坠感，故加党参以补中益气。全方不寒不热，调和气血，养血固冲，使气顺血和，冲任得养，崩漏自愈。本方常用于中年妇女肝郁气滞、气血失调之崩漏，以漏为主者疗效好。

## 五、健脾坚阴法　健脾固冲汤

刘老根据其多年的临床经验提出了"脾虚阴伤"这一证型，并在《金匮要略》黄土汤的基础上演变出健脾固冲汤，谓其"适用于脾虚阴伤，冲任不固之崩漏"。其辨证要点为：阴道下血量多，色红，口干不欲饮，无腹痛，脉虚数或沉软，舌苔黄。

方药组成：地黄炭 12g　白术 9g　地黄 10g　姜炭 9g

　　　　　　赤石脂 30g　黄芩 9g　甘草 6g　白芍 12g

　　　　　　阿胶（烊化）12g

舌苔黄厚，热甚者加黄柏 9g；

下血量多或心悸者，加棕榈炭 9g，煅龙骨 20g，煅牡蛎 20g；

舌质红，脉细数或手足心热者，加女贞子 15g，旱莲草 15g；

腰痛者，加杜仲 9g，续断 9g；

气虚者，加党参 15g

本方健脾而不温燥，养阴而不腻脾，是治脾虚阴伤，冲任不固的良方。

案 5：李某，女，35 岁，未婚，荆州减速机厂工人。

初诊：1977 年 7 月 27 日。

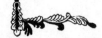

患者因崩漏月余，中西医治疗无效，而于1977年5月22日行诊断性刮宫，诊为"子宫内膜增殖症"，术后阴道出血止，7月5日，正常行经一次，7月26日，月经又提前来潮，经量特多，无血块，无腰腹痛，口干不欲饮，二便正常，脉沉软数无力，舌淡红，苔黄。

　　诊断：崩漏。证属脾虚阴伤，冲任不固。

　　治则：健脾坚阴，固涩冲任。

　　方药：加减黄土汤化裁：

　　　　白术 15g　　白芍 15g　　熟地 15g　　赤石脂 30g
　　　　黄芩 9g　　黄柏 9g　　阿胶（兑）12g　　姜炭 6g
　　　　甘草 6g
　　　　3 剂。

　　女贞子糖浆 2 瓶，冲服。

　　二诊：1977 年 7 月 30 日。

　　患者服药后，阴道出血递减，现仅中午阴道有时出血少许，色红，余无不适之感。脉沉弦，舌淡红，苔薄黄，守上方去黄柏，增入养阴止血药味。

　　　　白术 15g　　白芍 15g　　地黄炭 12g　　赤石脂 30g
　　　　黄芩 9g　　阿胶（兑）12g　　姜炭 6g　　甘草 6g
　　　　女贞子 9g　　旱莲草 9g　　血余炭 9g　　棕榈炭 9g
　　　　3 剂。

　　三诊：1977 年 8 月 2 日。

　　患者服药后，有时阴道仍有少许血液，纳差，脉沉软，舌质淡红，舌苔薄。证属肾阴渐复，脾气尚虚，治宜健脾益气，固涩冲任。六君子汤加减。

　　　　党参 9g　　白术 9g　　茯苓 9g　　炙甘草 3g
　　　　半夏 9g　　陈皮 9g　　砂仁 6g　　姜炭 6g

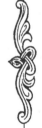

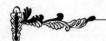

女贞子 9g　旱莲草 9g　赤石脂 30g

3 剂。

随访：患者诉服上方 1 剂，阴道出血即止，仍继续将药服完，后于 8 月 19 日月经来潮，周期为 24 天，经量较前大减，行经 4 天，以后月经正常。

按语：崩漏之证，属于脾虚肝肾阴伤，冲任受损所引起的临床见证为多。本例患者崩漏月余，阴道下血量多，证见口干不欲饮，脉沉软数无力，舌质淡红，苔薄黄，属脾虚阴伤，冲任不固。虚者补之，方用自拟加减黄土汤化裁。黄土汤出自汉代张仲景《金匮要略》，主治便血，亦治吐衄，清代吴瑭著《温病条辨》用治小肠寒湿，先便后血。刘老父亲刘哲人先生积前人之所长，结合自己的临床体会，将黄土汤稍作变更，去其辛温之品，增其养阴之味，用治脾虚阴伤，冲任不固的崩漏下血证。方中阿胶补血止血滋阴，熟地补血滋阴，白芍养血敛阴，黄芩、黄柏苦寒坚阴，白术健脾益气，甘草调和诸药，姜炭引血归经，赤石脂固涩冲任。配合女贞子糖浆冲服增其养阴之力。服药 3 剂，阴道出血递减。二诊时，患者每天中午阴道仍出血少许，故继守前法。因热邪渐减，乃去黄柏，加女贞子、旱莲草增加养阴止血之力。三诊时，患者阴道仍有少许血液，且纳差，脉沉软，证以脾虚气弱为主，故以健脾益气之六君子汤加减，佐以二至丸养阴止血，姜炭、赤石脂固涩冲任，仅服药 1 剂，阴道出血停止。

此类崩漏，临床所见较多，且发病于绝经前后，因此，刘老于临床中凡见此证，均投加减黄土汤，疗效颇佳。

因此方治崩甚效，故名为健脾固冲汤，顾名思义，有益学者。

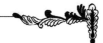

案 6：刘某，女，45 岁，已婚，工人。

初诊：1980 年 7 月 27 日。

患者崩漏年余，中西药治疗无效，4 月在本市某医院行诊断性刮宫，诊为"子宫内膜增殖症"，术后阴道出血停止，5 月正常行经一次，6 月崩漏又发，阴道下血量多，到本市某医院复诊，欲行第二次刮宫术，患者不同意。后来我院就诊。现阴道出血量多，色红，无血块，腰腹不痛，感口干，夜间欲饮，纳差，肢软乏力，手心烦热，脉沉软数，舌质红，苔薄黄少津。

诊断：崩漏。证属脾虚阴伤，冲任不固。

治则：健脾坚阴，固涩冲任。

方药：健脾固冲汤加减：

白术 9g　白芍 15g　地黄炭 9g　赤石脂 30g

黄芩 9g　黄柏 9g　阿胶（兑）12g　姜炭 6g

甘草 3g　女贞子 15g　旱莲草 15g

4 剂，日服 2 剂，两天服完。

二诊：1980 年 7 月 29 日。

患者服药 2 剂，阴道出血即减，4 剂服完，阴道出血基本干净，口干减轻，夜间饮水少许，纳食略增，手心已不感发热，脉沉软，舌淡红，苔薄黄。守上方去黄柏，3 剂。

随访：一年后访问，患者诉服完上方后，阴道出血干净，纳食增加，此后月经正常。

## 六、清热养阴法　清经汤

热入血分所致的崩漏，临床以崩为主，热邪伤阴者，属实中有虚，以阴道下血量多，色红质稠，口干，五心烦热，脉沉细数，舌红少津为主证。刘老常用清经汤治之。

方药组成：炒青蒿 9g　地骨皮 15g　丹皮 9g　芍药 15g
　　　　　茯苓 9g　黄柏 9g　生地 15g

胁痛去青蒿，加柴胡 9g；

热甚加炒栀子 9g；

脾虚加白术 9g，甘草 6g。本方多用于青少年。

案 7：黄某，女，42 岁。

初诊：1998 年 10 月 5 日。

平素月经正常，1998 年元月开始月经周期为 7～15/15～20 天，量多，色红，有血块，末次月经 1998 年 10 月 2 日，今未净，量少，色红无块，纳可，睡眠可，多梦，大便略干，小便色黄，舌红苔黄，脉沉弦软（84 次 / 分）。

诊断：崩漏。证属冲任血热型。

治则：清热凉血，固冲止血。

方药：清经汤加减：

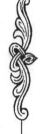

　　　黄芩 9g　地骨皮 15g　丹皮 9g　白芍 15g
　　　茯苓 9g　黄柏 9g　生地 15g　益母草 15g
　　　炒青蒿 9g

　　　7 剂。

二诊：1998 年 10 月 12 日。

今日月经干净，轻度左腰痛，舌红苔黄，脉弦（78 次 / 分）。守上方去益母草加女贞子 15g，旱莲草 15g。7 剂。

随访：半年后访问，月经正常。

按语：本例患者阴道下血量多，为热邪窜入血分，迫血妄行所致，下血色红，舌红苔黄，均为血热之象。故以清经汤加减治之。

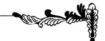

## 七、清热和营法　芩连四物汤

芩连四物汤亦用于治疗血热型崩漏，其证属实。其辨证要点为：血量多，色红，大便干结，小便短黄，口干喜饮，舌红，苔黄，脉洪数。为实热证。芩连四物汤治之。

方药组成：黄连 9g　黄芩 9g　生地黄 15g　白芍 15g
　　　　　　川芎 9g　当归 9g

热甚加黄柏、栀子、丹皮等；

大便结加酒大黄；

舌苔淡黄厚腻，是血热夹湿，重加滑石甚效。本方多用于中壮年之血热属实者。

案 8：陈某，女，49 岁，荆州南门中学教师。

初诊：1998 年 7 月 1 日。

既往月经正常，近 4 年来月经紊乱，周期为 8～13/20～75 天，量时多时少，夹血块。1998 年 5 月 1 日开始阴道下血，量渐增多，至 5 月 29 日未净，遂行取环＋诊刮术，术后血未止，少腹痛。诊刮病检结果为：①子宫颈乳头状息肉（已摘除）；②子宫内膜囊腺型增生。7 天前在外院就诊，予安宫黄体酮片口服，量较前增多，又服止血宝，血仍未止，但量略减少。现阴道出血，量中等，夹血块，色暗红，纳差，大便结，日一次，小便可。舌红苔黄，脉数（112 次 / 分）。妇检：子宫、附件（－），麦氏点压痛（＋）。

孕产史：孕 7，产 2，人流 5

既往史：既往有充血性胃炎、十二指肠球部炎症病史。

诊断：崩漏。证属血热夹瘀。

方药：芩连四物汤加减：

黄芩 9g　黄连 9g　熟地 15g　　炒贯众 30g

当归 9g　川芎 9g　红藤 30g　　败酱草 30g

黄柏 9g　玄胡 12g　白芍 15g　　川楝子 12g

酒大黄 12g　蒲公英 30g　白花蛇舌草 30g

5 剂，先用凉水浸泡半小时，再煎 20 分钟，温服，日煎 3 次，服 3 次，日服 1 剂。

妇炎康 I 号（我院自制消炎冲剂），7 盒。

二诊：1998 年 7 月 6 日。

服上方后于 7 月 3 日血止，现小腹坠胀痛，腰痛减，白带多，纳可，大便稀。脉沉软数（82 次/分），舌暗红，苔花白黄。守上法合止带汤加减。

车前草 9g　茵陈 30g　赤白芍各 15g　丹皮 9g

败酱草 30g　红藤 30g　玄胡 15g　　白芍 30g

川楝子 12g　栀子 9g　炒贯众 20g　　乌药 9g

知母 9g　黄柏 9g　牛膝 9g　　白花蛇舌草 30g

甘草 9g

4 剂。

妇炎康 I 号 7 盒。

三诊：1998 年 7 月 10 日。

服上方后，腹坠胀减轻，仍腰痛，食后上腹膨胀不适，半小时后即腹泻，呈稀便，舌红，苔中有剥蚀，脉弦（72 次/分）。

治疗：加减半夏泻心汤加减：

公英 30g　半夏 9g　黄连 9g　黄芩 9g

川楝 12g　杏仁 9g　郁金 9g　厚朴 9g

玄胡 15g　陈皮 9g　枳实 9g　知母 9g

3 剂。

随访：一年后访问，患者自述经上述治疗后，月经来潮两次，至今月经未潮。

按语：患者崩血两月不止，为血热夹瘀重证。大便结，舌红苔黄，脉数（112次/分），是血热炽盛之象，故用芩连四物汤加黄柏直清血热。少腹痛夹血块为有瘀血，故加金铃子散以行气活血清热止痛。并加酒制大黄取其凉血活血通便以泻火。因久病血室长开，毒邪最易入侵，故必须辅以清热解毒、活血化瘀之品，如败酱草、红藤、蒲公英、白花蛇舌草等增强其清热化瘀之力，并防治感染。贯众清热解毒，炒后专治崩中以止血。本驱邪务尽之旨，又辅以妇炎康Ⅰ号（为刘老治盆腔炎药），意在一药而崩止。二诊上方服3剂血即止，脉象接近平脉（82次/分），是邪去正复之佳兆。患者系湿热体质，故血止而白带见多，大便稀溏，应继续清热除湿，用止带汤合上法化裁，肃清崩中之因，免死灰复燃。三诊时脉已正常（72次/分），余症均见告愈，只是饭后腹胀不适，大便仍溏，此时宜苦辛通降，清理胃肠湿热为主，用自拟芩连半夏枳实汤与活血败毒药以收功。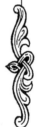

## 八、益气养心法　归脾汤

辨证要点：阴道下血或多或少，心悸失眠，脉细或大而无力，此属脾虚不能统血，血不养心之证。治宜益气摄血，补血养心。归脾汤主之。

方药组成：远志 9g　党参 20g　桂圆肉 12g　茯苓 9g
　　　　　　当归 9g　黄芪 30g　酸枣仁 15g　木香 9g
　　　　　　甘草 6g　白术 9g

失血过多，面色萎黄加熟地、地黄炭、阿胶等；

热甚加炒栀子、丹皮；

如因惊恐而致血崩者，重加煅龙骨、煅牡蛎。本方多用于中老年。

案9：张某，女，49岁，已婚，住沙市梅台巷三号。

初诊：1977年7月19日。

患者绝经年余，近十天来，白带多，昨天阴道出血，量多如崩，色红，心慌，夜不安寐，体倦纳差。脉弦而虚，舌质淡，苔薄黄，舌边有齿印。

诊断：崩漏。证属心脾两虚，脾不统血。

治则：健脾养心，摄血固冲。

方药：归脾汤加减：

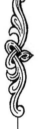

　　血余炭9g　黄芪12g　　白术9g　　茯苓9g

　　酸枣仁9g　党参12g　　当归9g　　远志9g

　　炙甘草6g　棕榈炭9g　　熟地9g　　木香6g

　　夜交藤30g

　　共4剂。

随访：一年后访问，患者服药3剂后身净，至今未复发。

按语：绝经后，本应不再行经，若心脾两虚，血失统摄，则崩漏下血。

本例患者属心脾两虚的崩漏证。脾虚统血失权则阴道下血，量多如注；脾虚生化失职则纳差体倦；脾虚水湿下注则白带量多；脾虚血少，心失所养则心慌，寝不安眠。治当健脾养心，摄血固冲为法。拟归脾汤加减治之。方中党参、黄芪、白术、炙甘草扶脾益气，脾健气旺，血有所统，则崩漏自止，茯苓、枣仁、远志、夜交藤宁心安神，合当归、熟地养血补血，气旺血生，则惊悸失眠均愈，佐以棕榈炭、血余炭止血固冲，木香醒脾，使补而不滞。本方之妙，在于益气

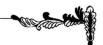

补脾以治其本，辅以养血止血药味，故仅服 3 剂即收全功。

## 九、益气固脱法　固本止崩汤

崩漏日久，气血大亏，脾虚不能摄血，肾虚不能固摄，甚至阴道下血如注，两目黑暗，昏晕倒地不省人事者，治宜急投益气固脱、补摄冲任之剂，以防衍成危急证候，固本止崩汤治之。

方药组成：当归 9g　黄芪 20g　炒白术 30g　熟地 30g
　　　　　　党参 20g　姜炭 6g

心慌气短，汗出肢冷另服人参 9~15g 以益气固脱。本方多用于老年。

案 10：陈某，女，23 岁，未婚，住沙市崇文街。

初诊：1977 年 9 月 17 日。

患者既往有崩漏病史，曾两次在本院妇科住院治疗，血止出院。本次月经于 9 月 3 日来潮，至今未净，现出血量特多，色红，觉神疲乏力，腰膝酸痛，纳食差，大便稀，每日一次，小便正常。脉软弱（80 次 / 分），舌质略淡略暗，舌苔黄色。

诊断：崩漏。证属气虚血脱，冲任损伤。

治则：益气固脱，固涩冲任。

方药：固本止崩汤加减：
　　　棕榈炭 9g　党参 15g　黄芪 30g　白术 30g
　　　赤石脂 30g　甘草 3g　地黄炭 9g　熟地 12g
　　　煅牡蛎 30g　枸杞 30g　续断 12g　姜炭 6g
　　　杜仲（炒）9g　阿胶（兑）9g
　　　共 2 剂。

二诊：1977 年 9 月 19 日。

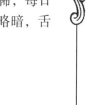

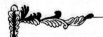

患者服上方后，阴道出血明显减少，经色较淡，有时深红，仍觉全身软，腰膝酸软，四肢乏力，活动后心慌。脉弦软（80 次 / 分），舌质淡红，舌苔薄白。

方药：继守上方 2 剂。

三诊：1977 年 9 月 21 日。

患者服上方后，阴道出血基本停止，大便已正常，心慌较前减轻，仍感四肢乏力，腰酸痛。脉弦软缓（68 次 / 分），舌质淡红，舌苔薄，舌边有齿印。

证属冲任渐固，脾肾阳气未复。治宜继守前法增强疗效。仍守上方，共 3 剂。

四诊：1977 年 9 月 24 日。

患者服上方后，于两天前阴道出血完全停止，纳食、二便、睡眠尚可，现觉尾骶处酸痛，四肢乏力，稍畏冷。脉沉软缓（66 次 / 分）。舌质淡红，舌苔薄，舌边有齿印。证属脾肾阳气未复。治宜温补脾肾两阳，益精气，固冲任。继守前方化裁。

阿胶（兑）9g　黄芪 15g　党参 15g　茯苓 9g
白术 15g　甘草 3g　姜炭 6g　补骨脂 9g
杜仲 15g　枸杞 30g　熟地 12g　五味子 9g
鹿角胶（兑）9g

共 4 剂。

随访：患者服上方后，各症续减，再服上方 8 剂，腰及尾骶骨疼痛愈，心慌、气短等症亦逐渐消失。

按语：本例患者因大崩不止，曾在本院住院治疗两次。现又下血日久，神疲乏力，纳少便溏，脉虚舌淡，显系脾虚摄血无权。其腰酸痛，崩漏屡作，又是肾虚，冲任不能固涩之故。治宜急投益气固脱、补涩冲任之剂，以防衍成危急证候。方用固本止崩汤加减，方中党参、黄芪、白术、甘草健脾益气，摄血固脱，熟地养阴补血，地黄炭、阿胶补血止血，姜炭止血引血归经，棕榈炭收涩止血固冲，枸杞、杜仲、续断补肾治腰痛，杜仲炒用补肾之力更强，续断入血分又具有止血作用，重用牡蛎、赤石脂大力固涩冲任，全方补气补血，固涩冲任，前后三诊共服药 7 剂，使气生血长，冲任渐固，阴道出血停止，得以转危为安。四诊时觉尾骶骨处酸痛，四肢乏力，稍觉畏冷，脉沉软缓，证系气血渐生，脾肾阳气未复，故于前法之中加入温补脾肾两阳之味，佐以益经养血之品，服药十余剂，诸症逐渐消失，崩漏治愈。此种大崩危急证候，临床总是标本俱急，故应标本兼顾，根据病情而有所侧重，但决不可顾此失彼。待崩漏止后，亦不可立即停药，需继续守服原方以巩固疗效。

## 十、养血固冲法　胶艾汤

血虚冲任失固所致的崩漏下血证，临床见阴道下血或多或少，色淡，小腹或腰隐痛。脉虚细或弦软。虚者补之，损者益之。治宜补其血之不足，益其冲任之虚损，以养血固冲为法，胶艾汤主之。

方药组成：当归 9g　白芍 15g　川芎 9g　熟地黄 15g

　　　　　　阿胶（烊化）9g　艾叶 9g　甘草 6g

热甚者加黄芩 9g；

腰痛加续断 12g，桑寄生 15g，杜仲 12g，调补肝肾；

腹痛甚者，白芍加至 30g，甘草加至 10g，以缓急止痛；

补肾益精加菟丝子 15g，枸杞子 15g，山萸肉 12g；

止血加炒贯众 15g，仙鹤草 15g，地榆炭 15g 等；

气虚者可加党参 15g，黄芪 20g 等。

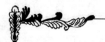

案11：李某，女，30岁，专家门诊号21634。

初诊：1993年10月11日。

患者以往月经正常，此次提前3天于9月28日来潮，至今13天未净，量少，近两天增多，伴小腹隐痛，怕冷，腰酸痛，舌红苔薄，脉弦软。

诊断：崩漏。证属血虚兼寒，冲任失固。

治则：养血温经，调固冲任。

方药：胶艾汤加减：

熟地9g　地黄炭9g　当归9g　艾叶炭9g

菟丝子15g　白芍9g　姜炭9g　荆芥炭9g

续断9g　甘草6g　川芎9g　仙鹤草20g

阿胶（兑）12g　寄生15g

4剂。

一日1剂，水煎服。

二诊：1993年10月16日。

上药服完，昨日阴道血止，腰及小腹冷痛明显减轻，舌脉同上。守上方5剂。

随访：10月30日经净，量中等，6天净。

案12：张某，女，15岁，松兹市弥市镇人，门诊号1996年109号。

初诊：1996年7月13日。

初潮13岁，末次月经1996年6月9日，量时多时少，至今1月零5天未净，现量少，色深红，少许血块，腰腹无痛胀，手足心热，饮食、二便尚可。脉弦数（80次/分），舌淡红，苔薄黄。

诊断：崩漏。证属血虚阴伤，冲任不固。

治则：养血固冲。

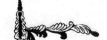

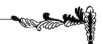

方药：胶艾汤加味：

太子参 30g　当归 9g　川芎 9g　白芍 12g
甘草 6g　艾叶炭 9g　白术 9g　枸杞 20g
地骨皮 20g　续断 9g　丹皮 9g　黄柏 9g
熟地 9g　生地 9g　菟丝子 20g　旱莲草 15g
阿胶（兑）9g
6 剂。

二诊：1996 年 7 月 20 日。

服上方 4 剂后经即净，现全身无不适，手足心热已止，脉数（80 次 / 分），舌红苔黄。此冲任已固，宜继续扶脾固冲，以资巩固。八珍汤加味主之。

菟丝子 30g　白术 9g　茯苓 9g　熟地 10g
枸杞子 20g　川芎 6g　当归 9g　白芍 12g
女贞子 15g　旱莲草 15g　党参 15g　甘草 6g
6 剂。

随访：3 个月后，患者母亲引其他病人就诊，自述患者服药后，月经正常。

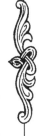

按语：胶艾汤出自《金匮要略》妇人妊娠篇，主治妊娠下血腹中痛，为胞阻。乃胞中之血有阻滞，血不归经，故下血腹痛。治宜养血活血固冲任。本方以四物汤养血活血，阿胶补血止血，艾叶暖宫止血止痛，甘草补脾扶正，有加强补血止血的作用，是治妊娠腹痛下血的有效方剂。若妇人非妊娠而下血，属于血虚血滞兼寒者，此方养血止血温暖胞宫，又是调经止血的有效方剂，称为"经水不调，胎产前后之总方"。本方用治崩漏偏于虚寒者（如上案），可加菟丝子、续断、寄生补肾及止血药味，病情不复杂亦纯正，故二诊无须更方。若属于崩漏日久血虚阴伤而见脾虚者（如本案），则

又宜加丹皮、地骨皮、黄柏等以清热养阴，加太子参、白术以健脾益气。日久肾虚，冲任失固更是关键一环，故加菟丝子、枸杞子、续断以补肾益精。旱莲草是止血药，也是补肾药，有双重作用，加减合乎病情，故4剂而血止。崩久必须扶脾善后，后天养先天是自然规律，故二诊以八珍汤加补血养肾药而收功，崩漏不再发。

## 十一、调补肝肾法　调补肝肾方

女子青春时期，正当肾气旺盛之年，此时天癸至，任脉通，太冲脉盛，月事按时来潮。若肾气不足，太冲脉虚，则常发为崩漏下血。对此类崩漏，刘老常用调补肝肾方治疗。

方药组成：熟地15g　地黄炭15g　枸杞20g

　　　　　　白芍15g　山茱萸9g

失眠心悸者加酸枣仁；

热甚者加黄连、地榆炭、炒贯众等以凉血止血；

腰痛甚者加续断、杜仲、桑寄生。本方以滋补肝肾之阴为主。常用于少女之崩漏。

案13：谢某，女，18岁，未婚，沙市服装厂工人。

初诊：1976年6月27日。

患者4月27日月经来潮，淋漓不断，经某医院治疗，5月19日经净，5天后阴道又出血，在我院治疗后血止。6月19日再次出血，经量转多，色红有块，头昏腰痛，肢软无力，心烦，睡眠不安，口干，喜冷饮。脉数，舌质红，舌苔黄。

诊断：崩漏。证属肝肾阴虚，冲任不固。

治则：调补肝肾，固涩冲任。

方药：调补肝肾方加减：

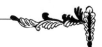

　　熟地 30g　　地黄炭 9g　　黄连 6g　　地榆炭 15g

　　枸杞 30g　　枣仁 15g　　棕榈炭 9g　　白芍 15g

　　共 4 剂。

　　随访：患者经以上治疗后，现月经正常，仅有时头晕。

　　按语：患者反复出血，属肝肾阴虚，冲任不固。故以调补肝肾之阴为法。阴虚，水不济火则心烦，火扰神明则睡眠不安。阴虚血少，血不养肝，肝火上炎则头昏。火热灼津则口干喜冷饮。腰为肾之腑，肾虚故腰痛。封藏失职故崩漏难止。方中熟地、地黄炭养血补肾止血，白芍、枸杞养血柔肝，枣仁补肝宁心安神，并加黄连以泻火，棕榈炭、地榆以凉血止血，俾肝肾之阴正常，则水火相济而冲任自固矣。

## 十二、把握崩漏规律　阐明病理特征

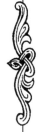

　　综观上述十一法十一方，属于脾虚为主者四法四方：益气摄血法，补中益气汤；益气固脱法，固本止崩汤；益气养血法，归脾汤；健脾坚阴法，健脾固冲汤。属于肝肾不足者二法二方：养血固冲法，胶艾汤；调补肝肾法，调补肝肾方。属于血热妄行者二法二方：清热和营法，芩连四物汤；清热养阴法，清经汤。属于血瘀者二法二方：化瘀生新法，益母生化汤；活血化瘀法，活血化瘀方。属于气血不调者一法一方：调和气血止血固冲法，黑蒲黄散。

　　1. 以上十一法以补虚为多，化瘀清热次之。因出血日久，才为崩漏，久则气血必虚，虚则脏腑功能失调。肝藏血，脾统血，肾司开阖，故脏腑虚弱，是崩漏之源。所以补虚是主要的，是治本。次则"瘀则消之，热则清之"，是治标，属于次位。无论补虚、清热、化瘀，其目的在于止血，故必须在方剂中配以止血药味，即塞流是也。崩漏发生在胞宫，其经脉为冲任，隶属于肝肾，脾为统血之脏，故其发病或治疗均在肝脾肾。

2. 分期论治，体现了预防与治疗的原则。一是经期当预防演变成崩漏，用生化汤；二是已成崩漏，治疗时如见腹痛，仍先以活血化瘀为法，再辨证论治。

3. 崩漏久病不愈，须注意四种情况：气不摄血、气血不调、脾虚阴伤、瘀血阻络。辨明这四种情况后，按法治之，可遏制其迁延。

至于善后之法，先贤有云：凡下血症，须用四君子辈以收功，确属经验之谈。因崩漏日久，脏腑经络气血有亏，此时只宜健脾益气，增进饮食，加强生化之源，取其精微，供应脏腑需要，并视各脏之虚损程度，随症增加补益之味，燮理阴阳，俾阳生阴长，阴阳平衡，而为平人。

# 闭　　经

女子年逾18周岁，月经尚未初潮，或已行经而又中断达3个月以上者，称为"闭经"。前者称原发性闭经，后者称继发性闭经。有些少女初潮后一段时间内有停经现象，妊娠期或哺乳期暂时性的停经，更年期的停经与绝经等，属生理现象，不作闭经论。至于因先天性生殖器管发育异常或后天器质性损伤而无月经者，非药物所能治愈者，本篇不予论述。

闭经的病因多端，病机复杂，涉及肝肾心脾、冲任、气血等多方面。其总的发病机理可分虚实两类，虚者精血不足，血脉空虚，无余血可下；实者邪气阻隔，脉道不通，经血不得下。然而虚中有实，实中有虚，临床虚实相兼者颇为多见。兹分述于下。

## 一、补肾肝脾　注意化瘀

禀赋不足，肾气未盛，天癸未至；或多产房劳，或药物避孕，或久病及肾，肾精亏耗，肝血亦虚，冲任无以充盛而闭经。

久病大病，或数伤于血；或脾胃素虚，加之饮食、劳倦，更伤脾胃，生化之源不足；或忧思过度，损伤心脾；或虫积耗血等，以致气血大亏，冲任虚乏，无以化生经血而停经不行。

以上情况均可因血虚气弱，运血乏力，经脉滞涩，而形成兼瘀之势。

临床以年逾 18 岁尚未行经，或月经已潮，但常后期量少，渐至停闭不行为特点。

属肝肾不足者，则伴有头晕耳鸣，腰酸膝软，育龄期妇女，多有性欲淡漠，带少阴干；青春期少女，也可无明显伴发症状。舌淡红苔薄或少，脉沉弦细软。

属气血虚弱者，则经血量少，色淡，质稀，伴有头昏、眼花，面色萎黄，神疲肢软，或心悸气短，失眠纳差，甚至毛发脱落，舌淡苔薄，脉沉缓或虚数。

1. 肝肾不足者，治宜补肾气，养肝血，调冲任，刘老常用经验方益五合方或四二五合方加减。

（1）益五合方

益母草 15g　熟地 15g　当归 12g　丹参 15g
茺蔚子 12g　香附 12g　川芎 9g　　白芍 9g

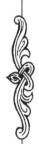

枸杞子 15g　覆盆子 9g　五味子 9g　白术 9g

菟丝子 15g　车前子 9g

肾阳不足者可选加仙茅 9g，仙灵脾 9g，附片 9g，肉桂 6g，巴戟 15g，以温补肾阳；

子宫发育不良者，加紫石英 30g，紫河车粉 10g（吞服），以养肾气，益精血。兼肾阴虚者加二至丸以滋养肾阴；

脾气虚明显者，加党参 15g，或红参 6g，黄芪 30g，以益气健脾补血；

夹热者加生地 9g，丹皮 9g，以清热凉血；

血瘀较甚者，酌加桃仁 9g，红花 9g，牛膝 9g，以活血化瘀；

兼肝郁气滞者加柴胡 9g，以疏肝解郁。

（2）四二五合方（刘奉五方）

仙灵脾 12g　覆盆子 9g　菟丝子 9g　当归 9g

五味子 9g　车前子 9g　枸杞子 15g　白芍 9g

牛膝 12g　　川芎 3g　　熟地 12g　　仙茅 9g

加减法参照益五合方。

2. 气血虚弱者，治宜补气养血，益冲任。方用十全大补汤加味。

方药组成：黄芪 30g　党参 15g　白术 12g　　茯苓 9g

炙甘草 6g　当归 12g　白芍 9g　熟地 12g

川芎 9g　肉桂 6g（或桂枝 6~9g）

心悸失眠，加柏子仁 15g，枣仁 15g，以养血宁心安神；

腰痛，加杜仲 12g，牛膝 9g，以补肾止痛；

肾气虚合五子衍宗丸以补肾气，益冲任；

兼气滞酌加香附 12g，木香 9g，砂仁 9g，以理气行滞；

兼血瘀酌加益母草 15g，桃仁 9g，红花 9g，以化瘀

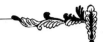

通经；

精血大亏而毛发脱落，生殖器官萎缩者，加紫河车粉、参茸粉等以大补精血。

案1：杨某，女，43岁，沙市造纸二厂工人，专家门诊号02776。

初诊：1992年9月4日。

患者月经6月未潮。以往月经尚属正常，末次月经1992年3月1日。半年前因关节疼痛而服雷公藤片一疗程后即停闭至今，曾服中药和中成药月余未效。诊时月经未潮，伴头昏倦怠，时有心慌，腰痛，四肢关节疼痛，怕冷，带下甚少，阴中觉干，尿频夜多。舌淡暗，苔白，脉弦软。

诊断：闭经。证属肾阳肝血亏虚，寒凝血瘀冲任。

治则：温肾散寒，养血化瘀通经。

方药：益五合方加减：

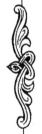

益母草15g　菟丝子15g　熟地15g　当归15g
枸杞子15g　覆盆子12g　川芎9g　　白芍9g
桂枝9g　　香附12g　　白术12g　　荒蔚子12g
丹参15g　　牛膝12g　　仙灵脾12g　　仙茅9g
6剂。水煎服，一日1剂。

二诊：1992年9月11日。

月经未潮，腰痛及四肢关节疼痛、怕冷等有所减轻，带下略增多，余如上述。守上方6剂。

三诊：1992年9月18日。

月经昨日来潮，量较少。无腹痛，腰及关节疼痛、怕冷明显减轻，尿频好转。舌淡红，苔薄，脉弦软。方用十全大补汤加味：

黄芪30g　党参15g　白术12g　茯苓9g

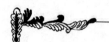

炙甘草 6g　熟地 12g　当归 15g　白芍 9g

川芎 9g　香附 12g　益母草 15g　桂枝 9g

5 剂，水煎，日服 1 剂。

四诊：1992 年 9 月 25 日。

服药后，经量未见明显增多，5 天净，余症如前，舌红略淡，苔薄，脉弦软。守一诊方，10 剂。

五诊：1992 年 10 月 8 日。

月经来潮第四天，量中等，色暗红，头昏心慌、关节疼痛、怕冷、尿频等已不明显，略感腰酸，精神转佳，舌红苔薄微黄，脉弦数。守上方 5 剂。

1992 年 11 月 25 日来告，谓本月如期来经，色量复常，5 天净，关节疼痛等症均愈。

按语：患者已过"六七"之年，"三阳脉"的气血已衰，虽月经尚能正常来潮，然毕竟肾气渐衰，故怕冷，关节疼痛。其肾阳虚，寒邪滞，气血弱在先，服雷公藤苦寒大毒之物在后，其寒毒之性损害气血经络，伤及肝肾冲任，使渐衰之体，不堪承受，终至经闭不行。腰痛，带少阴干，尿频夜多，属肾气不足之证；怕冷，关节疼痛，舌淡暗，属阳虚寒凝血瘀之象；头昏倦怠，心慌，属肝血亏虚之候。其病虚实夹杂，涉及肾肝脾脏及寒邪毒气。刘老用经验方益五合方加减为治，以菟丝子、枸杞子、覆盆子、熟地、仙灵脾、仙茅、牛膝益肾气，温元阳；以白术健脾气资化源；用四物汤养肝血，益冲任；配益母草、茺蔚子、丹参、牛膝活血化瘀通经；加桂枝配二仙温肾阳，散寒凝，除关节疼痛，与活血化瘀之味温通经脉，以治经闭。服药 12 剂。三诊时月经来潮，量较少，腰酸关节疼痛明显减轻，尿频等症状均好转，改用十全大补汤去肉桂，加香附、益母草、桂枝以益气养

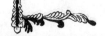

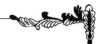

血，通阳活血，理气调经。四诊时月经已净。再守一诊方 10
剂继续温肾健脾，养血化瘀，散寒调经。五诊时，月经如期
来潮，量色复常，除略感腰酸外，上症均已不明显，精神转
佳。仍守上方 5 剂以巩固效果。此后月经恢复正常，关节疼
痛亦愈。

　　案 2：徐某，女，22 岁，未婚，住沙市中山路 108 号。

　　初诊：1978 年 5 月 5 日。

　　患者 13 岁月经初潮，1977 年 9 月因高热后经闭三个月，
治疗后月经来潮，末次月经 2 月 2 日，现又停经三个月，近
几天来感腰痛，四肢无力，纳差，易烦躁。脉沉弦（76 次 /
分），舌质淡红，舌苔微黄。

　　诊断：闭经。证属肾虚血少，血海亏虚。

　　治则：补肾养血调经。

　　方药：四二五合方加减：

　　　　酒当归 9g　　川芎 9g　　酒白芍 9g　　熟地 9g
　　　　淫羊藿 9g　　乌药 9g　　枸杞 9g　　菟丝子 9g
　　　　覆盆子 9g　　茺蔚子 9g　　牛膝 9g
　　　　共 4 剂。

　　二诊：1979 年 5 月 15 日。

　　患者连服上方 8 剂后，又继续服用 4 剂，月经于今日来
潮，经量一般，色红，现感小腹痛，腰痛，烦躁，脉沉弦滑
（76 次 / 分），舌质淡红，舌苔薄黄。

　　经期以活血为治，佐以养血补肾。方用四物汤加减。

　　五灵脂 9g　　川芎 9g　　白芍 9g　　熟地 9g
　　蒲黄 9g　　当归 9g　　续断 9g　　桑寄生 15g
　　枸杞子 12g　　牛膝 9g　　桃仁 9g　　红花 9g
　　共 3 剂。

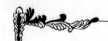

随访：患者诉经以上治疗后，月经按月而至，经行正常。

案3：余某，女，27岁，已婚，江陵县机械厂工人。

初诊：1979年8月6日。

患者于15岁月经初潮，自行经后月经周期一直不规则，至25岁时突然经闭，今已2年，平素感腰痛，四肢无力，头昏，脉沉弦软，舌苔薄黄。

诊断：闭经。证属肾虚血少经闭。

治则：养血补肾通经。

方药：四二五合方加减：

酒当归9g  炒白芍9g  川芎9g    熟地9g
仙茅9g  仙灵脾9g  菟丝子9g  茺蔚子9g
车前子9g  覆盆子9g  五味子9g  牛膝9g
共5剂。

二诊：1979年9月19日。

患者继服上方14剂后，月经于8月25日来潮，行经4天，经来量多，色暗，小腹隐隐作痛，腰胀痛，现感小腹隐痛，心慌气短，面色无华，精神欠佳，纳差。脉沉弦软（80次/分），舌质红暗，舌苔薄黄。证属血虚夹瘀之候，治宜养血活血祛瘀为法，方用益母胜金丹加减：

酒当归9g  炒白芍9g  川芎9g    熟地9g
丹参15g  炒白术9g  制香附12g  茺蔚子9g
益母草12g  桃仁9g  红花9g    鸡血藤12g
共5剂。

随访：患者经以上治疗，月经于8月25日来潮后，近一年来，经行正常。

按语：以上2例患者均是初潮不久经闭，第一个患者为

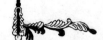

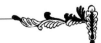

高热所引起，第二个患者则因月经周期不规则，渐至经闭，二者虽然临床表现有所不同，但其病因病机都是先天之肾不足，肾虚精少，精少则血亦虚，肾虚血少，血海不充，则无血可以行经。其治宜补肾益精，养血通经为法，以四二五合方主之。方中四物汤养血益阴，五子衍宗丸合仙茅、仙灵脾，既补肾阳又补肾阴，再加牛膝补肾通经，全方以补为主，使肾气充，肾精足，经水有源，则月经自然来潮。

案4：李某，女，19岁，专家门诊号为958。

初诊：1999年2月1日，患者月经停闭一年未潮，13岁月经初潮，周期20～30天，经期5～7天，量时多时少，经期腹痛，1年前曾闭经2个月，注射黄体酮后于1998年2月29日来潮，此后复闭至今。诊时仅有怕冷，余无明显不适，舌淡红，有齿痕，苔薄，脉沉软细（78次/分）。

诊断：闭经。证属肾气不足，气血不充，冲任失养。

治则：补养肾气，益气养血，活血调经。

方药：十全大补汤加减：

| 黄芪 30g | 党参 15g | 白术 20g | 熟地 20g |
| 茯苓 9g | 川芎 9g | 当归 15g | 赤白芍各 12g |
| 炙甘草 6g | 桂枝 9g | 菟丝子 15g | 桃仁 9g |
| 枸杞子 15g | 益母草 15g | | |

7剂。一日1剂。

二诊：1999年2月8日。

服药后出现乳胀，余如上。守上方加柴胡9g，郁金9g，4剂。

三诊：1999年3月1日。

1999年2月19日，月经来潮，量少，色暗红，6天净。痛经未作，怕冷好转。舌红苔薄，有齿痕，脉弦软。

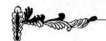

麟儿来冲剂（为本院自制药）15 盒，1 包 / 次，3 次 / 天（每盒 3 包）。

四诊：1999 年 3 月 18 日。

1999 年 3 月 16 日来潮，量少，色暗红。6 天净，别无所苦，舌脉如上。继用麟儿来冲剂 15 盒，服法如上。

随访：服药后，半年来，每月月经来潮提前或推迟 3～4 天，量偏少，痛经未作。

按语："傅青主女科"谓"经水出诸肾"，患者已过"二七"，本应任通冲盛，月事以时下。一年前曾闭经两月，注射黄体酮来潮一次后复闭至今。可见属肾气不足之体，冲任不充则经闭不行。其怕冷脉细亦是肾虚之候，肾气不充，脾气失养，生化之源不足则气血俱虚，血海不盈。其舌淡红有齿痕等亦是气血不足之象。刘老认为，十全大补汤补益气血，意在"补脾胃以资血之源"；加枸杞、菟丝子益肾气、养冲任，用益母草、桃仁活血调经，配桂枝以温通胞脉，补中兼通，源流兼治。二诊时出现乳胀，此为气血渐充，冲气渐盛使然，再加柴胡、郁金以助肝之疏泄，使其气机调畅而血活经潮。如此一旬，果然经潮，痛经未作，怕冷好转，为气血得以温通之故，然而经量少，仍属本源不足。患者是学生，因学习紧张，服汤药甚感不便，即处以刘老验方所制的中成药"麟儿来"冲剂，服用半月后月经如期来潮，量仍少，再服该药半月，此后月经基本正常，痛经亦愈。

案 5：胡某，女，33 岁，沙市百货站职工。

初诊：1999 年 12 月 2 日。

患者月经 3 月未潮。1998 年 12 月行"巧克力囊肿"摘除手术，术后月经常推迟 7～15 天来潮，量少，小腹隐痛，末次月经在 1999 年 9 月 1 日至 9 月 6 日。半月前查尿 HCG

（－)，曾服"活血化瘀"中药 10 剂未潮，诊时头面及四肢轻微浮肿，面部黄褐斑明显，倦怠气短，纳食不馨，时有头昏、恶心、腰酸膝软、小便清长、带下清稀量少，舌暗淡，苔薄，脉弦软。妇检：外阴（－），阴道通畅，分泌物少，宫颈光滑，子宫后位，常大，不活动，压痛（－），双附件（－）。

诊断：闭经。证属脾肾亏虚，冲任失养。

治则：健脾补肾，养血调经。

方药：十全大补汤加味：

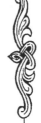

黄芪 30g　党参 15g　白术 20g　茯苓 9g

炙甘草 6g　熟地 10g　当归 15g　川芎 9g

白芍 9g　砂仁 9g　益母草 15g　巴戟 15g

菟丝子 15g　肉桂 6g

6 剂，水煎服，一日 1 剂。

嘱查基础体温。

二诊：1999 年 12 月 8 日。

月经未潮，仍有浮肿，余症如前述。BBT 上升两天（36.6~36.7℃）。

守前方 5 剂。

三诊：1999 年 12 月 15 日。

浮肿消，恶心止，纳食增加，精神转好，腰膝酸软减轻，头昏气短已不明显，BBT 为 36.7~37℃，舌脉如上。守上方 5 剂。

四诊：1999 年 12 月 24 日。

12 月 17 日，月经来潮，量少，小腹疼痛 1 天，但不甚，5 天净。前症均不明显，舌淡红苔薄白，脉弦软。守上方 10 剂。

2000年春节相遇，告知2000年1月22日月经来潮，量中等，无所苦，5天净，浮肿未作，余均正常，面部黄褐斑明显转淡。

按语：患者自一年前"巧克力囊肿"摘除术后即月经常推迟，量少，渐至停经，此为手术损耗气血，伤及肾气及冲任所致。其浮肿气短，倦怠纳差，头昏，舌淡脉软，此属肾气虚弱之候；恶心系脾胃不和之故；面部黄褐斑乃气虚血滞之症。肾虚则冲任不充，气血亏则血海空虚，于是经少迟至，渐至闭经。刘老用十全大补汤补益气血，以养脾肾之气，复其生化之源，加砂仁一以和胃健脾治恶心，一以疏理气机使补而不滞，更有利生血。用巴戟天、菟丝子补益肾气，调养冲任；以益母草活血调经，配以肉桂而温通胞脉。全方以补为主。补中兼通，补而不滞。药后第五天，基础体温开始上升，此为脾肾渐盛，冲任渐充，缌缊之时已至之佳兆，一鼓作气，原方再进。三诊时，更见佳象，肿消，恶心止，精神转好，余症俱减，基础体温升至37℃。效不更方，继进2天，于12月17日经潮，但量少，虽有腹痛而不甚，前症均不明显，经虽潮而其源尚不充盛，故四诊时再进原方10剂，继续温养肾气，补益气血，理气活血调经。

## 二、活血化瘀　兼顾脾肾

七情内伤，以致肝气不舒，心气不开，脾气不化等而气滞，气滞血亦滞，日久则成瘀；或经、产、人流之时，血室已开，或金刃损伤，邪气入侵冲任、胞宫；或伤于生冷寒凉，血为寒凝；或肝郁化热，损伤冲任等，均可导致冲任瘀滞，胞脉阻隔，经闭不行。然而脾为生化之源，经水出诸肾，肝郁气滞可犯脾，脾虚化源不足而血少难以养肝，则肝

郁益甚，久之则血瘀。再则乙癸同源，肾气不足，精血不充，肝失所养，疏泄失常，久之气滞血瘀，形成虚实相兼之证。

临床以月经突然停闭，或数月不行，伴情志抑郁，胁痛乳胀，少腹胀满疼痛，舌暗或有瘀点、瘀斑，脉弦或涩为主证。治宜疏肝理气，活血化瘀，兼以健脾补肾。属肝郁气滞者，刘老每以经验方调经Ⅰ号方加减主之；属血瘀者，刘老常以生化汤、血府逐瘀汤增损为治。

调经Ⅰ号方：柴胡 9g　当归 9g　白芍 9g　益母草 15g
　　　　　　香附 12g　郁金 9g　川芎 9g　　甘草 3g

肝郁化热者，加炒栀子 9g，丹皮 9g，以清郁热；

小腹胀痛者可选加枳实 9g，青皮 9g，木香 9g，槟榔 12g，以理气消胀；

脾气虚者加党参 15g，白术 12g，茯苓 9g，以益气健脾；

兼血瘀腹痛酌加丹参 15g，赤芍 12g，以及失笑散，以活血化瘀；

腰痛加续断 12g，巴戟天 12g，牛膝 9g，以补肾活血止痛；腰胀痛加乌药 9g，牛膝 9g，以理气活血止痛。

生化汤：见崩漏。

血府逐瘀汤：当归 9g　生地 9g　赤芍 9g　川芎 9g
　　　　　　柴胡 9g　牛膝 9g　桔梗 9g　枳壳 9g
　　　　　　甘草 3g　桃仁 9g　红花 9g

肝郁气滞者或兼血瘀者，平时用调经Ⅰ号方调治，经潮时用生化汤加减治之。气滞血瘀较甚者，平时与经潮时均可用血府逐瘀汤施治。

案6：周某，女，26岁，已婚，沙市市委统战部干部。

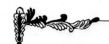

初诊：1979 年 3 月 26 日。

患者一直未曾行经，今年 2 月结婚，婚后仍无月经，平素感胸部及两乳房胀痛，有时腰腹胀，纳食一般，二便正常。脉沉弦，舌质红，舌苔薄黄。

诊断：闭经。证属肝郁气滞，气血不调。

治则：疏肝开郁，活血调经。

方药：调经 I 号方加减：

柴胡 9g　　酒当归 9g　　炒白术 9g　　炒白芍 9g
茯苓 9g　　甘草 3g　　　郁金 9g　　　制香附 12g
川芎 9g　　乌药 9g　　　泽兰 9g　　　益母草 15g
共 4 剂。

二诊：1979 年 4 月 2 日。

患者服 3 月 26 日方 2 剂后，于 3 月 28 日初次行经，经来量少，今天未净，行经第二天感腰腹疼痛，小便黄，大便正常，脉沉弦软（86 次 / 分）。舌质红，少苔。证属气滞血瘀，经行不畅，治宜活血祛瘀，理气镇痛。方用生化汤加减：

川芎 9g　　酒当归 24g　　桃仁 9g　　甘草 3g
姜炭 3g　　生地 9g　　　炒白芍 9g　　丹皮 9g
泽兰 9g　　制香附 12g
共 3 剂。

三诊：1979 年 4 月 6 日。

患者服药后，经量仍少，小腹略痛，今日已不痛，略感腹坠，几天来五心烦热，小便短黄灼热。脉舌同上。继续以活血化瘀、理气调经为治。方用生化汤加减：

川芎 9g　　酒当归 24g　　桃仁 9g　　甘草 3g
姜炭 3g　　乌药 9g　　　牛膝 9g　　制香附 12g

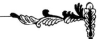

丹皮 9g　益母草 15g

共 3 剂。

四诊：1979 年 5 月 22 日。

患者末次月经于 4 月 26 日来潮，经来量少，2 天干净，现感胸乳胀痛，小腹和外阴部有下坠感，脉沉弱。舌质红，舌苔黄。证属肝郁脾虚，肾气不足，治宜疏肝开郁，活血调经，兼补肾气。方用调经 I 号方加减：

柴胡 9g　酒当归 9g　炒白芍 9g　炒白术 9g

茯苓 9g　甘草 3g　炒栀子 9g　　茺蔚子 9g

郁金 9g　制香附 12g　益母草 15g　丹皮 9g

枸杞子 9g　菟丝子 9g　车前子 9g

共 3 剂。

五诊：1979 年 5 月 29 日。

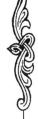

患者服上方后，小腹和外阴部下坠已愈，偶感小腹不适，有时白带少许，末次月经 5 月 24 日来潮，3 天干净，经来量少，色暗。脉沉弦较前有力，舌质红，舌苔黄。

时值经后，其治宜守前方加入养血之味。守前方加减：

柴胡 9g　酒当归 9g　炒白芍 9g　　川芎 9g

熟地 9g　制香附 12g　丹参 15g　炒白术 9g

茺蔚子 9g　益母草 12g　枸杞 9g　炒栀子 9g

丹皮 9g　菟丝子 9g

共 5 剂。

六诊：1979 年 8 月 20 日。

患者此次月经 8 月 19 日来潮，量少，色暗红，腰腹不痛，经前胸乳略感胀痛，白带增多，脉舌同上。证属肝气渐舒，冲任仍不通盛，治宜继续养血活血，舒肝调经。方用调经 I 号方合生化汤化裁：

柴胡 9g　当归 15g　白芍 9g　　白术 9g

茯苓 9g　甘草 3g　川芎 9g　　益母草 15g

丹参 15g　熟地 9g　桃仁 9g　　红花 9g

共 4 剂。

随访：一年后访问，患者诉于去年 3 月份在我处就诊后，月经于 3 月 26 日来潮，以后每月按时行经，但经来量少，8 月份行经时因经量仍少，某医投西药"己烯雌酚"欲使其经量增加，而反致 9 月份月经不行，又出现胸乳痛等症状，乃仍到我处求治，经治疗后月经于 10 月 19 日来潮，至访问时止，月经每月按时而至，经行正常。

按语：本例患者直至 26 岁仍未行经，平素胸乳胀痛，时有腰胀，此属肝郁气滞之候。气为血帅，血随气行，气行则血行，气滞则血瘀。气血郁阻胞脉，经闭不行，为胀为痛。证属气血失调，治当理气活血调经。初诊时用调经 I 号方加减，疏肝扶脾，调气活血，方中郁金、香附治胸乳胀痛，乌药治腰胀痛，川芎、泽兰、益母草活血调经。仅服药 2 剂，月经即潮，但经来量少，且腰腹疼痛，属于气血流行不畅的症状。二诊、三诊时正值经期，经期以活血为治，故以生化汤为主方，活血祛瘀生新。因其小便黄，舌赤，脉沉弦数，故加丹皮、生地、白芍、泽兰、香附以凉血活血理气，服药 6 剂，周期得以建立，第二次月经来潮。四诊时以经前胸乳胀痛，小腹和外阴部下坠，脉沉弱，舌质红，舌苔黄为主症。此属肝郁脾虚，又兼肾气不足，乃于疏肝理脾法中再加枸杞子、菟丝子、车前子等补肾益精之味。五诊各症递减，时值经后，故循前法加入补血药如熟地、丹参等。六诊又值经期，经来量少色暗，且诉经前胸乳略感胀痛，证是肝气渐舒，冲任尚不通盛，故用调经 I 号方合生化汤加减，

以气血并调。服药后，气顺血活，月经周期正常，数年闭经得以治愈。

案7：毛某，女，25岁，未婚，刻字职工。

初诊：1979年6月6日。

患者以前月经正常，1972年曾行"甲状腺次全切除术"，末次月经1978年9月，现已停经8个多月，平素感小腹胀痛，手指麻木，脉沉弦软（90次/分）。舌质深红略紫，舌苔薄黄。

诊断：闭经。证属瘀血阻滞胞脉。

治则：活血化瘀通经。

方药：桃红四物汤加味：

　　　　鸡血藤9g　酒当归15g　川芎9g　地黄9g

　　　　制香附12g　炒栀子9g　桃仁9g　红花9g

　　　　五灵脂9g　丹皮9g　泽兰9g　赤芍12g

　　　　益母草15g

　　　　共5剂。

二诊：1979年6月11日。

患者服上方后，月经未潮，现感自汗恶风，小腹疼痛拒按，脉沉弦（88次/分），舌质红，舌苔黄。证属瘀血阻滞胞脉，营卫不和，治宜继续活血化瘀，调和营卫。方用桃仁承气汤加减：

　　　　益母草15g　桂枝9g　桃仁9g　炒栀子9g

　　　　泽兰9g　丹皮9g　鸡血藤9g　酒大黄12g

　　　　共2剂。

三诊：1979年6月13日。

患者服上方后，自汗恶风愈，但月经仍然未至，小腹仍痛而拒按，大便次数增多，脉沉弦软（94次/分），舌质红，舌苔薄黄。证属营卫得和，瘀血仍结，仍宜活血化瘀论治。守上方加减：

　　酒大黄 9g　桂枝 6g　　川芎 9g　　酒当归 24g

　　熟地 9g　桃仁 9g　　益母草 15g　炒白芍 12g

　　红花 9g　槟榔 15g　　姜黄 6g

　　共 2 剂。

四诊：1979 年 6 月 15 日。

月经仍未来潮，现感小腹隐痛，拒按，有时双手指尖发麻，纳差，小便短黄，时有自汗，脉沉弦软（90 次 / 分），舌质红，苔薄黄。证属瘀血尚未活化。治宜继续活血化瘀为法。方用血府逐瘀汤加减：

　　川芎 9g　　酒当归 15g　炒白芍 15g　柴胡 9g

　　枳壳 9g　　甘草 3g　　红花 9g　　桃仁 9g

　　酒大黄 9g　槟榔 15g　　姜黄 6g　　益母草 15g

　　共 3 剂。

五诊：1979 年 6 月 18 日。

患者月经于 6 月 15 日来潮，前三天经量少，色淡，从昨日下午起，经色渐转红，量较前增多，伴有小腹胀痛，腰痛，口干喜饮，脉沉弦细（78 次 / 分），舌质红，舌苔黄。证属血瘀腹痛，治宜活血化瘀镇痛。方用生化汤加减：

　　川芎 9g　　酒当归 24g　桃仁 9g　　姜炭 6g

　　甘草 3g　　益母草 15g　蒲黄 9g　　五灵脂 9g

　　制香附 12g　川芎 9g　　红花 9g　　姜黄 6g

　　共 3 剂。

六诊：1979 年 6 月 22 日。

患者经行五天身净，但仍感腹胀，终月不减，近日大便结，小便黄，心烦难寐，下肢起稀疏风疹块。脉沉弦（80

次／分），舌质红，舌苔黄。证属气血不调，兼夹风湿。治宜调气活血，驱风除湿。方用四逆散合二妙散加减：

炒白术 9g　枳实 9g　白芍 9g　　槟榔 15g

酒当归 15g　川芎 9g　丹皮 9g　炒栀子 9g

甘草 3g　酒黄柏 9g　银花 12g　　柴胡 9g

连翘 12g　豨莶草 15g

共 3 剂。

随访：患者诉经以上治疗后，月经每月来潮，仅提前或推后几天，其他未见异常。

按语：患者平素小腹胀痛，手指麻木，是为气血不调。气行不畅，血行受阻，瘀阻胞脉，则经闭不行。结者散之，其治宜活血祛瘀通经为法，初诊时用桃红四物汤加减，方中当归、川芎、赤芍、地黄、桃仁、红花、泽兰、鸡血藤、益母草等活血祛瘀通经，五灵脂活血镇痛，炒栀子、丹皮清热凉血活血，香附行气散郁。服药数剂，月经不潮，小腹仍感疼痛拒按，又兼自汗恶风。证属瘀血未去，留于经脉，营卫失调，乃改用桃仁承气汤以增强活血祛瘀的作用，合桂枝汤以调和营卫。服药 2 剂，汗出恶风治愈，但月经仍未来潮。三诊、四诊仍循前法，继续活血祛瘀调经。前后共服药 10 剂，瘀血得活，月经来潮。五诊时，经来小腹疼痛，腰痛，其证属瘀血未尽，气未畅通，乃用生化汤加减，以活血化瘀镇痛。六诊时月经已净，仍感小腹气胀，且兼下肢起风疹块，是气血尚未完全调和，又夹风湿为患，治宜在调气活血之中加入清热祛风湿之味。服药 3 剂，气血得活，风湿得去，数月闭经得以治愈。

案 8：李某，女，29 岁，专家门诊号 330。

初诊：1998 年 11 月 6 日。

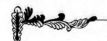

主诉：停经 10 月未潮。患者 1998 年 2 月 9 日孕 5 月而引产，因胎盘粘连行清宫术，术后至今月经一直未潮。1998年 4 月 22 日，出现腹痛而扩宫，术后无月经，5 月 29 日再次出现腹痛而行第二次扩宫，术后仍无月经。1998 年 9 月 9日在荆州市某医院行宫腔镜检查，诊断为"宫腔粘连"，复扩宫，并行人工周期治疗，月经仍不潮，但有周期性腹痛，曾服养血补肾、活血逐瘀中药 10 余剂未效。诊时乳房少量乳汁分泌，头昏，腰痛，精神尚可，有周期性小腹坠胀疼痛，4 天后逐渐消失，曾查性激素，PRL 高于正常。舌暗红，苔黄，脉沉弦软。

诊断：闭经（宫腔粘连）。证属肝郁化热肾虚血瘀。

治则：疏肝清热，补肾化瘀。

方药：通补冲任汤加减：

仙灵脾 12g　柴胡 12g　青皮 9g　黄精 9g

炒栀子 9g　熟地 15g　枣皮 9g　当归 15g

淡大云 12g　露蜂房 9g　桃仁 9g　丹皮 9g

胎盘粉 12g（煎服）

14 剂，水煎，日服 1 剂。

二诊：1998 年 11 月 25 日。

药后头昏未作，乳汁分泌减少，腰痛减，饮食、二便正常，舌脉如前，方用血府逐瘀汤加味：

当归 12g　川芎 9g　赤芍 12g　红花 9g

桃仁 9g　柴胡 9g　枳壳 12g　熟地 12g

甘草 6g　牛膝 12g　桔梗 9g　青皮 9g

仙灵脾 12g

7 剂。

三诊：1998 年 12 月 2 日。

12月1日月经来潮，量少，小腹疼痛而胀，乳略胀，舌暗红苔薄，脉弦软。守上方加香附12g，5剂。

四诊：1998年12月8日。

药后，经量略增，腹痛减，乳胀消，三天净，仍可挤出少量乳汁，略感腰酸，舌脉如前。守一诊方10剂。

10剂后再服二诊方7~10剂，如此三月，月经复常，泌乳停止。复查PRL正常，告愈。

按语：引产、清宫、人工流产等术后闭经者，最常见的有宫颈、宫腔粘连和子宫内膜基底层损伤过重。均由过度搔刮损伤引起，前者用扩宫术和宫腔分离术后放置节育器效果较好，后者须用药物调治而且较难治疗。该患者先后扩宫3次，最后加用人工周期治疗仍不行经，且有周期性腹痛，少量泌乳，查性激素PRL高于正常，可见上述两种情况兼有之。刘老分析为损及肾气，经水之源不足，虽经扩宫亦无月经；胞宫损伤，一方面形成瘀结内阻，经血不行而腹痛；另一方面因瘀积以致疏泄失常，经血不能下泄，上逆而溢乳，气血瘀滞日久而化热。属肾虚血瘀，肝郁化热之证，非单用活血化瘀，或只是补益肾气所能奏效，必须兼而治之。故用熟地、山萸肉、仙灵脾、淡大云、黄精、胎盘粉等补益肾气以资经水之源；以柴胡、当归、丹皮、栀子等疏肝清热，青皮、桃仁理气化瘀，使经血不上犯损其乳络；露蜂房治肿毒温阳益肾，通补奇经，协助诸药化瘀通络。14剂后，肾气渐复而头昏、腰酸止，肝气渐舒，郁热清而溢乳减少，已为潮经奠定基础。第二次，改用血府逐瘀汤以疏肝理气、活血化瘀为主，兼益肾气，以畅其流。由于瘀结得化，损伤得复，冲任、胞脉渐通，故月经来潮，但量少乳胀，是为气机尚未调畅之故。药后果然经量增，腹痛减，乳胀消，但仍有

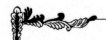

少许泌乳、腰酸等，此非短期可愈。继续以一、二诊方交替服用，治疗3个周期，月经复常，泌乳停止，血PRL恢复正常。

### 三、知常达变　治病求本

长期服食含毒之药，积毒为害，生热酿湿，损伤气血、脏腑、冲任、胞脉等，以致血隔经闭。再则情志失调，饮食不节，暴饮暴食，忽冷忽热，起居失调，伤于风冷湿热等而损伤脾胃，升降运化失调，影响冲气下行，而致经血停闭。

前者闭经，有长期服粗制棉油或含毒药物史，伴周身烧热，日晒后身如针刺，烦躁腹痛，胸闷气短，四肢无力，舌暗红，苔灰黄腻，脉弦为主证。

后者闭经，经常胃脘胀痛，连及背部，喜暖喜按，胸闷纳差，嘈杂泛酸，舌暗脉弦软为主证。

1. 属因毒闭经者，治宜清热解毒利湿，理气活血调经，刘老常以香草汤加减治之。

方药组成：鸡血藤8g　益母草15g　泽兰9g　当归9g
　　　　　香附12g　川芎9g　柏子仁15g　红糖30g

瘀血较甚腹痛拒按者，可选加桃仁9g，红花9g，蒲黄9g，五灵脂12g，以活血化瘀；

腰痛加牛膝9g，续断12g，以补肾活血止痛；

肝郁气滞胁痛，乳胀痛者，加柴胡9g，白芍12g，郁金12g，以疏肝理气；

有热者加黄芩9g，黄连9g，以清热；

中毒者加金银花30g，连翘30g，土茯苓30g，以解毒；

夹湿者加滑石30g，蔻仁9g，通草9g，以利湿；

纳少腹胀者加山楂15g，枳实9g，以理气开胃。

2. 属于胃病而闭经者，治应以调理脾胃为主，刘老每用验方消导平胃散加味。

方药组成：苍术 9g　厚朴 9g　陈皮 9g　山楂 12g
　　　　　　神曲 9g　炒麦芽 9g　黄芩 9g　甘草 3g

胸闷呕恶者，加半夏 9g，茯苓 9g，以化瘀降逆；

脘痛泛酸较甚者，加川楝 12g，玄胡 12g，煅瓦楞 30g，以止痛制酸；

有寒者去黄芩，加荜澄茄 9g，干姜 6g，以温胃散寒；兼血瘀者加丹参 20g，益母草 15g，赤芍 15g，牛膝 12g，以化瘀止痛调经。

案 9：郭某，女，38 岁，门诊号为 01217。

1990 年 2 月 23 日初诊，月经停闭 15 个月，多方治疗无效，周身烧热，日晒后身如针刺，烦躁，小腹胀满疼痛，有时窜至全身，胸闷气短，四肢无力，食欲不振，两乳胀痛，小便短黄，患者有长期食用粗制棉油史。舌暗红，苔灰黄腻，脉弦细。

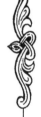

诊断：棉酚中毒致烧热、闭经。证属毒邪蕴结胞脉，气血郁滞经络。

治则：清热解毒利湿，理气活血调经。

方药：香草汤加减：
　　　　柴胡 9g　当归 12g　赤芍 15g　土茯苓 30g
　　　　丹皮 9g　滑石 30g　通草 9g　柏子仁 15g
　　　　川芎 9g　香附 12g　益母草 15g　泽兰 9g
　　　　牛膝 9g　金银花 30g　黄芩 9g
　　　　5 剂，水煎服，一日 1 剂。

3 月 26 日复诊：药后月经于 2 月 28 日来潮，量多色红有块，4 天净，现小腹略痛，胃脘胀痛，日晒后仍烧热如刺，

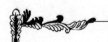

心烦。纳增便调，乳胀未作，舌暗红苔灰黄，脉弦细，原方去通草、栀子，加枳实、陈皮各 9g，山楂 15g，以和胃通经。5 剂后月经再潮，诸症均减，又守方 5 剂，此后经行复常，烧热亦除。

按语：本案为棉酚中毒所致之烧热、闭经。病机复杂，证候多端。病因由毒生热酿湿，病变在气在血，病位在胞脉、胞宫、冲任，涉及心、肝、脾诸脏。刘师重用金银花、土茯苓和丹皮、栀子、黄芩等清热解毒；柴胡、香附疏肝理气；当归、芍药、川芎养血调冲；柏子仁养血宁心通经；牛膝、泽兰、通草、益母草活血化瘀通经；滑石配通草使湿毒邪气从小便利解，集清心解毒、疏肝理气、养血活血、化瘀通络、清利湿热之药于一方，看似庞杂，实乃对证，故获良效。此后弟子们宗此方治棉酚中毒闭经多例均获佳效，可惜未作记录。

案 10：付某，女，38 岁，已婚。

初诊：1985 年 6 月 20 日。

患者 17 岁月经初潮，周期 25 天，经期 3~4 天。末次月经 1985 年 1 月 4 日，至今 5 月余未潮，白带多，1983 年曾闭经 5 个月。妇科检查未见异常。近一年多来，经常胃疼。现感胃脘胀痛连及背部，喜暖喜按，胸闷纳差，嘈杂泛酸，恶心欲呕，倦怠肢软，二便尚可，舌暗红，苔灰黄，脉软弦（76 次 / 分）。

诊断：闭经。证属湿热中阻，气滞血瘀。

治则：燥湿清热，理气行血。

方药：平胃散合二陈汤加味：

山楂炭 12g　苍术 9g　厚朴 9g　陈皮 9g

神曲 9g　炒麦芽 9g　荜澄茄 9g　黄芩 9g

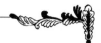

半夏 9g　茯苓 9g　煅瓦楞 30g　甘草 3g

5 剂，水煎，日服 1 剂。

二诊：1985 年 7 月 10 日。

胃痛明显好转，纳食渐增。7 月 1 日月经来潮，量少色暗，小腹略痛，4 天净，但仍感头昏，腰胀痛，舌暗红，苔黄，脉沉弦缓（84 次／分）。

守方加乌药 9g，续进药 5 剂。

三诊：1985 年 8 月 7 日。

此次月经于 8 月 2 日来潮，量较少，色暗，1 天净，小腹不痛，腰痛，胃脘偶有轻度胀痛，舌红苔黄，脉沉弦（74 次／分）。仍守前方化裁 5 剂。

随访：月经正常，仅感轻度胃胀。

按语：妇女因病而月经不调者，当先治病。本例患者胃脘胀痛年余，湿热郁阻中焦，脾胃失于运化，气滞血瘀，导致经闭。刘老认为，经闭是由胃病引起的，故先宜从治胃着手。方用平胃散合二陈汤加瓦楞子制酸散瘀，荜澄茄下气止痛，全方清热燥湿、调理气机，俾脾胃运化正常，气血运行流畅，则血海及时盈泄矣。故 5 剂而经潮，再 5 剂而周期复常，这是中医整体观念在临床辨证上的运用。

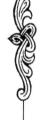

临床所见，闭经一病，有虚有实，虚者多为肾虚血少，气血不足；实者多为气滞血瘀，痰湿热毒。然而虚中夹实，实中兼虚者尤多。纯虚纯实易辨，其治较易；虚实相兼者辨之较难，其治亦较不易。

虚证所列 5 案，均属虚中夹实，案 1 属肾虚血少，寒凝血瘀。益五合方是补肾气、养肝血、活血化瘀之方，主治虚中兼瘀之证，用之果效。案 2、案 3，亦属肾虚血少，刘老以四二五合方治之，经潮后均有腹痛，用养血化瘀之剂因

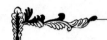 

势利导而愈。案4属脾肾不足，气血虚少，兼血瘀胞脉，用补脾肾、养气血，兼温通胞脉而愈。案5则现一派虚象，然有巧克力囊肿史、手术史，并见黄褐斑、舌暗等，可知有瘀血内阻，其治亦如案4而收效。益五合方、四二五合方、十全大补汤系刘老治闭经虚证之代表方。上5案主方如是，然均配以活血化瘀，有补虚化瘀同施，有分先后阶段运用。总之，在补肾健脾养肝的同时，须注意活血化瘀调经。

经水出诸肾。肾气盛，脾气健，精血充，经水有源；气血调，脉道利，则经水流畅。脉道阻隔之实证经闭，往往兼有不同程度的肾虚脾虚，因此在理气活血、化瘀通经的同时，不可忽略补肾健脾。案8即是典型。案6属肝郁气滞血瘀兼脾虚者，于此类恒以调经Ⅰ号主治之。重在疏肝理气，辅以健脾活血调经。经潮时则应活血祛瘀，以因势利导，常主以生化汤。此即刘老之经前宜理气为主，经期宜活血为主的调经法之一。至于纯气滞血瘀证则自始至终理气活血，化瘀通经。方可随症变，法不可改，如案7。

治病有常法，然常法不可墨守，应随证适当变通，方能获得佳效。案9是棉酚之毒损伤脏腑、气血、冲任、胞宫的经闭。临床既有气滞血瘀之候，又表现出一派湿热毒邪之症。香草汤是治气滞血瘀经闭之方，刘老于是证以理气活血为常法。又针对病因、主症加入大量清热解毒利湿之味，又属变法。如此常变适当，故获速效。

"治病必求其本"为中医治病原则。肖慎斋谓："如先因病而后经不调，当先治病，病去则经自调。"诚为治病求本名言。案10本属胃病所致闭经，用消导合胃散加味，仅5剂而经通，全方未用活血之品，而达到通经目的。此即刘老所说的若因妇科病而旁及内科者，当先治妇科病，若因内科

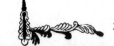

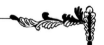

病而旁及妇科者，当先治内科病，是以治病必求其本也。

闭经病因，历来认为有禀赋不足、房劳多产、饮食劳倦、七情所伤、外感六淫、大病久病、数伤于血、劳伤虫积等。然而现代又有避孕药、人工流产、节食和用药减肥、食药中毒等因素引起闭经，较为常见，不可不知。

# 痛　经

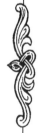

妇女经期或行经前后，发生小腹及腰部疼痛，甚则剧痛至昏厥者，称为痛经。

本病是妇科常见病证，以月经初潮后2~3年的青年妇女为多见。

痛经病因有七情、六淫、脏腑功能失调等，其发病机理主要是经期或经期前后受到致病因素的干扰、体质因素的影响，导致冲任气血运行不畅，胞宫经血流通受阻，"不通则痛"；或冲任、胞宫失于温煦濡养，滞涩血脉，不通而痛。前者属实，治需祛邪，有理气、化瘀、散寒等法；后者属虚实相兼，治需扶正祛邪兼顾，温经散寒、养血活血为主，兹分述如下。

## 一、理气活血有侧重

素性抑郁，或伤于情志，肝气拂郁，肝郁则气滞，气滞则血亦滞而经血运行不畅；气滞日久则血瘀，或产后、人工流产损伤脉络等形成瘀血内留胞宫胞脉，经血不利，而发生痛经。

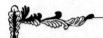

临床以经前或经期小腹胀痛为主，或痛甚于胀，或伴腰胀痛，二阴坠胀，经量时多时少，不畅，色暗有块，块出痛缓，经前乳房或胁下胀痛等。舌暗或有瘀斑瘀点，脉弦或涩。治宜理气行滞，活血化瘀，止痛。

1. 肝郁气滞以乳胀胁痛、腰腹胀痛为主者，平时或经前宜疏肝解郁，理气行滞，方用刘老经验方调经Ⅰ号加减；经期宜理气活血化瘀止痛，方用生化汤增损。

调经Ⅰ号方药组成：见闭经。

肝郁化火者加炒栀子 9g，丹皮 9g，以泻郁火；

气滞腹胀痛者，可选加枳实 9g，青皮 9g，木香 9g，槟榔 12g，以理气消胀；

脘腹胀满食少，加苍术 9g，厚朴 9g，陈皮 9g，以开胃除满；

有痰而恶心呕吐者，加半夏 9g，陈皮 9g，茯苓 9g，以和胃除痰；

脾气虚者加党参 12g，白术 9g，茯苓 9g，以健脾益气。

2. 瘀血内留，以小腹疼痛拒按，经量少有血块，块出或量多则痛减为主者，宜活血化瘀理气止痛，方用生化汤合失笑散加味。

方药组成：益母草 15g　当归 24g　川芎 9g　桃仁 9g
　　　　　　姜炭 6g　香附 12g　蒲黄 9g　五灵脂 15g
　　　　　　甘草 6g

月经量少加红花 9g，牛膝 9g，以增活血化瘀之力；

腹痛甚者加玄胡 12g，以加强化瘀止痛之功；

小腹胀痛明显者，酌加枳壳 9g，木香 9g，槟榔 12g，以行气消胀；

腰痛血量少者加牛膝 9g，血量多者加续断 9g；

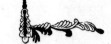

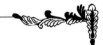

腰胀痛者加乌药 9g，以理气止痛；

有热者去姜炭，酌加丹皮 9g，黄芩 9g，炒栀子 9g，以清热；

有寒者可选加桂枝 6g，艾叶 9g，以散寒；

气虚者加党参 15g，以益气扶正。

3. 气滞血瘀证候较重或有癥瘕者，宜行气化瘀消癥止痛。方用刘老经验方棱香手拈散加减。

方药组成：丁香 9g　　小茴香 9g　　木香 9g　　五灵脂 15g
　　　　　　枳壳 9g　　川楝子 9g　　三棱 12g　　莪术 12g
　　　　　　青皮 9g　　玄胡 12g　　乳没各 15g　　蒲黄 9g

月经量少者选加桃仁 9g，红花 9g，当归 12g，川芎 9g，赤芍 15g，以加强活血化瘀之力；

腰胀痛者，加乌药 9g，牛膝 9g，以理气活血止痛；

有寒加桂枝 6g，艾叶 9g，以散寒；

有热者，选加黄芩 9g，炒栀子 9g，丹皮 9g，以清热。

案 1：王某，女，38 岁，荆州棉纺厂干部，专家门诊号 4383。

初诊：1998 年 6 月 12 日。

患者月经初潮 13 岁，随后即出现经前半月胸乳、小腹及腰痛，逐渐加重，经期第 1~2 天腰腹也痛，经量渐少，色暗，有块，经期 5 天，周期 23 天左右。24 岁分娩一胎后上环至今。末次月经 5 月 21 日。现双乳胀痛，口渴心烦易怒，小腹疼痛拒按，腰胀痛。舌红苔薄黄，脉弦软（70 次 / 分）。

诊断：痛经。证属肝郁化热，气滞血瘀。

治则；疏肝清热，活血化瘀。

方药：调经 I 号方加味：

茯苓 9g　甘草 6g　赤白芍各 15g　白术 9g

柴胡 12g　当归 15g　乌药 9g　郁金 9g

益母草 15g　川芎 9g　香附 12g　牛膝 12g

丹皮 9g　炒栀子 9g

7 剂，水煎服，一日 1 剂。

二诊：1998 年 9 月 18 日。

患者服上药后乳房胀痛减轻，6、7 两月经前经期腰腹疼痛减轻，8、9 两月复如故，现无明显不适。末次月经 9 月 8 日～9 月 14 日。舌脉如前。守前方加蒲黄 9g，五灵脂 15g，7 剂。

三诊：1998 年 9 月 27 日。

现乳房胀痛、心烦易怒和腰腹疼痛未作，精神、纳食、二便均可，口渴。舌脉如前。守上方加川楝 9g，玄胡 12g，7 剂。

四诊：1998 年 10 月 9 日。

此次经前双乳及腰腹疼痛未作，月经昨日来潮，量增多，小腹及腰仅感轻微胀痛。舌红苔灰，脉弦（72 次 / 分）。方用生化汤加味：

五灵脂 15g　当归 24g　川芎 9g　桃仁 9g

益母草 15g　姜炭 3g　甘草 6g　牛膝 12g

生蒲黄 9g　乌药 9g

5 剂。

随访：服药后月经如期来潮 3 次，经前经期已无乳房、腰腹疼痛。

按语：乳房属胃，乳头属肝。患者生来性格内向，肝气有郁，肝气不得下达冲任，故经前半月胸乳、小腹、腰胀痛，治当疏肝开结、理气为法，辅以开导，不难治愈。但患

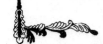

者未行恰当、彻底诊治，而迁延 20 余年，致肝郁化热，热扰胞宫而出现月经先期、口渴、心烦易怒、苔黄等。气为血帅，气行则血行，气滞日久则血瘀，瘀阻胞脉，故月经量少，小腹及腰疼痛。其治经前宜疏肝理气清热调经为主。刘老之调经Ⅰ号方为此类病证而拟。方中柴胡为疏肝解郁要药，兼有清热之功；香附、郁金、乌药疏肝理气而消胀；当归、白芍养血助柴胡疏肝解郁而调经；川芎、赤芍、益母草活血化瘀，调经止痛；丹皮、栀子清热；"见肝之病，知肝传脾，当先实脾"，用白术、茯苓、甘草健脾以防肝郁日久而伤脾。患者服 5 剂后肝气得疏，故胀痛诸症减轻，但未继续治疗，故两月后复作如故。于二、三诊时再以原方加失笑散、金铃子散以加强化瘀止痛清热之功。药后气血调和，郁热已清，故乳房、腰、腹疼痛，口渴，心烦等未作，而月经如期来潮，经量增多，小腹及腰未痛。因此，改用生化汤加益母草、牛膝因势利导，活血调经；加乌药、失笑散理气化瘀以防腹痛腰胀再发。

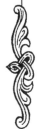

本例之治充分体现出刘老的"经前理气为主，经期活血为主"的学术思想，调经Ⅰ号方和生化汤的运用规律。

案 2：刘某，女，21 岁，未婚，工人。

初诊：1977 年 3 月 16 日。

患者 14 岁月经初潮，周期准，经期 3~4 天，每次行经小腹疼痛剧烈，甚至昏厥，经来量多，色紫黑，有血块。经期口干喜冷饮，纳食差，身乏力，脉沉弦，舌质红，舌苔黄。

诊断：痛经。证属血瘀兼热。

治则：活血祛瘀，佐以清热。

方药：生化汤和失笑散加减：

　　香附 12g　当归 15g　　桃仁 9g　　　红花 9g

　　甘草 3g　　蒲黄 9g　五灵脂 9g　　川楝子 18g

　　川芎 9g　　枳壳 9g　益母草 15g　鸡血藤 12g

　　4 剂。

　　随访：患者述服上方 4 剂后，腹痛较前大减，唯经前腹部稍感不适，经期已不用针药止痛。

　　按语：经期腹痛多属血瘀，为实证。本例患者经期小腹疼痛甚，为瘀血阻络，不通而痛，络脉阻滞，致使血液不能循经运行，故反见经量多。其经色紫黑，有血块，亦属血瘀之象。瘀久化热，则见经期口干喜冷饮，而舌红苔黄。血瘀之治宜攻宜破，用生化汤合失笑散化裁。方中川芎、当归、鸡血藤、益母草活血，桃仁、红花活血逐瘀，蒲黄、五灵脂活血止痛，香附、枳壳行气，气行则血行，佐川楝子理气止痛，其性苦寒且以泻热。全方活血祛瘀，理气止痛，为血瘀痛经的有效方剂。

　　案 3：吴某，女，20 岁，未婚。

　　初诊：1983 年 6 月 24 日。

　　自月经初潮至今，每于经期腹痛甚剧，已达 7 年，平时经常头昏倦怠，纳差浮肿，腰酸痛，白带多。14 岁月经初潮，周期为 26~60 天，经期 7 天，量多，开始呈淡红色，以后呈咖啡色，有瘀块，经前两天胸乳腰腹胀痛。上月用逍遥散加味数剂，经前诸证得解。就诊时正值经期，此次月经提前 5 天于 6 月 22 日来潮，量多色暗有血块，腹痛腰痛，下肢酸痛，伴头昏倦怠、心慌气短、恶心欲吐、纳差心烦、渴不欲饮。舌红苔白厚腻，脉软滑数（100 次 / 分）。

　　诊断：痛经。证属脾虚血瘀，痰热中阻。

　　治则：活血祛瘀，清热化痰益气。

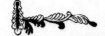

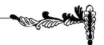

方药：生化汤加味：

当归 15g　川芎 9g　桃仁 9g　炙甘草 6g

姜炭 6g　益母草 15g　牛膝 9g　陈皮 9g

丹皮 9g　炒栀子 9g　竹茹 9g　茯苓 15g

艾叶炭 9g　半夏 9g　太子参 15g

3 剂。

二诊：1983 年 6 月 27 日。

服前方后，经血减少，色转淡红，腹痛呕吐已止，仍头昏倦怠胸闷，腰痛腿软，口干心慌。口唇苍白，舌红苔转薄黄，脉沉软。继守上方加减。

藿香 9g　川芎 9g　桃仁 9g　甘草 6g

姜炭 6g　牛膝 9g　续断 9g　杜仲 9g

当归 15g　郁金 9g

3 剂。

三诊：1983 年 7 月 6 日。

月经已净 1 周，纳食转佳，仍头昏倦怠，目眩耳鸣，心悸气短，嗜睡多梦，渴不欲饮，眼睑及下肢轻度浮肿，腰酸痛，带下色白量多。舌红苔薄，脉沉软，尺弱（90 次 / 分）。此属脾肾两虚，水湿不化。治宜健脾除湿，补肾止带。

陈皮 9g　白术 12g　茯苓皮 15g　大腹皮 9g

党参 12g　甘草 3g　生姜皮 9g　煅牡蛎 30g

杜仲 12g　续断 9g　桑寄生 15g　桑白皮 9g

5 剂。

四诊：1983 年 7 月 20 日。

服上方后，浮肿近愈，头昏气短，目眩耳鸣均未作，月经提前 3 天于 7 月 19 日来潮，量较前为少，色红有小块，腰腹仅有微痛，小腹略有坠胀，伴倦怠心慌。舌红苔薄，脉

沉弦。治以益气升阳，活血调经。

当归15g　川芎9g　桃仁9g　　姜炭6g

炙甘草6g　党参15g　柴胡9g　白术9g

陈皮6g　升麻9g　黄芪24g　地黄炭9g

一年后随访，自述服药后未请他医诊治，7年痛经未再复发。

按语：痛经有虚有实。既有痛证，则必见瘀滞，通则不痛，痛则不通。经期宜活血，故以活血通瘀为要，再结合形体气质之虚实，辨证用药。

本例患者属脾虚血瘀，痰热中阻之证。初诊正值经期，用加参生化汤以活血止痛。合二陈汤、竹茹、栀子、丹皮以清热化痰降逆。佐艾叶炭、姜炭温经止血止痛，守中有通，以治其虚滞。经来量多，加牛膝行瘀消肿，治其腰酸腿软。二诊瘀血渐化，痰热渐清，故经量转少，腹痛呕吐均止。但犹见胸闷腰痛，继续以生化汤活血化瘀，清其瘀滞，加藿香、郁金芳香化浊，续断、杜仲、牛膝兼调肝肾。三诊时经净1周，仍身肿，腰痛，头昏耳鸣，心悸气短，白带多。经后宜调补正气，以异功散合五皮饮加续断、杜仲、寄生、牡蛎等健脾除湿兼固冲任。四诊月经仅提前3天来潮，经量已减少，腰腹仅有微痛，小腹略胀，继续以生化汤养血活血调经，合补中益气汤益气升阳而愈。

本例是脾虚导致血瘀的痛经，本着经期宜活血、经后宜扶正的原则，遣方用药恰当，使7年沉疴两月而愈。

案4：梁某，女，39岁，专家门诊号2253。

初诊：1990年5月9日。

患者15年前生一胎，一年后上环，月经一直5/28天，无痛经史。至1986年因经期延长而取环，用工具避孕，分

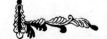

别于 1989 年 3 月、1989 年 10 月各人工流产一次，近两个月来出现经期腹痛，月经量少，痛时下坠，伴恶心呕吐，腹泻，周期尚准，经期 3 天，经净后 1~2 天仍然坠痛。诊时腹胀腰痛，气短心悸，精神尚好，纳食正常。舌暗红苔灰薄，脉弦软（72 次 / 分）。末次月经 1990 年 4 月 21 日，4月 24 日 B 超检查提示："子宫内膜异位症可能""盆腔囊性包块（巧克力囊肿可能）"。

诊断：痛经。证属气滞血瘀。

治则：理气活血化瘀消癥。

方药：棱香手拈汤加减：

　　　　丁香 9g　小茴香 9g　广木香 9g　青皮 9g
　　　　莪术 12g　川楝子 9g　乌药 9g　三棱 12g
　　　　枳壳 9g　鸡内金 9g　水蛭 10g　山楂 15g
　　　　5 剂，水煎服，一日 1 剂。

二诊：1990 年 8 月 23 日。

患者服上方后经量增多，腹痛明显减轻，因故中断诊治。末次月经 1990 年 8 月 14 日，经量较少，腹痛未作，经净后小腹胀痛，腰胀，小便余沥不尽。舌暗红，苔薄黄，脉弦软（76 次 / 分）。

守前方加木通 9g，10 剂。

三诊：1990 年 9 月 13 日。

月经如期来潮，量少色暗，小腹略胀坠，按之疼痛，腰胀痛。经前 1 周乳房胀痛，经来则消。舌暗红苔黄，脉弦（80 次 / 分）。方用生化汤合棱香手拈汤加减：

　　　五灵脂 15g　当归 24g　川芎 9g　桃仁 9g
　　　益母草 15g　枳壳 12g　甘草 3g　红花 9g
　　　川牛膝 9g　乌药 9g　三棱 12g　莪术 12g

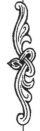

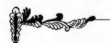

广木香 9g　蒲黄 9g

4 剂。

四诊：1990 年 9 月 20 日。

服药 3 剂后量增多，小腹坠胀疼痛不明显，月经 5 天净，坠痛亦除。但感倦怠心悸，舌暗淡，苔薄，脉弦软。

守一诊方加黄芪 30g，当归 12g，10 剂，一日 1 剂。

五诊：1990 年 9 月 30 日。

倦怠心悸减轻，纳食增加，略有腹胀，舌脉如前，守前方，10 剂。

六诊：1990 年 10 月 12 日。

月经昨日来潮，量中等，较畅，小腹略痛略胀，腰略胀，经前乳胀未作，稍感倦怠，余可。舌暗苔薄，脉弦软（74 次 / 分）。

守四诊方，4 剂。

七诊：1990 年 10 月 20 日。

月经 5 天净，除略感倦怠外，余无明显不适。妇检：外阴（－），阴道通畅，少量白带，宫颈轻糜，子宫后位略大，不活动，压痛（－），双附件（－）。B 超检查：子宫形态正常，切面内径 76mm×55mm×50mm，双侧附件未见明显异常。停药 3 个月后 B 超复查，结果如上，痛经未作。

按语：刘老谓：妇女经、孕、产、乳期间，易使机体处于血常不足，气偏有余的状态，故临床气滞最为常见。患者属肝郁之体，经前经期冲脉气盛，循经上逆则乳胀，犯胃则恶心呕吐。气滞于冲任，则经血瘀滞于胞宫胞络，故经量少，小腹及腰疼痛。久则瘀甚成癥。其腹泻、气短心悸系肝气乘脾，脾虚运化失常之故。棱香手拈汤系刘老治子宫内膜异位症之痛经属气滞较重而血瘀之专方。血依气推动，得温

则流通，故用丁香、小茴香行气导滞，温通气机；青皮疏肝行气；川楝子清下焦郁热且有行肝气、止痛之功；枳壳、木香理脾胃之气滞而消腹胀；三棱、莪术化瘀消癥，加入内金、水蛭，其力更强，为刘老治癥瘕常用之品；山查祛瘀止腹痛，有"消肉积"之功；加乌药顺气温肾以止腰痛。因非经期，故去原方中之蒲黄、五灵脂、玄胡、乳没等。其疼痛较重，因而以行气化瘀为急，其脾虚不甚，可暂不顾及，仅服5剂即效。3个月后复诊，诸症减轻，小便余沥不尽，系气机尚未调畅，影响膀胱气化而然，继续以原方为治，加木通以活血利尿，服20剂后经潮，量少，小腹略感胀坠，按之疼痛。腰胀痛，则在原方理气化瘀的基础上，加入生化汤、失笑散、红花、益母草、牛膝等以加强活血祛瘀之力，冀收"通则不痛"之效。药后果然经量增，痛、胀除。五诊时感倦怠、心悸明显，系邪去而正气亏虚显露，即以一诊方加入当归补血汤，一则继续行气化瘀消癥，以期彻底根除之，一则扶正以助祛邪，邪去正安。如此一个月，经潮时基本恢复正常，经净后复查未见异常而告愈。

## 二、温经散寒必祛瘀

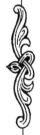

行经期间感受寒邪或淋雨涉水，平素或经期喜食生冷寒凉之物，或人工流产，产时不慎当风受寒，寒湿客于冲任胞中，血被寒凝，气失温运，瘀血内留，日久可成癥瘕，以致经行不畅，发为痛经。

临床以经前经期小腹剧痛而冷为主，温熨热敷则痛减。多有下坠，经期延后，经量少或多，有血块，块下痛缓，伴面色青白，畏寒肢冷，甚者恶心呕吐至昏厥，或腹内癥瘕，舌有瘀点，瘀斑，苔白舌暗，脉沉弦紧。治宜温散寒湿，化

瘀消癥，理气止痛。方用少腹逐瘀汤加减。

　　方药组成：小茴香 9g　当归 15g　肉桂 6g　玄胡 10g
　　　　　　　　五灵脂 15g　蒲黄 9g　没药 15g　干姜 9g
　　　　　　　　川芎 9g　赤芍 12g

　　畏寒者加桂枝 6g，生姜 9g，去肉桂；

　　腹痛明显者选加桃仁 9g，红花 9g，血竭末 6g，以加强活血化瘀之功；

　　腹胀痛明显者，选加香附 12g，木香 9g，以增强行气活血之力；

　　腰胀痛者加乌药 9g，牛膝 9g，以理气止痛；

　　呕吐去没药，加半夏 9g，藿香 9g，生姜 9g，以和胃降逆；

　　夹湿者加苍术 9g，茯苓 9g，以除湿；

　　腹内癥瘕者加三棱 12g，莪术 12g，生水蛭 6g，内金 9g，以化瘀消癥。

　　案 5：苏某，女，25 岁，未婚，服装厂工人。

　　初诊：1977 年 5 月 12 日。

　　患者 15 岁月经初潮时即经行腹痛，常三四十天甚至两个月行经一次，周期愈长，疼痛愈甚，痛时辗转不宁，曾有三次痛至昏厥。末次月经 3 月 14 日，本次月经今日凌晨来潮，送至医院肌内注射 654-2 针剂，疼痛稍减，现口唇青紫，四肢厥冷，小腹拒按，经量中等，色暗红，脉沉弱，舌质淡，舌边有齿印。

　　诊断：痛经。证属寒凝血瘀。

　　治则：温经散寒，活血祛瘀。

　　方药：当归四逆汤合少腹逐瘀汤化裁：

　　　　　乳没各 12g　川芎 9g　当归 9g　赤芍 9g

玄胡索 9g　五灵脂 6g　细辛 3g　蒲黄 9g

吴茱萸 9g　肉桂 6g　姜炭 6g　小茴香 9g

共 3 剂。

二诊：1977 年 5 月 16 日。

患者服药后疼痛即止，行经期常为 5 天，现月经将净，尚感头晕，要求继续服药，以根除痛经，脉沉细（76 次/分），舌质淡红，舌苔灰黄。

守上方 3 剂，嘱下次经前服。

随访：患者称经潮前服药 1 剂，经期腹未痛，二次经潮前惟恐复发，又服 1 剂，此后月经周期正常，经期腹部完全不痛。

按语：《素问·调经论》云："寒独留，则血凝泣，凝则脉不通。"患者症见口唇青紫，四肢厥冷，此属阳虚外寒，气血运行不利，不能温养四末之故；小腹疼痛拒按是寒凝血瘀实证，脉沉细，舌质淡有齿印，可知证属阳虚无疑。阳气素虚，寒从中生，寒主收引则血凝而瘀，不通则痛。寒愈盛则经行愈迟，血瘀久而疼痛愈烈。证属寒凝血瘀，故取当归四逆汤温经散寒，用少腹逐瘀汤活血化瘀。二方合用，标本兼治，使寒得温化，瘀血得活而收效。

案 6：刘某，女，38 岁，沙隆达厂医务室医生。

初诊：1995 年 2 月 25 日。

患者经期小腹疼痛 5 年，月经每推迟 10 天左右来潮，量少色暗，5 天净，每于经前一天开始小腹疼痛，逐渐加重拒按，并有小腹、二阴、两股内侧胀坠，热敷稍有缓解，小腹发凉，全身恶寒，经净后逐渐痛止，形体偏胖，平素精神、饮食均佳。曾在某医院检查诊为"子宫内膜异位症"，用过"假孕疗法"和内美通治疗，曾一度痛经未作，近一年

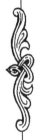

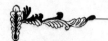

多来复发。因不愿做腹腔镜手术而来就诊，诊时正值经期第一天，量少色暗，小腹疼痛下坠较剧，面色苍白，肢厥恶寒，舌暗苔白，脉沉弦。

诊断：痛经（子宫内膜异位症）。证属寒凝血瘀。

治则：温经散寒，化瘀止痛。

方药：少腹逐瘀汤加减。

小茴香 9g　干姜 6g　香附 12g　当归 15g

乳没各 15g　川芎 9g　赤芍 12g　红花 9g

玄胡 15g　肉桂 6g　桃仁 9g　五灵脂 15g

生蒲黄 9g

5 剂，水煎服，一日 1 剂。

二诊：1995 年 3 月 4 日。

服上药 3 剂后，经量增多，疼痛下坠明显减轻，月经 5 天净，现无任何不适，唯小腹发凉，舌暗苔白脉弦。

上方去香附、桃仁、红花，加三棱 12g，莪术 12g，水蛭 6g，内金 9g，5 剂。

三诊：1995 年 3 月 26 日。

服上药 5 剂后，患者按原方自配 10 剂作成丸剂，每天服 3 次，每次服 12g，至今未断，无任何副反应，月经今日来潮，量稍增，小腹、二阴疼痛，股内侧下坠，肢冷均减轻，舌暗红，苔微黄，脉弦。

守一诊方 5 剂，嘱其经净后继续服所制丸药。

四诊：1995 年 4 月 23 日。

月经昨日来潮，量中等，较畅，仅有轻微腹痛下坠，四肢温暖，小腹已无发凉，精神纳食均可，微有口渴，舌脉如上。守一诊方 5 剂。

嘱其再按原方配制丸药 1 料，继续服用，经期服一诊

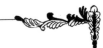

方，以观察疗效。

4月后，患者来告，共服丸药2月余，至今已潮经4次，无腹痛，故未来就诊。10天前，在原检查医院行妇检和B超检查，均未见异常。

按语：患者恶寒，四肢厥冷，小腹发凉，热敷痛缓，舌苔白等，均为寒邪阻遏阳气之故。血遇寒则凝，寒久则血脉凝滞而血瘀。瘀血积滞于胞宫、胞络，经血排出不畅，因而月经量少、色暗。《灵枢·经脉》云："肝足厥阴之脉，循股阴，入毛中，过阴器，抵少腹。"冲脉隶属于肝，瘀滞经脉故小腹疼痛坠胀，连及二阴、两股内侧。综观此症，系由寒致滞，由滞而凝，由凝成瘀，由瘀致痛。刘老用少腹逐瘀汤正对其证，方中小茴香、干姜、肉桂温经散寒；当归、川芎、赤芍活血调经；玄胡、蒲黄、五灵脂、乳没祛瘀止痛；气为血帅，气行则血行，故加香附以增行气之功；瘀血内留，不通则痛，特加桃仁、红花以加强通经下瘀之力。药后经量增而痛坠减，此通则不痛之谓。二诊月经已净，去香附、桃仁、红花之理气行血之品，加三棱、莪术、水蛭、内金以化瘀消癥，因子宫内膜异位症也属癥瘕之故。此病非短期能治愈，将该方制成丸剂服用，既可免去服汤药之苦和麻烦，又符合"渐消缓散"法则。经期守服一诊方，非经期服丸药，如此三月，寒散血活，瘀化癥消而疼痛除，获愈。

案7：李某，女，37岁，啤酒厂会计。

初诊：1995年10月15日。

患者经期腹痛4年，加重1年。月经常35~40天一潮，5~7天净，孕3产1人工流产2。四年多来，每于行经期小腹疼痛，逐渐加重，甚至昏厥，月经量多，近年来常头昏倦怠，怕冷。曾在某医院检查疑为"子宫内膜异位症"，建议

其做腹腔镜手术，患者不愿意，曾用中西药治疗，痛经时轻时重，近三个月来，腹痛加剧，曾两次昏厥。诊时为月经来潮第二天，腹痛剧烈，拒按，下坠，坐卧不宁，面色苍白，月经量多有块，畏寒肢厥，舌暗淡，苔白，脉弦紧。

诊断：痛经（子宫内膜异位症）。证属寒凝血瘀，兼气虚。

治则：温经散寒，活血化瘀，兼以益气。

方药：少腹逐瘀汤加味：

乳没各 15g　白芍 15g　玄胡 15g　当归 12g
川芎 9g　甘草 6g　干姜 6g　生炒蒲黄各 6g
黄芪 30g　五灵脂 15g　肉桂 6g　小茴香 9g
5 剂，水煎服，一日 1 剂。

二诊：1995 年 10 月 21 日。

服药后疼痛稍见缓和，月经 5 天净。现感倦怠畏冷，纳差，舌暗淡，苔白，脉弦软。上方去乳没、炒蒲黄，加党参 15g，桃仁 9g，红花 9g，三棱 12g，莪术 12g。10 剂。

三诊：1995 年 3 月 15 日。

精神较好，畏冷减轻，其他无明显不适，舌暗淡，苔薄，脉弦软。

守上方，10 剂。

四诊：1995 年 10 月 28 日。

月经今日来潮，经量减少，腹痛下坠明显减轻，略有畏寒肢冷，精神尚好，舌暗略淡，苔白，脉弦。守一诊方 5 剂。

五诊：1995 年 11 月 5 日。

此次经期腹痛下坠较轻，经量中等，5 天净，其他尚好。舌暗略淡，苔薄，脉弦软。

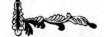

二诊方加土鳖 10g，10 剂，制成丸药，每次 12g，一日 3 次，饭后服。

六诊：1995 年 11 月 28 日。

月经来潮第二天，量中等，较畅，腹痛下坠未作，仅感小腹轻微不适。无畏寒，肢温，精神较佳。舌略暗，苔薄，脉弦软。守一诊方 3 剂，经净后继续服丸药，服完后停药观察效果。

三月后患者来告，月经来潮 3 次，腹痛未作，要求按原方再配制丸药一料。

一年后得知，患者月经一直正常，偶有小发，自服丸药即止，曾在某医院检查，未见明显异常，现在身体较健康。

按语：患者痛经 4 年，系由血瘀所致。瘀血未去，反而渐积而甚，因而逐渐加重。瘀滞胞宫胞络，经血排出不畅，故腹痛拒按下坠；其经量多，为瘀留胞中，血不循经之故；阳气不得伸，故腹痛加剧，面色苍白，畏寒肢厥，甚至昏厥。由于病程较久，经血量多，以致气血亏虚，所以近年来头昏倦怠。刘老用少腹逐瘀汤以温经散寒，化瘀止痛；加黄芪益气，合当归而补血；加白芍、甘草以养肝血，缓肝急而止痛，药后小效。二诊时经已净，虚象显露，去乳没之碍胃，炒蒲黄之止血，加党参以增益气之力，增桃仁、红花、三棱、莪术以加强化瘀消癥之功。全方祛邪不伤正，益气既可补虚，又增强了运血之力，促进血活瘀化癥消。药后正气渐复，寒邪渐去。四诊时，经量减少，腹痛下坠明显减轻，略有畏寒肢冷，此时，已见显著效果。守一诊方为治，经净后按二诊方加土鳖以增搜剔经络之功，制成丸剂以缓图之，经期则服一诊方。如是三月，告愈，身体健康。

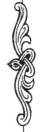

### 三、甘温辛散脉络通

禀赋薄弱，脾肾阳虚，生化之源不足。冲任气血不充，胞脉失于濡养；阳虚不仅生内寒，外寒亦易侵犯，寒性收引，经脉拘急，以致冲任胞宫血行涩滞，经行不畅，不荣不通而痛。

临床以经期小腹疼痛喜按，喜热畏凉，痛甚则面色苍白，大汗淋漓，舌淡苔白，脉沉细无力为共有证候。

总的治则为温经散寒、养血活血止痛。刘老常用下列三方辨治。

1. 脾阳不足，气血虚少，胞宫胞脉失于温养而血滞痛经者，其证候特点是：经期经后小腹拘急疼痛或绵绵隐痛，经期推后，量少色淡。平时面色苍白，吸吸少气，食欲不振等。舌淡有齿痕，苔薄，脉沉无力。治宜温中散寒，养血通脉，方用当归建中汤加减。

方药组成：当归 12g　桂枝 9g　白芍 18g　炙甘草 6g
　　　　　　饴糖 30g　生姜 9g　大枣 12 枚

加减法见后。

2. 血虚里寒，复感寒湿之邪，经脉滞涩之痛经者，其证候特点是：经期小腹冷痛，月经量少，色暗或夹血块，唇青面白，形寒肢冷，或恶寒身痛。舌淡暗，苔白，脉沉弦细软。治宜温经散寒，养血化瘀。方用当归四逆散加减。

方药组成：当归 9g　桂枝 9g　白芍 9g　细辛 6g
　　　　　　炙甘草 6g　木通 6g　大枣 12 枚

寒甚而呕者加吴茱萸 9g，生姜 9g。其余加减见后。

3. 阴血不足，冲任虚寒，胞宫胞脉瘀滞之痛经者。其证候特点是：经期腹痛，恶心，甚则呕吐，汗出头晕，月经

量或多或少，色红或暗红有血块，口干唇燥。舌红或淡红，苔薄白，脉弦软或沉细。治宜温经散寒，养血益气，活血止痛。方用温经汤加减。

方药组成：当归9g　桂枝6g　吴茱萸9g　川芎9g

白芍9g　党参9g　阿胶9g　丹皮9g

半夏9g　麦冬9g　炙甘草6g　生姜9g

口唇不干燥去麦冬之润燥，无恶心呕吐去半夏之降逆。其余加减如下。

三方共同之加减法：

腹痛剧而胀者，可选加高良姜6g，香附12g，枳壳9g等，以理气散寒止痛；

兼腰骶冷痛者，可选加续断9g，杜仲9g，补骨脂9g，鹿角霜9g等，以温补肾阳；

腰胀痛甚者，加乌药9g，以理气除胀；

气短乏力者，加黄芪30g，以益气补虚；

腹痛甚，经血夹块，舌暗或有瘀点者，酌加蒲黄9g，五灵脂15g，桃仁9g，红花9g，以化瘀止痛；

兼经前乳胀者加柴胡9g，香附12g，以疏肝理气。

案8：李某，女，22岁，未婚，钟祥县第一招待所服务员。

初诊：1976年12月17日。

患者17岁月经初潮，自行经以来，月经周期一般延后10~15天，每次行经前后和行经期，小腹绞痛甚剧，疼痛从经前3~4天开始，以经后7~10天为最甚。经来量少，腰痛如折，手足发冷，得热则痛减，痛时服去痛片无效，每因痛经半月不能工作，现月经方尽，感腰腹痛剧，肢冷畏寒，脉沉弦虚缓（60次/分），舌质淡，舌苔薄。

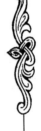

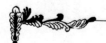

诊断：痛经。证属虚寒痛经。

治则：温中散寒，佐以活血理气调经。

方药：当归建中汤加味：

高良姜 6g　桂枝 9g　白芍 18g　生姜 9g

炙甘草 6g　大枣 9g　乌药 9g　香附 12g

当归 24g　吴茱萸 9g　蒲黄 9g　五灵脂 9g

2 剂。

二诊：1976 年 12 月 19 日。

患者服上方后，今天腹痛缓解，腰痛亦明显减轻，畏寒减轻。现感四肢软，带下少许，色白质清稀，脉沉弦虚缓（60 次/分），舌质红，舌苔薄。方既获效，再守前方，桂枝加至 12g，以增强其温阳之力。3 剂。

三诊：1976 年 12 月 22 日。

上方服完后，患者小腹及腰部疼痛大减，手足转温，现无不适感，脉沉弦缓，较前有力（62 次/分），舌质淡红，舌苔薄。患者初潮即痛经畏寒属肾阳不足，经以上治疗后气得疏，血得行。此时乃温肾暖宫，以善其后。右归饮加减主之。

鹿角霜 9g　肉桂 6g　附片 12g　熟地 18g

枸杞 12g　杜仲 12g　甘草 6g　吴茱萸 9g

当归 15g　补骨脂 9g　菟丝子 9g　山药 18g

4 剂。

随访：患者于 1977 年 3 月 12 日来函称，服完上方后，月经来潮不再剧痛难忍，仅小腹偶有轻微隐痛，经期如释重负，经前后亦无不适感，不再因痛经而请病假。

按语：月经初潮即痛经，一般为脾肾之阳不足，寒从内生，寒凝血瘀，脉络受阻所致。本例患者从月经初潮起已痛

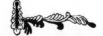

经 6 年，痛时畏寒喜暖，病为阳虚寒盛，因血为寒凝，流行不畅，阻于脉中，则不通而痛。脾主四肢，脾阳虚则四肢发冷；腰为肾之外府，肾阳虚则腰痛如折。脾阳虚不能生血，故经来量少；肾阳虚不能温煦胞宫，又为不荣而痛。其脉虚缓，舌质淡是阳虚无疑。治法宜温中散寒，活血理气镇痛，拟当归建中汤加味。方中桂枝温经散寒，吴茱萸温中镇痛，良姜、香附（良附丸）行气止痛，蒲黄、五灵脂活血止痛，当归、白芍养血调经，乌药、香附理气调经，气行则血行，生姜、大枣、炙甘草辛甘而温，益气散寒，引诸药入脾温阳，具有协调诸药作用。全方温中散寒，有补有通。服药2 剂，痛经缓解。二诊时将桂枝加至 12g，以增强温通之效，使寒得温，气得疏，血得行。三诊腰腹疼痛大减，手足转温，即宜温补脾肾以调其经。用右归饮加减，温脾暖肾以善其后。

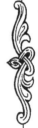

大凡痛经，痛在经前、经期为实，痛在经后属虚。本例患者经前剧痛，但以经后疼痛尤为剧烈，且持续至 10 天之久，细审其因，是以虚为主，虚中有实之证。

案 9：邓某，女，21 岁，未婚，江陵县八宝乡卫生院护士。

初诊：1977 年 10 月 30 日。

患者月经周期正常。13 岁月经初潮时即痛经，但疼痛不甚，近六年行经期腹部绞痛甚剧，痛时恶寒肢冷，唇青面白，辗转不宁，自谓疼痛时在床上翻滚。痛时经来量多，经净则痛止。每次经行肌内注射杜冷丁、异丙嗪亦只能暂时缓解疼痛，数小时后疼痛复作。历经本地各级医院中西医多方治疗无效，经人介绍到本院求治。

末次月经 10 月 22 日，6 天净，现无特殊不适，右脉微

细，左脉弦细软。舌质淡红，舌苔薄黄。

诊断：痛经，证属寒凝血虚血瘀。

治则：温经散寒，养血通络止痛。

方药：当归四逆汤加减：

高良姜 6g　当归 15g　桂枝 9g　甘草 6g

生姜 9g　大枣 15g　吴茱萸 9g　细辛 3g

木通 6g　香附 12g　白芍 18g

共 5 剂。

二诊：1977 年 11 月 25 日。

患者自谓，连服上方 8 剂，本次行经腹痛大减，行经期工作如常，要求继续服药。末次月经 11 月 22 日，今天未净。脉细弦软，舌质红，舌苔灰色。

药既应手，继守前法。上方加乌药 9g，桃仁 9g，益母草 15g，以增强行气活血之力。

随访：患者诉服药后经来再不疼痛，经行顺畅，经期工作如常。

按语：《妇人良方》说："妇人经来腹痛，由风冷客于胞络冲任。"本例患者月经初潮即痛经，是阳气不足，寒从内生所致。脉微细，属阴阳气血俱弱。恶寒肢冷，属阳气外虚，不温四末。

由于长期在农村工作，容易感受风寒之邪，寒邪入内，胞络积冷更甚，寒愈凝，血愈瘀，所以经来小腹剧痛，痛时经量反多者，是瘀血阻滞经络，血不循经而然；经净而痛止者，是瘀血已去，血液已经正常运行。手足厥冷，唇青面白为寒凝。脉细舌质淡红则属血虚。病由寒凝、血瘀、血虚所致，治宜温经散寒，养血活血，通络镇痛为法，取当归四逆汤加减治之。方中当归、白芍养血，甘草、大枣扶正，桂枝

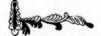

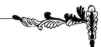

温经散寒，细辛散寒止痛，木通通络，加吴茱萸、生姜温中散寒，吴茱萸又有止痛之功，佐良附丸理气散寒止痛。经前连服上方8剂，寒得温化，胞络疏利，故月经来潮时疼痛大减。二次就诊时已行经5天，但未干净，乃于原方之中加乌药、桃仁、益母草，以增强行气活血祛瘀的作用。患者小腹剧痛，在于瘀血，瘀血的形成在于寒凝，寒是本，瘀是标，故全方以温经散寒为主，寒得温化，瘀血自然流通。所用镇痛药，也以辛温散寒为主，如加吴茱萸、良姜、细辛等即是此意。其养血活血，虽然在所必用，乃属佐使之品。是温经散寒，养血活血法。

例10：张某，女，24岁，未婚。

初诊：1985年7月2日。

18岁月经初潮，每次经期小腹疼痛，恶冷，喜热敷，痛甚则呕，经潮两天后则痛渐缓，量少色暗红，每当经潮疼痛不能上班。平素腰酸耳鸣，倦怠无力，纳少便秘。月经周期为28~40天，经期3天，末次月经6月26日。脉沉弦软（80次/分），舌红苔灰。

诊断：痛经，证属阳虚胞寒，血虚血瘀。

治则：温经散寒，养血祛瘀。

方药：《金匮》温经汤加味：

　　　益母草15g　当归9g　白芍9g　肉桂6g

　　　干姜2g　吴茱萸9g　川芎9g　党参15g

　　　麦冬9g　丹皮9g　　柴胡9g　甘草3g

　　　阿胶（兑）9g　半夏9g

　　　5剂。

3月后随访，患者服上药5剂后，7月27日经潮时，无任何感觉，精神较好。后又来两次，只退后1天，仅轻度不

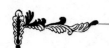

适而已。

按语：原发性痛经，往往虚中夹实，实中有虚。本例患者胞脉失于温煦，寒凝血瘀，脉络拘急，故经量少，色暗红，小腹剧痛，恶寒而喜热敷。寒阻冲任，冲气上逆，故痛甚而呕，均属肾阳不足，血虚血瘀之故。《金匮》温经汤温经散寒，养血活血，为对证良方，又选加柴胡、益母草开郁调经，故疗效显著。

痛经一病，全虚者少见，夹实者较多，常见的是虚中有实，实中有虚，多以痛在经前为实，痛在经后为虚。此是指一般而言，临床经后腹痛有之，但不常见，因其为绵绵隐痛，又在经净之后，1～2天即逐渐消失，因而求诊者少，故全虚者少见。刘老认为，痛经性质，不可仅以一项为凭，须全面合参，才能辨清其虚实寒热以及在气在血。一般痛经发生在经前属实，发生在经期将净之时，或延至经净之后为虚。掣痛、绞痛、刺痛、剧痛为实，隐痛、空痛、痛轻属虚。拒揉拒按属实，喜揉喜按属虚。得热痛甚属热，得热痛减属寒。经血暗红有块属实，经血淡红质稀属虚。胀甚于痛为气滞。痛甚于胀为血瘀。再则痛经寒证多而热证少，因血得寒则凝涩，得热则流通，通则不痛也。临床亦可见到热者，一是气滞血瘀，日久化热，其热属标。如案1，其治以理气活血为本，兼用丹皮、栀子治其标热。若寒凉过用则反滞其气血，痛经难愈。一是感受湿热之邪，与血相结而成瘀者，其痛在平时，只是经期加重，其治须在平时，经期只是治标，湿热瘀血清化于平时，则经期不痛也。总之，应如明代张景岳著的《景岳全书·经期腹痛》所说："经行腹痛，证有虚实。实者，或因血滞，或因气滞，或因热滞。虚者，有因血虚，有因气虚，然实痛者，多痛于未行之前，经通而痛自减。虚痛者，于既行之后，血去而痛未止，或血去而痛益甚。大都可按可揉者为虚、拒按拒揉者为实，有滞无滞，于此可察，但实中有虚，虚中亦有实，此当于形气禀质兼而辨之"。

寒凝血瘀，多属继发性痛经，以已婚的中年妇女为常见，多为器质性病变，如现代医学的子宫内膜异位症、盆腔炎等，如案6、案7。虚寒痛经多属原发性痛经，以未婚或已婚未孕女子为常见，多为功能性，如案8、案9、案10，器质性亦有之。而肝郁气滞血瘀之痛经则介于寒凝、虚寒两类之间，既有已婚中年妇女，如案1、案4，也有未婚少女，如案2、案3。

气滞血瘀之痛经，有气滞较重或血瘀偏甚之别，气滞者应以行气为主，兼以化瘀，常在经前为治，如调经Ⅰ号方；血瘀者以活血化瘀为主，兼以理气，多在经期用之，如生化汤。二者均重，行气化瘀并施，故理气活血有所侧重。有热者兼寒之，有寒者兼温之，兼虚者辅以益气养血。寒凝血瘀之痛经，重在温经散寒，但必须化瘀止痛，刘老以少腹逐瘀汤为代表方。若属子宫内膜异位症或有癥瘕者，非短期可能治愈。控制痛经之后，每用丸药以缓图治本，经期用汤药以止其痛，待以时日，可望获愈。虚寒痛经，以脏腑亏虚，气血生化不足为痛经基础，有人提出不荣而痛，当以温阳养血为大法，以荣养胞宫、冲任。然既有疼痛，必兼瘀滞，刘老认为，属不荣不通而痛，应在温阳养血的同时配以辛散通络，以冀荣其冲任，温其胞宫，通其经脉，以治其痛。即所谓甘温辛散脉络通也。刘老所用虚寒痛经之方均以桂枝为主药，取其温阳通络之功，并以当归、白芍养血活血为辅，更以甘草、大枣补益中气，且白芍配甘草缓挛急而止痛。此为

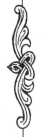

三方之同。然而当归建中汤功在温中养血，以补虚为主；当归四逆汤重在温经散寒，以通脉为主；温经汤功在温经养血，活血益气，其证又属寒热错杂，组方温润并举，通补兼施，独具一格。此是三方之异，临床须仔细辨证用之。

青少年正值生长发育时期，气血日盛，其痛经治愈后可勿再药。然体虚、肝郁、血瘀等一时难以恢复和未彻底根除者，仍需注意继续调治。肝血虚少者，宜养血调肝；脾阳不足者，宜温脾益气；肾气亏虚者，宜温肾益精；气滞血瘀者，宜疏肝理气，活血化瘀。如是既可治愈痛经，又能促进生殖功能，防治不孕不育。

# 更年期综合征

更年期妇女指 45~55 岁这一年龄期的妇女，它标志着成年期的结束，并向老年阶段的过渡。更年期综合征，并非妇女所特有，但因男子此期出现较晚，且多数无明显症状，在不知不觉之中度过，故不在本文论述之中。由于此期女子下丘脑 – 垂体 – 卵巢轴的功能逐步衰退，体内不稳定状态极易产生躯体及心理上的不适应，此期各种家庭社会问题又极易对妇女身心造成巨大的伤害，如下岗、子女升学、就业问题、爱人外遇、婆媳关系不和、躯体其他疾病等，往往在更年期发生致病作用，使植物神经兴奋或抑制过度而更进一步发生紊乱，故出现一系列生理 – 心理症状。如月经紊乱（月经频至、稀发、先后不定期或崩漏等）、头痛、头昏、耳鸣、失眠多梦、心悸、胸闷气短、倦怠乏力、四肢麻木、潮热汗

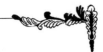

出、浮肿便溏、焦虑、恐惧烦躁、抑郁偏执等。

其病理表现为：①水不涵木，肝火偏旺；②脾失健运，木旺克土；③劳伤心脾，气阴两伤。兹就三者分型论述，并提出辅以心理疗法的设想。

## 一、辨证分型论治　燮理脏腑阴阳

### 1. 阴虚火旺　滋阴降火

临床中此型较为多见，中医学谓"女子……七七任脉虚，太冲脉衰少，天癸竭"。说明妇女在 49 岁左右，正是冲任二脉功能衰退的时期，机体阴阳平衡失调。吾师认为其病机乃肾气亏虚，经血不足，水不涵木，肝失所养，肝火偏旺，乃本虚标实之证。其症为月经先后不定期，量少，腰酸腿软，头昏耳鸣（甚则血压升高），潮热汗出，手足心热，口干，多梦少寐，舌红，苔薄，脉细数。治宜补肾平肝，滋阴降火，以知柏地黄丸治之。

方药组成：知母 9g　黄柏 9g　熟地 15g　山萸 12g
　　　　　　山药 15g　泽泻 9g　丹皮 9g　　茯苓 9g

月经量少加熟地至 20g，生地 20g，阿胶（兑）12g，当归 10g，白芍 10g，以补血；

腰酸腿软加杜仲 12g，怀牛膝 12g，续断 12g，桑寄生 15g，以补肾；

头昏耳鸣，潮热汗出，选加龟板 15g，白薇 9g，龙骨 30g，牡蛎 30g，浮小麦 30g 等，以育阴潜阳；

手足心热，口干，加女贞子 15g，旱莲草 15g，元参 12g，麦冬 9g 等，以养阴润燥；

多梦少寐加酸枣仁 15g，夜交藤 30g，柏子仁 15g 等，以养心安神。

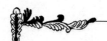

若热象不显，吾师认为系"阴虚阳浮"，宜育阴潜阳，不必泻火，以上方去知母、黄柏，即六味地黄丸。

案1：杨某，女，51岁。

初诊：1992年5月12日。月经量少，腰膝酸软，头昏头痛，时呃逆，面烘热，汗出，易激动，失眠，烦躁，五心烦热，眼涩干燥，舌暗红苔灰，脉细数。

诊断：更年期综合征。证属阴虚火旺，火扰神明，胃失和降。

治则：滋阴降火，潜镇安神，佐以理气和胃。

方药：知柏地黄汤加味：

| | | | |
|---|---|---|---|
| 浮小麦30g | 知母9g | 黄柏9g | 熟地15g |
| 夜交藤30g | 泽泻9g | 山药9g | 枣皮12g |
| 五味子9g | 牛膝15g | 白薇9g | 天麻15g |
| 龙骨、牡蛎各30g | | 丹皮9g | 川芎9g |
| 大枣12g | 茯苓9g | 丹参15g | 陈皮9g |

10剂，浓煎服。

二诊：1992年5月28日。

眼干、口渴、五心烦热未止，余症均有所减轻。舌暗红，苔黄，脉细数（88次/分），守上方去陈皮、天麻，加麦冬15g，龟板15g，枸杞15g。7剂，浓煎服。

三诊：1992年6月8日。

服上方，诸症好转，舌红苔薄黄，脉弦软（78次/分），守上方去知、柏，服7剂。

随访：半年后随访，有时觉眼睛干涩，嘱常服杞菊地黄丸等。

按语：本例患者已过"七七"之年，正是任脉虚，太冲脉衰少，天癸将竭之年，此时五脏皆有偏衰，但往往以肾为

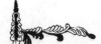

先。肾虚而见腰酸软，肾阴不足故五心烦热，虚阳上浮故面烘热汗出。水不涵木，肝阳上亢，故头昏、易激动、烦躁。目失濡润故干涩。肝火扰心故心神不安。本方加龙牡敛汗，合天麻更能镇肝潜阳止头痛，加陈皮、川芎理气和胃而除呃逆。药后唯眼干、口渴、五心潮热未除，系阴虚未复。故去陈皮、天麻，加麦冬养胃、生津止渴，加龟板、枸杞补肾填补真阴。三诊诸症除，虚火去，故去知、柏，继续补肾养阴，潜阳安神而安。

**2. 肝郁脾虚　疏肝扶脾**

肝郁脾虚型，多因社会心理诱因，情志不遂，喜怒忧思抑郁过度，以致肝之疏泄失常，脾失健运。其临床表现为：胸闷，气短，太息，月经超前或推后，量多少不定，经期前后浮肿，纳少便溏，带下色白，舌红苔黄，脉沉弦。治宜疏肝健脾，方用逍遥散加减。

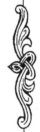

方药组成：柴胡 9g　当归 12g　白芍 9g　白术 12g
　　　　　　茯苓 9g　甘草 3g

肝郁化火，烦躁易怒，加炒栀子 9g，丹皮 9g，黄芩 9g，以泻火平肝；

失眠多梦，加酸枣仁 15g，夜交藤 30g，合欢皮 30g，以养心安神；

纳少便溏，加山药 15g、扁豆 15g 以健脾除湿；

浮肿甚者，加茯苓皮 12g，大腹皮 9g，陈皮 9g，生姜皮 9g，桑白皮 15g，以利湿消肿；

气虚者加党参 15g，合四君子汤健脾益气；

血虚者加熟地 10g，川芎 10g，合四物汤补血；

胸闷乳胀加郁金 9g，香附 12g，以理气开郁。

案 2：李某，女，45 岁。

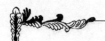

初诊：1998 年 2 月 8 日。

患者自下岗后近半年来月经周期 3~4/23~50 天，量少，色淡，经前乳房略胀。平素胸闷，气短，喜太息，胃脘不适，纳少便溏，小便短频，末次月经 2 月 3 日至 2 月 6 日，诊时月经已净 2 天，面目及四肢浮肿，口苦失眠多梦，苔灰黄微腻，脉沉弦（78 次 / 分）。

诊断：更年期综合征。证属肝郁气滞、脾虚湿肿。

治则：疏肝健脾，利湿清热。

方药：逍遥散加减：

柴胡 9g　当归 9g　白术 10g　　甘草 3g
白芍 9g　山药 15g　扁豆 15g　桑白皮 15g
姜皮 9g　大腹皮 9g　云苓皮 15g　陈皮 9g
黄芩 9g　丹皮 9g　合欢皮 9g　酸枣仁 15g
7 剂，浓煎服。

二诊：1998 年 2 月 16 日。

药后上症减轻，浮肿减，无明显胸闷、气短、太息等症，口略苦，睡眠稍好转，纳食增加，大便可。舌红苔灰黄，脉弦（78 次分）。效不更方，守前方 7 剂。

三诊：1998 年 2 月 25 日。

纳可，二便调，余症好转。舌红苔灰，脉弦软。守上方去五皮饮、丹皮、黄芩，7 剂，浓煎服。

四诊：1998 年 3 月 4 日。

月经已净 3 天，无经前不适，经量略多，3 天净，经净后寐差，无浮肿，舌红，苔灰薄，脉弦软（78 次 / 分），守前方 7 剂，浓煎服。

随访：月经按期来潮，量略多，诸症消失。

按语：本例患者曾自述，因长期精神负担过重，致性情

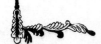

抑郁，抑久伤肝，肝失条达，致月经先后不定期、量少，经前乳胀、胁胀、喜太息、胸闷。木郁克脾土，脾失健运，胃失和降，故胃脘不适、纳少，脾虚则水湿内生，故面目及四肢浮肿、小便短频、便溏，郁久化火故口苦，热扰心神故失眠多梦、舌红苔灰黄微腻、脉沉弦。均属肝郁脾虚，湿邪内停之症。宜疏肝健脾，利湿清热，方用逍遥散加山药、扁豆，疏肝健脾，合五皮饮加强健脾利水作用，配丹皮、黄芩治火热内扰之口苦，配合欢皮、酸枣仁解郁安神。用药7剂，诸症缓解，纳可，二便调畅，唯寐差，舌红，苔转薄灰，脉弦软。三诊时湿热之邪已除，去丹皮、黄芩、五皮饮，继以疏肝健脾、解郁安神巩固疗效。患者月经按时来潮，量增多，诸症消失。常于治疗同时配合心理疗法，务使患者心情舒畅，不烦不躁，治疗效果满意。

**3. 气阴两亏　益气养阴**

气阴两伤型：思虑过度，劳伤心脾，耗损气阴，阴精亏虚，脏腑失养，或思虑过度，耗损气阴。其临床表现为，心悸气短，不能入寐，烦躁汗出，视物模糊，口干，纳少，便结，溲黄，甚至悲伤欲哭，月经先后不定期或已绝经，舌红偏淡，苔薄黄，脉细数。治宜益气养阴润燥，佐以养心安神，方用生脉散加味。

方药组成：党参20g　麦冬10g　五味子6g

悲伤欲哭，精神恍惚，加甘草10g，小麦30g，大枣12枚，以化生津血，名甘麦大枣汤。

口干失眠加知母9g，茯苓10g，酸枣仁15g，夜交藤30g，以清热安神；

心悸怔忡加柏子仁15g，远志9g，煅龙牡各30g，以益智宁心；

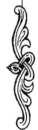

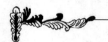

精虚血少加生熟地各 15g，枸杞 15g，以养血生精。

案 3：梁某，女，48 岁。

初诊：1993 年 6 月 29 日。

患者三年来月经周期紊乱，量少质稀。近来心悸怔忡，气短神疲，自汗乏力，彻夜不眠，时时精神恍惚，悲伤欲哭，口干，舌红偏淡苔薄，脉细数（90 次／分）。经检查，心电图正常。

诊断：更年期综合征。证属气阴两伤，心神不宁。

治则：益气养阴，养心安神。

方药：生脉散合甘麦大枣汤加减：

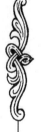

党参 20g　麦冬 10g　五味子 6g　大枣 12g

夜交藤 30g　甘草 10g　枣仁 15g　知母 9g

小麦 30g　柏子仁 15g　龙骨　牡蛎各 30g

远志 15g　云苓 10g　生熟地各 15g

10 剂，水煎服。

二诊：1993 年 7 月 11 日。

药后诸症大有好转，唯胃略胀。处方：生熟地减至 9g，加木香 6g，此方续服三月霍然痊愈。

随访：月经已绝，再次体检无恙。

按语：患者心悸怔忡，气短神疲，自汗乏力，系气阴不足，心失所养之故。心神不宁，则彻夜不眠。心在志为喜，肺主悲，今心失所养，无以主神志而精神恍惚。肺津虚无以润燥而悲伤欲哭。气虚失固，阴不内守而自汗乏力。阴液不足，血海空虚，冲任不调而经期紊乱，量少质稀，方用生脉散合甘麦大枣汤加知母、生熟地养血益阴，加酸枣仁、柏子仁、远志、夜交藤养心安神，加龙骨、牡蛎镇惊安神、敛汗益阴，加云苓健脾宁心安神。药后胃略胀，系滋腻呆滞脾胃之气，故减生熟地至 9g，加木香 6g，醒脾胃之气，助运化之力，后续服三月而痊愈。

## 二、心理疗法　视病人如亲人　心理疏导暖人心

由于当今科学的发展，对人体知识的不断提高，生物－社会－心理医学模式的转变及其研究的不断深化，愈来愈加意识到心理（喜怒忧思悲恐惊）家庭社会等诸多因素，在疾病的发生、发展变化及康复过程之中起着举足轻重的作用。本病之治疗同样如此，单凭药力尚感不足，结合恰当的心理治疗及护理往往事半而功倍。因精神状况好坏将直接影响症状的轻重，所以在治疗中须分析影响此病的心理因素。如精神压力、生活状况、家庭问题、夫妻感情、性格特征、行为特征等，以便做好社会－心理方面的疏导工作，帮助病人从精神上战胜疾病。

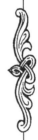

因良好的心理因素对疾病有一定的治疗及康复作用，这就需要我们每位医护人员根据病人不同的心理状况采用分析、解释、暗示、转移情绪等措施，劝导病人豁达开朗，培养病人的身心自我调节能力，加强个人修养，让病人懂得情志致病的道理和以情胜情，移情易性，释疑开导，顺情从欲的辨证思想，尽量使自己保持内外环境的平衡。向病人进行科普宣传，让整个社会对更年期妇女有所理解、谅解和同情，使社会各方面、家庭成员对更年期妇女予以照顾，让病人能在一个宽容、理解、和谐、愉快的环境中生活，这对更年期症状的减轻和症状表现时间缩短起着良好的作用。

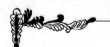

# 带 下 病

　　带下量明显增多，色、质、气味发生异常，或伴全身、局部症状者，称为"带下病"。此节论述的仅仅是相当于西医学的阴道炎、子宫颈炎引起的带下增多。

　　带下病的主要病因是湿邪，如《傅青主女科》说，"夫带下俱是湿症"。长江中下游一带，地处潮湿，因此，带下病发生率较高。

　　刘老认为，治疗带下，关键要分清虚实，虚即脾阳虚，实又分湿热下注、肝经湿热，现分述如下。

## 一、健脾益气　升阳除湿

　　脾主运化，脾阳虚弱，运化失职，水湿内停，湿浊下注，损伤任带二脉，约固无力，故为带下。此型辨证要点为：带下量多，色白或黄，质稀，神疲乏力，或腰酸痛，纳差，便溏，舌淡红，苔白，舌边有齿印，脉缓软。治当健脾益气，升阳除湿，方用完带汤加减。

　　方药组成：炒荆芥 9g　白术 30g　苍术 9g　陈皮 9g
　　　　　　　　山药 30g　甘草 6g　车前子 9g　柴胡 9g
　　　　　　　　白芍 15g　党参 20g

　　腰痛加杜仲 12g，牛膝 12g，川断 15g；

　　带下色黄，大便干，舌质红，加黄柏 9g；

　　案 1：胡某，34 岁，已婚，沙市新建街 26 号。

　　初诊：1978 年 3 月 29 日。

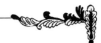

　　患者月经周期尚属正常，几年来行经之前，感胸乳胀痛。末次月经 3 月 21 日。3 天身净。半年前开始白带增多，色白如水状，外阴痒，伴腰痛，小腹下坠，四肢酸软，面足轻度浮肿。脉沉软，舌质淡红，舌苔薄。

　　诊断：带下。证属脾失健运，气虚带下。

　　治则：健脾益气，除湿止带。

　　方药：完带汤加味：

　　　　　白术 30g　山药 30g　党参 9g　陈皮 6g
　　　　　车前 9g　苍术 9g　甘草 3g　白芍 15g
　　　　　荆芥 6g　柴胡 9g　苡仁 15g　牡蛎 24g
　　　　　共 4 剂。

　　外洗药：蛇床子 30g，地肤子 30g，赤皮葱 3 支。

　　二诊：1978 年 4 月 7 日。

　　患者服药后白带较前减少，四肢酸软减轻。现值经前，感胸乳作胀，腰胀痛，小腹略坠胀，口干便结，外阴略痒，脉沉弦软（72 次 / 分），舌质淡红，苔薄黄。

　　此属经前症状，乃肝郁气滞，脾虚湿阻。药宜疏肝扶脾，调理气血。

　　方药：八味逍遥散加味：

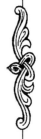

　　　　　益母草 15g　当归 9g　白芍 9g　白术 9g
　　　　　茯苓 9g　甘草 3g　香附 12g　川芎 9g
　　　　　乌药 9g　牛膝 9g　炒栀子 9g　丹皮 9g
　　　　　柴胡 9g
　　　　　共 3 剂。

　　三诊：1978 年 4 月 14 日。

　　患者服上方后，月经于 4 月 8 日来潮。经前症状消失，正常行经 3 天，现经期已过。查白带未净，色清如涕，腰痛

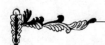

肢软，小腹下坠，面部轻度浮仲，大便结，脉沉弦弱，舌质淡红，苔淡黄。证属肝气已疏而脾虚未复，治宜继续健脾除湿止带，继进完带汤。

　　山药 30g　　白术 30g　　党参 15g　　甘草 3g

　　陈皮 6g　　车前 9g　　荆芥 6g　　柴胡 9g

　　苍术 9g　　白芍 15g

　　共 4 剂。

　　外洗药：蛇床子 30g，地肤子 30g，赤皮葱 3 支。先熏后洗。共 4 剂。

　　随访：患者云服上方后带下渐止，以后没有服过其他药，效果巩固。

　　按语：肝主疏泄，脾主运化。肝郁脾虚，健运失职，水湿积聚中焦，随脾气下陷则发为带下。本例患者几年来每行经之前感胸乳胀痛，是肝气郁结之候。肝郁木横，克伐脾土，导致脾虚运化失权，水湿下注而为带下。气虚阳陷则小腹下坠，湿阻经络则面足浮仲，四肢酸软。故治以健脾益气，佐以疏肝，用完带汤加减。方中白术、山药重用（各30g）取其健脾燥湿为君，党参、陈皮、甘草健脾益气，苍术、车前燥湿利湿，柴胡、白芍疏肝柔肝，加苡仁除经络之湿，以治四肢酸软，配牡蛎之固涩，以止下焦之滑脱。外阴瘙痒，则加用外洗药宣透燥湿，止其瘙痒。用药 4 剂，白带较前减少，是脾气渐复的效果，理宜按前法继续治疗，然就诊时适值经前，症见胸乳胀，此时治法即应以疏肝为主，扶脾为佐，用八味逍遥散加味，方中柴胡、当归、白芍疏肝开郁，炒栀子、丹皮清肝火，香附、乌药理肝气，乌药、牛膝治腰胀痛，川芎、益母草活血调经，服药后肝郁得疏，气火得散，月经来潮，经行正常。但经净后仍白带少量未净，是

脾的功能尚未恢复正常，仍宜继续扶脾止带，脾气健运，则白带自止。

## 二、升清降浊　燥湿止带

脾主升，胃主降，脾胃功能正常则清者升，浊者降。若升降失司，清浊不分，则胸闷呕恶，腹坠带下。其辨证要点为：白带多，或外阴痒，小腹坠，胸闷呕恶，脉沉弦软滑，舌苔灰黄腻。此型特点为湿阻中焦。治当燥湿化痰，升清降浊为法，方用加味苍白二陈汤：

方药组成：半夏 9g　陈皮 9g　茯苓 9g　甘草 6g

苍术 9g　白术 9g　升麻 9g　柴胡 9g

湿郁化热，脉滑数，舌质红，苔黄腻者，加黄柏 9g，以清热除湿；

腰痛者，加牛膝 9g，萆薢 12g，以利湿止痛；

小便短而频数者，加滑石 30g，车前草 15g，以清热利尿。

此方为刘老治疗带下的验方，方中苍术、白术健脾燥湿，半夏、陈皮、茯苓、甘草降中焦之湿浊，升麻、柴胡升下陷之清阳。脾气升，胃气降，湿除带止。

案 2：刘某，女，28 岁，已婚，沙市印刷一厂工人。

初诊：1978 年 5 月 31 日。

患者白带多一年，色白质稠如涕，外阴瘙痒。伴小腹坠，腰痛，胸闷呕恶，四肢乏力，上午脸肿，小便黄，脉沉弦软滑（68 次／分），舌质红，苔灰黄腻，边有齿痕。

诊断：带下。证属痰湿化热内阻，升降失司。

治则：升清降浊，燥湿清热止带。

方药：苍白二陈汤加味：

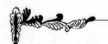
白茅根 15g　　半夏 9g　　陈皮 9g　　茯苓 9g

苡仁 15g　　　白术 9g　　黄柏 9g　　牛膝 9g

苍术 9g　　　苦参 15g　　升麻 9g　　柴胡 9g

甘草 3g

共 5 剂。

随访：患者服上方后，白带明显减少，诸症减轻。又按上方抄服 5 剂，现仅经前有少许白带，其他症状均已消失。

按语：脾主升，胃主降。脾胃功能正常则清者升，浊者降。若升降失司，清浊不分，则发胸闷呕恶，腹坠带下。

本例患者白带多，外阴瘙痒，小腹坠，胸闷呕恶，脉沉弦软滑，舌苔灰黄腻，均为痰湿内阻化热，升降失司所致。四肢乏力，脸肿，乃是脾虚之症。腰痛则为湿注经络而起。

病由痰湿所生，治当燥湿化痰、升清降浊为法。方用苍白二陈汤加减。方中苍术、白术健脾燥湿，半夏、陈皮、茯苓、甘草和胃化痰除湿，黄柏、苦参清利下焦湿热，牛膝利湿治腰痛，白茅根清热利尿，使湿热从小便出，升麻、柴胡升举下陷清阳，脾气升，胃气降，湿除热清则带自止。服药 5 剂，白带明显减少，诸症减轻。二诊时继服前方 5 剂，随访收到满意的疗效。

## 三、清热解毒　除湿止带

脾虚失运，水湿下注，湿郁生热致带下。此型特点为湿热阻于下焦。辨证要点为带下量多，色黄，质稠，有臭味，或见外阴痒，小腹痛，舌红苔黄，脉弦滑。治当清热除湿、解毒止带，方用止带汤加减。

方药组成：车前子 9g　泽泻 9g　猪苓 9g　茯苓 9g

黄柏 9g　牛膝 12g　茵陈 30g　丹皮 9g

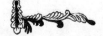

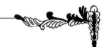

赤白芍各 15g　栀子 9g

舌体胖，边有齿痕，纳差，可加山药 30g，白术 9g，党参 15g；

外阴痒，可加蛇床子 30g，地肤子 30g，苦参 30g，百部 9g。

案 3：熊某，女，39 岁，已婚，住沙市毛家巷 2 号。

初诊：1978 年 2 月 13 日。

患者半年来白带多，色如米泔水，有气味。并伴腰痛，小腹掣痛，下阴肿，四肢乏力，睡眠差。10 天前开始胃疼，服中西药未效。平素月经后期，经行七八天，行经时小腹及下阴坠，脉弦滑，舌质淡红，苔白腻，舌边有齿印。

诊断：带下。证属脾胃气虚，湿气下注任脉，湿郁生热之候。

治则：清热利湿镇痛。

方药：止带汤加减：

　　　瓦楞子 18g　茯苓 9g　泽泻 9g　黄柏 9g

　　　炒栀子 9g　丹皮 9g　赤芍 9g　茵陈 15g

　　　牛膝 9g　苍术 9g　川楝子 18g　车前 9g

　　　龙胆草 6g

　　　共 5 剂。

二诊：1978 年 2 月 20 日。

服上方 5 剂，白带减少，小腹掣痛减轻，下阴肿已消。但胃部仍痛，脉弦大滑，舌淡红，苔灰。此湿热已减，继守上方去川楝子、龙胆草，加乌贼骨止痛止带。

　　　乌贼骨 12g　茯苓 9g　泽泻 9g　黄柏 9g

　　　炒栀子 9g　丹皮 9g　赤芍 9g　茵陈 15g

　　　牛膝 9g　苍术 9g　瓦楞子 30g　车前 9g

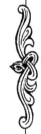

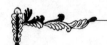

共 4 剂。

随访：3 月随访，患者自称服上方 9 剂后，白带病和胃痛已愈。以路远难于复诊，近又渐复发，要求继续诊治。

按语：本例属下焦湿热带下。病由脾虚失运，水湿下注，湿郁生热所致。脾虚血少，则舌质淡红，边有齿印；脾虚气陷，则经行小腹下阴坠痛；脾虚湿困则四肢乏力。脾虚是内因，宜以健脾着手。但从全面分析，由于水湿下注任脉，郁久生热，且白带色质如米泔水，有气味，已成湿热毒邪。同时又见小腹掣痛，夹杂胃痛，又属肝郁乘脾，气滞血瘀之象。此时若急于扶正，则湿热毒邪羁留难解，不能达到治愈目的。故应以祛邪为先，邪去然后扶正，用止带汤加减。方中黄柏、苍术、牛膝、龙胆草清利下焦湿热，茵陈、茯苓、泽泻、车前清热利水，炒栀子、丹皮清热凉血，赤芍活血祛瘀止痛，川楝子疏肝理气止痛，佐瓦楞子入肝胃散结止痛。5 剂后白带减少，下阴肿消，是湿热毒邪渐去，小腹掣痛减轻。而胃脘仍痛，故去川楝子、龙胆草之苦寒，再加乌贼骨入肝胃散结止痛。嘱其再进 4 剂。方药对证，9 剂后白带和胃痛痊愈。按病情在清热除湿之后，即应根据情况或健脾除湿，或升阳益气，以善其后而资巩固。但患者因路远，就诊困难，未能按医嘱根治，随访果然又渐复发。

## 四、清肝泻火　除湿止带

肝郁之人，郁久化热，复感湿邪，湿热循肝经下注为带下。其辨证要点为：带下量多，色黄，质稠，臭秽，伴口苦口臭，胸胁胀痛，小便赤涩。治当清肝泻火，除湿止带，方用龙胆泻肝汤。

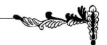

方药组成：龙胆草 6g　栀子 9g　黄芩 9g　柴胡 9g

　　　　　　车前子 9g　生地 9g　泽泻 9g　木通 9g

　　　　　　甘草 6g　当归 9g

大便秘结者，加酒大黄 9g，以泻热通便；

外阴痒者，加苦参 15g，蛇床子 9g，以清热燥湿止痒。

案 4：陈某，女，32 岁，已婚，公安县北闸乡北闸五队社员。

初诊：1978 年 10 月 30 日。

患者带下量多已 4 年，色黄质稠，量多，伴外阴瘙痒，小便短黄，大便干结，烦躁口苦，脉沉弦（72 次/分），舌暗红，苔黄。

诊断：带下。证属肝经湿热下注。

治法：清泻肝经湿热。

方药：龙胆泻肝汤加减。

　　　　胆草 6g　炒栀子 9g　黄芩 9g　滑石 30g

　　　　生地 9g　车前草 12g　木通 6g　柴胡 9g

　　　　当归 12g　赤芍 9g　白鲜皮 9g　黄柏 9g

　　　　泽泻 9g

　　　　共 4 剂。

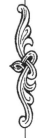

随访：1979 年 1 月，患者因其他疾病来我院就诊时称：自服上药后，白带减少，大便通利，外阴瘙痒减轻，继续按上方服 4 剂，诸症悉解。

按语：患者带下量多，外阴瘙痒，烦躁口苦，故刘老诊断为肝经湿热下注，方用龙胆泻肝汤，取其清凉之品，泻肝经湿热。龙胆草为泻肝经实火之猛将，为主药。黄芩、黄柏、栀子、泽泻、木通、车前草泻火除湿，并引火从小便而出。白鲜皮止痒。当归、生地黄养血疏肝。柴胡疏散肝胆。

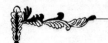

## 五、苦辛化气　淡渗利湿

妇女带下病，多因湿热郁结，下注任脉所引起。此型特点为：湿热郁阻三焦。其辨证要点：带下量多，头身困重，四肢酸软，脘腹胀满。治当苦辛化气，淡渗利湿为法，方用黄芩滑石汤加减。

方药组成：黄芩 9g　蔻仁 6g　茯苓皮 15g　猪苓 9g
　　　　　通草 6g　竹叶 9g　滑石 30g　大腹皮 9g

腹胀满，加厚朴 9g，以理气散满；

身痛者，加木防己 12g，苡仁 15g，以除湿止痛；

腰酸痛者，加牛膝 9g，腰胀痛者，加乌药 9g，以活血理气消胀痛；

若无蔻仁，可用藿香 9g 代之。

案 5：彭某，女，30 岁，已婚。

初诊：1978 年 2 月 20 日。

患者月经周期正常，经前三四天腰痛白带多已两年余。经来量一般，色暗，经期腹痛。末次月经 2 月 4 日，4 天干净。现白带特多，色白，下阴痒，伴头昏重，胸闷，脘腹胀，腰痛，肢软，脉沉弦软滑，舌质红，苔薄黄。

诊断：带下。证属湿热阻郁三焦。

治则：苦辛化气，淡渗利湿。兼用外洗药清热燥湿，杀虫止痒。

方药：黄芩滑石汤加减：

黄芩 9g　滑石 18g　厚朴 9g　大腹皮 9g
通草 6g　竹叶 9g　茯苓皮 15g　藿香 9g
牛膝 9g　乌药 9g
共 4 剂。

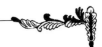

外洗药：蛇床子 30g，地肤子 30g，白鲜皮 30g，苦参 30g，先熏后洗，共 3 剂。

二诊：1978 年 2 月 24 日。

服上方 4 剂后，白带较前减少，脘腹胀闷减轻，四肢有酸麻感。脉沉软滑，舌淡红，苔黄。药已收效，继续清热利湿为法，守上方 4 剂，洗药 3 剂。

三诊：1978 年 3 月 1 日。

患者服上方 8 剂，带下阴痒基本治愈，脘腹闷胀大减，现四肢稍觉酸麻，小腹微痛，牙龈肿痛。末次月经 2 月 4 日。舌淡红，苔黄，脉沉软。此属经前症状，治宜疏肝理脾调经。治宜八味逍遥散加减：

柴胡 9g　当归 9g　白芍 9g　　白术 9g
茯苓 9g　甘草 3g　炒栀子 9g　丹皮 9g
牛膝 9g　鸡血藤 12g　益母草 15g
共 3 剂。

随访：三月后访问，带下治愈。

按语：本例患者感受湿邪，湿热郁阻三焦，选用黄芩滑石汤加减。方中黄芩、滑石清湿中之热，茯苓皮、通草淡渗利湿，猪苓缺而未用，蔻仁用藿香代之，取其化湿和中，加川厚朴合大腹皮理气除湿散满，再加乌药、牛膝理气活血而治腰痛。刘老常于原方中加淡竹叶一味，清热利尿，效果更好。患者湿热郁结，下阴作痒，另加外洗药，燥湿清热，连服药 8 剂，外洗药用 6 剂，诸症基本消失，白带治愈。三诊时，月经将至，小腹痛，四肢酸麻，是气血不调的征象，采用八味逍遥散加味疏肝调经，使经行顺畅而诸症告愈。

体会：刘老在诊治带下病过程中，非常强调分清虚实，临床上纯虚、全实者虽不少见，但仍以虚实夹杂者为多，这

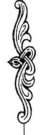

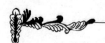

就需要分清主次，抓住主要矛盾。

# 胎漏　胎动不安

　　妇人孕后出现阴道不时少量下血，伴腰酸痛、腹痛或坠胀不适者，为胎动不安。若仅有阴道下血，无腰酸，腹痛为胎漏。如不及时治疗，病情加重则有胎坠难留之势，故中医历来重视胎前病的防治。并在长期的医疗实践中，总结了丰富的经验，取得了较为满意的疗效。刘老根据其长期的临床经验总结出如下经验。

## 一、胎动之证　责之血与肾

　　因肾为冲任之本，胞脉内系于肾，肾虚系胞无力，冲任失固而孕后阴道下血，腰酸腹痛不适。而胎居母腹，赖血养之，血虚胎失所养，易致胎动不安，故临床以此型最为常见。常见于妊娠早期，阴道少量下血，色淡红或淡暗，腰酸痛或小腹隐痛或坠痛，舌质淡红，苔白，脉沉滑或沉细无力。治宜养血补肾安胎，胶艾汤加减。

　　方药组成：当归9g　甘草6g　　枸杞20g　桑寄生15g

　　　　　　　白芍9g　菟丝子20g　熟地15g　艾叶炭9g

　　　　　　　阿胶（兑）9g　川芎9g　续断15g

　　方中四物汤养血补血，阿胶养血止血，艾叶炭温肾止血止痛，菟丝子、枸杞、桑寄生、续断补肾安胎治腰痛，甘草和中补脾，白芍养血柔痉、缓急止痛。全方共奏养血补肾安胎之效。

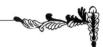

阴道下血量多，阿胶加至 12g，选加仙鹤草 15g，地榆炭 20g，棕榈炭 9g，血余炭 9g 等；

腹部疼痛较甚，白芍加至 20～30g，以缓急止痛；

腰腹下坠明显，或外阴下坠，酌加升麻 9g，柴胡 9g，黄芪 20g，以升阳举陷；

舌红苔黄加黄芩 9g，以清热，兼有恶心呕吐加黄芩、竹茹以止呕。

案 1：邵某，女，27 岁，已婚，入院日期 1989 年 9 月 18 日。

主诉：孕 53 天，阴道少量出血伴腰痛 7 天。

现病史：患者平时腰酸，恶寒，乏力，月经周期不规则，每推迟来潮，结婚年余未孕。曾在本院服养血温肾中药。末次月经 7 月 27 日来潮，现停经 53 天，伴乳胀，胸闷，腰酸，神疲等症。9 月 13 日查尿 HCG（＋），9 月 16 日无明显诱因阴道少量出血，伴腰腹隐痛，恐流产，要求保胎治疗，门诊以"胎动不安"收住。诊时舌质淡红，苔薄白，脉软滑。

中医诊断：胎动不安。证属血虚肾虚，冲任不固。

西医诊断：先兆流产。

治则：养血补肾，固冲安胎。

方药：胶艾汤加减：

  阿胶 12g 艾叶炭 9g 熟地 18g 桑寄生 15g

  白芍 30g 炙甘草 15g 菟丝子 15g 当归 9g

  续断 12g 补骨脂 15g 仙鹤草 15g 陈皮 9g

服药 3 剂后，阴道无出血，小腹隐痛及腰酸痛均较前减轻，但精神仍差，恶寒，双下肢乏力，口淡，二便尚好，舌质淡红，苔灰薄黄，脉沉滑。刘老查房指示在上方基础上加

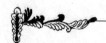

党参 15g，白术 9g，黄芩 9g，以加强益气载胎之力。

服药 20 剂后，腰腹疼痛消失，阴道无出血，精神转佳，B 超探查：胎儿存活。痊愈出院。

按语：此患者平素即有血虚肾虚之证，故有经来延迟，伴腰酸恶寒之症，服中药养血温肾，肾精得充，方始受孕。但孕后又由于血不能养胎，肾不能固胎而出现胎动不安，治宜养血补肾安胎，方用胶艾汤加入补骨脂补肾强腰，仙鹤草补肾止血，陈皮以理气，服后阴道出血止，腰腹痛减轻，但虚证并未完全消除，再加入党参、白术以益气，少加黄芩以清热调理。20 剂后，病得痊愈。

案 2：孙某，女，29 岁，已婚，湖北内燃机配件厂工人。

初诊：1978 年 2 月 20 日。

患者于 1977 年 9 月（妊娠六月）晚期流产一胎。末次月经 1977 年 12 月 10 日。自述停经 40 余天后，在某医院妇科作内检时阴道出血点滴，2 月 18 日阴道又出血少许，色淡红。现感腰痛，少腹隐隐作痛，胸闷，恶心欲呕。脉沉弱（76 次/分），舌质淡红，舌苔薄，舌边有齿印。

诊断：胎动不安。证属血虚冲任不固。

治则：养血固冲安胎。

方药：胶艾汤加味：

当归 9g　川芎 6g　竹茹 9g　棕榈炭 9g
黄芩 9g　甘草 3g　续断 9g　艾叶炭 9g
地黄 9g　白芍 15g　阿胶（兑）12g
共 4 剂。

二诊：1978 年 2 月 24 日。

患者服上方 4 剂后，阴道再未出血。腰及少腹疼痛减

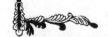

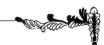

轻，现感精神较差，胸闷恶心欲呕，伴有白带多。脉沉弦软，右关脉滑数（96次/分），舌质淡红，舌苔薄，舌边有齿印。证属冲任渐固，脾胃升降失调。治宜健脾和胃，补肾安胎。

方药：六君子汤加味：

党参18g　白术30g　茯苓9g　甘草6g
半夏9g　陈皮9g　白芍24g　山药30g
续断9g　艾叶炭9g　生姜9g
共3剂。

三诊：1978年3月3日。

患者服上诸方后，阴道一直未见出血，腰痛基本痊愈，精神较好，胸闷呕恶减轻，但小腹左侧有隐痛，白带仍多，口干喜饮。脉沉弦滑数。舌质淡，舌苔薄白，舌边有齿印。

方药：守上方加麦冬9g，白芍加至30g，以养血润燥。共4剂。

四诊：1978年4月24日。

患者称服上方4剂后，呕吐、腹痛、带下均止，近来小腹及腰疼痛较甚，小腹轻度下坠，口渴，鼻咽干燥，咳嗽痰中带血，脉滑数（88次/分）。舌质淡红，舌苔少，舌边有齿印。证属脾肾双亏，阴血不足。治宜补脾肾，清热养胎。

方药：安奠二天汤加味：

党参30g　旱莲草12g　扁豆9g　山药15g
枸杞15g　熟地30g　山茱萸9g　杜仲15g
甘草3g　白术30g
共5剂。

随访：服药后诸症消失，效果巩固，于1978年9月10日生一男孩。

按语：冲为血海，任主胞胎，冲任脉旺，则胎元得固，孕育正常。若血虚冲任失养，胞胎失固，则出现胎动不安。

本例患者素体虚弱，冲任二脉失血所养，故不易载胎，乃于1977年9月末流产一胎。产后血虚未复，胞脉未固，转瞬又孕，何能载胎！故孕后不久即见阴道出血，腰腹疼痛，治以养血固冲安胎为法。初诊时用张仲景《金匮要略》胶艾汤加味，以养血止痛，固摄冲任。方中四物汤养血，血得养则胎元渐固；阿胶养血补血止血，血止则胎自安；艾叶炭止血止痛；棕榈炭收涩止血；续断补肾治腰痛以止血；黄芩、竹茹清热而止呕；甘草调和诸药。全方养血止血，补肾固冲，佐以清热安胎，是治疗妊娠腹痛、阴道下血的有效方剂。三诊时冲任渐固，阴道再未出血，腰及少腹疼痛减轻，而以胸闷恶心欲呕，白带多为其主证，此是脾胃升降失调之故。治当以健脾和胃为主，佐以补肾安胎。用六君子汤加减。服药3剂，脾胃调和，胸闷呕恶减轻。四诊时呕吐、腹痛、带下均止，又见小腹及腰疼痛较甚，小腹轻度下坠，则是脾肾双亏之证，口渴、鼻咽干燥、咳嗽痰中带血，又是阴血不足，血虚有热之象。故治以双补脾肾、清热养阴为法，方用安奠二天汤加味。方中党参、白术、扁豆、山药、甘草扶脾益气；熟地、山茱萸、杜仲、枸杞补肾益精；续断、桑寄生补肾治腰痛；白芍养血治腹痛；黄芩清热安胎；旱莲草清热养阴。全方以补为主，补中有清，使虚有所补，热有所清，胎元得固而收全功。

案3：关某，女，25岁，已婚，沙市市机床电器厂工人。

初诊：1981年2月10日。

患者平素月经正常，末次月经1980年10月2日，4天

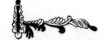

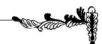

干净，至今 4 个月月经未潮。妇科检查，诊为"妊娠"。5
天前阴道开始出血，量较多，色淡红，未见血块，腰腹疼痛
有下坠感。现阴道出血未止，腰腹疼，小腹及外阴部有下坠
感，伴恶心欲呕，脉弦滑（86 次 / 分）。舌红略暗，舌苔灰，
舌边有齿印。

诊断：胎动不安。证属血虚冲任不固，清阳下陷。

治则：养血固冲，举陷安胎。

方药：胶艾汤加味：

　　　当归 6g　　川芎 6g　　地黄炭 9g　　　白芍 18g
　　　甘草 6g　　棕榈炭 9g　　艾叶炭 9g　　　续断 9g
　　　桑寄生 15g　菟丝子 9g　　升麻 6g　　　柴胡 6g
　　　阿胶（兑）12g
　　　1 剂。

二诊：1981 年 2 月 14 日。

患者服药后阴道出血较前减少，腰腹疼痛减轻，腹坠亦
减。脉弦滑，舌红略暗，舌苔灰，舌边有齿印。继续养血固
冲，举陷安胎，胶艾汤加味，即守前方共 3 剂。

三诊：1981 年 2 月 14 日。

患者服药后阴道出血已止两天，腰腹有时略感疼痛，小
腹及外阴部已不感下坠，只略有腹胀。脉弦滑，舌质暗红，
舌苔薄。证属冲任渐固，清阳得升。治宜继续养血固冲安
胎，佐以和胃，胶艾汤加味：

　　　当归 6g　　川芎 6g　　地黄炭 9g　　桑寄生 15g
　　　阿胶（兑）9g　甘草 6g　　白芍 18g　　续断 9g
　　　艾叶炭 9g　　菟丝子 9g　　棕榈炭 9g　　陈皮 9g
　　　共 2 剂。

四诊：1981 年 2 月 16 日。

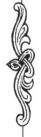

患者现略感腰及小腹胀痛，纳食尚可，大便稀溏。脉弦滑，舌淡红，舌苔薄，舌边有齿痕。现已孕四月余，宫底脐下二指可触及。超声波检查可见胎心、胎动反射。提示：妊娠子宫（胎儿存活）。治宜健脾补肾安胎，巩固疗效，安奠二天汤加味：

炒扁豆 9g　党参 30g　白术 30g　甘草 3g

山茱萸 15g　山药 15g　枳壳 9g　枸杞 9g

续断 9g　桑寄生 15g　陈皮 9g　熟地 30g

杜仲 15g　白芍 30g

带药 5 剂出院。

按语：妊娠以后胞胎需气血以载养。气血足则冲仁固，胎元得养，孕育正常。若气虚血少，胞胎失养，则胎动不安而下血。

本例患者孕四月，阴道下血，是血虚气陷，胎元不固所致。血虚胞脉失养则腰痛；气虚清阳下陷则小腹坠胀；胎元不固，载养无能，则胎动不安而下血。治宜养血益气、升阳安胎为法。选用胶艾汤加味。方中胶、艾、四物、棕榈炭养血止血固冲，甘草补脾益气，升麻、柴胡升举下陷之清阳，续断、桑寄生、菟丝子补肾以安胎，全方以养血为主，辅以益气升阳。仅服药 1 剂，腰腹痛坠即减轻，阴道出血减少。按上法再进 3 剂，阴道出血停止。小腹已不感下坠，但仍感腰略痛，小腹有时作胀。三诊时乃于上方中去升、柴继续养血固冲安胎，少佐陈皮以行气和胃。四诊时超声波探查胎儿存活，但感腰及小腹略痛，大便稀溏，此是脾肾虚弱之征象。改用安奠二天汤双补脾肾，以善其后。

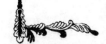

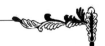

## 二、阴虚血热　胎漏下血

古人云：胎前多热，产后多寒。即说明妊娠期间以热象多见，因孕后阴血下聚以养胎，相对阴虚阳旺，极易产生阴虚火旺之证。虚火内生，迫血妄行，不能养胎发为胎漏，扰动胎元则胎动不安。临床见孕后阴道有少量出血，色鲜红或深红，小腹隐痛不适，口干咽燥，或伴手心烦热，舌红少苔，或舌干少津，苔薄黄，脉细滑而数。治宜养阴清热安胎，方用保阴煎加减。

方药组成：熟地 9g　黄芩 9g　地榆炭 12g　女贞子 15g
　　　　　　山药 9g　续断 15g　菟丝子 20g　阿胶珠 9g
　　　　　　生地 15g　白芍 15g　旱莲草 15g　甘草 6g

方中以生地养阴清热，凉血止血；熟地养血补肾；白芍养血敛阴；黄芩、黄柏清热泻火；山药健脾补肾；续断、菟丝子补肾固胎；女贞子、旱莲草养阴清热止血；阿胶珠补血安胎；佐甘草调和诸药。共奏滋阴清热、凉血补肾安胎之效。

案 4：龙某，女，25 岁，已婚，住院号 28705，入院时间 1990 年 2 月 23 日。

主诉：孕 3 月余，阴道少量出血 2 天。

现病史：患者末次月经 1989 年 10 月 28 日，现已停经 3 月半，近 2 天来阴道少量出血，色鲜红，无明显腰腹痛。门诊 B 超示：胎儿存活。今以"胎漏"（先兆流产）入院。入院时阴道有少量出血，小腹部轻压痛，无腰痛，饮食、精神尚可，二便调，舌质红，苔灰黄，脉软滑。妇检：子宫孕 3 月大小，质软。

中医诊断：胎漏。证属热扰冲任，血溢于下。

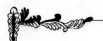

西医诊断：先兆流产。

治则：清热固冲安胎。

方药：保阴煎加味：

生地 9g　熟地 9g　黄芩 9g　续断 12g

甘草 9g　白芍 9g　山药 15g　黄柏 9g

菟丝子 15g　桑寄生 15g　阿胶（兑）9g

4 剂。

服药 4 剂后，阴道已不出血，无腰腹痛。继服原方调理半月出院。出院时，B 超显示：胎儿存活，发育正常。

按语：此患者孕 3 月后，阴道下血，色鲜红，舌红苔黄，为有蕴热之象。热扰冲任，血海不宁。治宜清热固冲安胎。保阴煎乃临床常用方剂，凡孕后阴道出血，色鲜红，质稠，口干，舌红苔黄，用之多效。刘老常以其与寿胎丸合用以增强其补肾固胎之效。

## 三、跌扑伤胎　保产无忧

刘老从长期的临床实践中观察到，凡妊娠 4 个月以上，因闪挫偶伤胎气，气血不调而致胎动不安者，临床症见腰腹疼痛，甚或见红不止，势欲小产者，用保产无忧散调理气机，保胎安胎，常能收到较好的疗效。此方出自《傅青主女科》，能未产安胎，临产催胎。

方药组成：当归 9g　白芍 9g　荆芥 5g　枳壳 4g

贝母 6g　艾叶 5g　厚朴 5g　羌活 3g

甘草 3g　生姜 9g　川芎 9g　黄芪 5g

菟丝子 9g

心慌气短者，可加党参 12g，以扶正。

案 5：沈某，女，26 岁，已婚，小学教师。

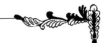

初诊：1978 年 11 月 3 日。

患者自诉现妊娠五月余。近一周来，右胁下牵掣疼痛，小腹下坠，坠甚时阴道有少许黄色液体流出。脉沉软略滑，舌红苔黄。

诊断：胎动不安。证属肝气郁结，脾虚气弱。

治则：疏肝理脾。

方药：逍遥散加减。

柴胡 9g　当归 9g　白芍 9g　白术 9g
茯苓 9g　甘草 3g　香附 12g　黄芩 9g

3 剂。

二诊：1978 年 11 月 13 日。

患者服药后，右胁下仍感疼痛，有时小腹坠胀，见其情志忧郁，唉声叹气，乃细询胁痛原因，方知病因乃夫妻打架所引起。查患者为初孕，无流产史。病属外伤，气血失调，胎动不安。治当调和气血，止痛安胎。方用保产无忧散。

方药组成：当归 9g　川芎 9g　白芍 9g　黄芪 5g
荆芥 5g　厚朴 5g　枳壳 4g　贝母 6g
艾叶 5g　羌活 3g　甘草 3g　生姜 9g
菟丝子 9g

2 剂。

随访：患者服药后，胁下疼痛即愈，小腹坠亦逐渐消失，阴道已无黄色液体流出。半年后又访，自服药后胎孕正常，于 1979 年 3 月顺产一男婴，母子安全。

按语：妊娠胎动不安的原因很多，据临床所见，有因脾虚气弱，有因肾气不足，有因血虚冲任不固，有因跌扑击触者，治当审因辨证，随证施治。

本例患者初诊时，根据临床表现，以为是肝脾不和，气

郁脾虚所致，投以逍遥散疏肝健脾不效。二诊时见其情志抑郁，详问原委，方知由外伤所引起。气血不调，气与血结则见胁痛，小腹坠胀；瘀血阻滞脉络，血液流行不畅，则阴道溢出黄色液体。治当调和气血以安胎。用保产无忧散行气活血，补虚固冲任。气顺血调，其胎自安。故服药 2 剂，诸症悉解。全方补益而不滞涩，活血而不碍胎，是治疗妊娠闪挫的有效方剂。此方未产能安胎；临产能催生。主要用于偶伤胎气，腰腹疼痛，甚或见红不止，势欲小产者。据临证观察，凡妊娠 4 个月以上，因闪挫偶伤胎气，用于保胎多验。若不到 4 个月，或不是因跌扑闪挫而致胎动不安者，用之无效。

### 四、气虚下陷　胎失所载

孕后胎虽赖血养，更需气载，若中气亏虚，失于载胎，则出现小腹坠痛，阴道出血等胎漏、胎动不安之证。多见舌淡红，边有齿痕，脉弦软滑。治宜升阳益气，摄血安胎。方用补中益气汤（见崩漏），或六君子汤加味。

方药组成：白术 9g　茯苓 9g　甘草 9g　党参 12g
　　　　　半夏 9g　陈皮 9g

案 6：王某，女，26 岁，已婚，副食品商店职工。

初诊：1978 年 7 月 17 日。

患者末次月经 1978 年 2 月 28 日，行经 4 天。现已孕四月半。

2 月 14 日开始，阴道有少许血液流出，至今仍点滴不净，色红。并伴有右侧少腹坠痛，腰疼，时感心慌气短。脉弦滑（84 次 / 分），舌质淡红，舌苔黄，舌边有齿印。

诊断：胎动不安。证属气虚下陷，血随气下。

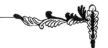

治则：升阳益气，摄血安胎

方药：补中益气汤加减：

　　　白术 9g　黄芪 18g　陈皮 9g　黄芩 9g

　　　柴胡 9g　升麻 9g　甘草 9g　白芍 30g

　　　当归 9g　续断 9g　枳实 6g　党参 12g

　　　艾叶炭 9g

　　　2 剂。

随访：患者称服上方 2 剂，阴道出血停止，少腹坠痛大减，腰痛亦减轻，自觉有效。仍照上方抄服 3 剂，余症均消失。于 1978 年 11 月喜产一婴。

按语：患者妊娠以后，少腹坠痛，阴道下血，是气虚不能摄血，清阳下陷之故。气虚下陷，胎动不安者，当补其气，升其阳，用补中益气汤加减治之。方中党参、黄芪、白术、甘草健脾益气，升麻、柴胡举陷升阳，陈皮、枳实调胃行气，当归、白芍养血，重用白芍是取其和营止痛，艾叶炭、续断止痛止血，少佐黄芩以清热安胎。全方益气升阳之中，又有调气养血之味，有升有降，气血兼顾，故服药 2 剂，阴道出血即止，少腹坠痛减轻。药既奏效，仍守上方继进 3 剂，以资巩固。

案 7：乐某，女，27 岁，已婚，工人。

初诊：1978 年 2 月 10 日。

患者平素月经正常。结婚 9 个月，末次月经 1977 年 10 月 20 日，行经 4 天，经量一般。现停经 110 天，B 超提示：妊娠。患者停经至 2 月时，开始感少腹隐痛，后疼痛时作时止。昨晚突然心悸，恶心呕吐，腰微痛，少腹隐痛。今早起床后，又感少腹及下阴坠，小便清长。脉沉弦（86 次 / 分），舌淡红，苔薄黄。

诊断：胎动不安。证属脾虚气陷，胃失和降，胞脉失养。

治则：益气和胃，和营止痛，补肾安胎。

方药：六君子汤加味：

续断 9g　白术 9g　茯苓 9g　甘草 9g

半夏 9g　陈皮 9g　升麻 9g　柴胡 9g

白芍 24g　党参 12g　桑寄生 15g

3 剂。

二诊：1978 年 2 月 13 日。

患者服药后，恶心呕吐渐止，腰及小腹疼痛减轻，小腹下坠亦减，尚感头昏心慌。脉弦滑（80 次／分），舌质红，舌苔薄。药已收效，继守上方 5 剂。

随访：患者服上方后，胸闷呕恶、腰腹坠痛均逐渐消失，孕育正常。于 1978 年 7 月正产一婴。

按语：脾为生化之源，脾的功能正常，气血旺盛，妊娠以后则胎有所养。若脾虚生化之源不足，气血虚弱，胎失所养，则出现胎动不安。

本例患者属脾胃虚弱之胎动不安。脾虚气陷，则见小腹坠胀；胃失和降，则见恶心欲呕；血虚胞脉失养，则见腰腹隐痛。治以健脾和胃，益气升阳，和营止痛，补肾安胎为法。拟六君子汤加味。方中党参、白术、茯苓、甘草、半夏、陈皮健脾和胃，降逆止呕；升麻、柴胡举下陷之清阳；白芍养血和营，除挛急而止痛；续断、寄生补肾安胎。全方补脾和胃，益气升阳，调营，固肾，起到安胎的作用。服药 3 剂，脾胃得以调和，恶心欲呕渐止，腰及小腹疼痛减轻，小腹坠亦减。二诊时尚感头昏心慌，是气血未充之征象。故守前方，继进 5 剂而收效。

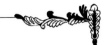

先兆流产，临床所见以虚证为多，全实者较少。虚者多因血虚冲任不固、胎失所养，或脾虚气陷，胎失所载，或阴虚内热，扰动胎元而致；实者多由跌扑闪挫所引起。

虚者补之。临床应根据不同主症，或补其血，或益其气，或养其阴、清其热，气血渐旺，冲任得固，其胎自安。

属血虚冲任不固者，临床以小腹痛、阴道下血为主症。治法当养血固冲任以安胎。用胶艾汤（从 20 世纪 80 年代至今，刘师对于胞阻下血的治疗，常在胶艾汤中加入续断、寄生、菟丝子、枸杞子等味，以补肾安胎甚效。胶艾汤养血固冲、止血、止腹痛，再加以上诸药，则又可补肾治腰痛，加强了安胎止血止痛的作用。为了方便病人及时服药，改革剂型，特制成合剂，名为养血固冲合剂）为主方补之固之。若兼有其他症状，又当根据不同情况随症加减。如案 2 患者孙某，阴道下血，小腹隐痛，又见腰痛、恶心，则于主方之中加入续断以补肾安胎，竹茹以降逆止呕。案 3 患者关某，主症具备又伴腰腹下坠，是血虚又兼气陷之证。故于原方中加升、柴，升举下陷之阳以载胎。

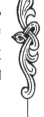

属阴虚血热者，临床以阴道出血为主症，血色为鲜红，质稠，治宜养阴清热安胎，方用保阴煎加减。如案 4 龙某用药 4 剂即愈。

属气虚下陷者，临床以腰腹坠为主症。治宜健脾益气，升阳载胎，用补中益气汤补之举之。若脾胃失和，则又当健脾和胃。脾气升，胃气降，其胎自安。如案 6 患者王某，以小腹坠为主症，故以补中益气汤为主方，服药数剂而安。案 7 患者乐某，孕后亦见小腹下阴坠，但同时又感恶心欲呕，为脾虚胃失和降之症。所以，于健脾益气升阳之中，又加和胃降逆之味。用六君子汤加升、柴，有升有降，补而不滞，

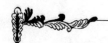

胎动自安。

实者泻其有余，临床见症以跌扑闪挫为主。外伤所致的胎不安，必见瘀血阻滞脉络，故治宜调和气血，使气行血和，胎自安宁。如案5患者沈某，为打架所引起，初诊不悉原委，投调理肝脾之剂不效，复诊时方询知病因，故改用保产无忧散以调气活血。服药2剂，竟收全功。

因此，对于先兆流产患者，必先分清虚实寒热，然后根据不同主证分别治之。若虚实不分，寒热不辨，贸然下药，易犯虚虚实实之戒。

在治疗过程中，尚应注意排除月经后期，以及难免流产、过期流产等几种可能。因此，妇科检查，很有必要。只有诊断明确，方可大胆投药遣方。不然不但用之不验，甚或延误病情。

我们曾总结本院住院治疗胎漏、胎动不安500例，其中484例治愈，无效16例，痊愈率为96.8%，以血虚肾虚及阴虚血热型为多。


# 滑　　胎

凡连续3次以上自然堕胎、小产者称为滑胎。在长期的医疗实践中，刘老总结出：若已自然流产2胎，第3胎孕期又出现了流产先兆，如果不及时治疗，势必再次流产。提出连续自然流产3胎以上，或已流产2胎，第3胎孕期有流产先兆者，也应以滑胎论治。因再次流产率随以往流产次数的增多而增高。一而再的流产，给孕妇的身心健康及家庭和谐

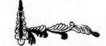

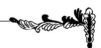

幸福带来严重的影响。

## 一、安奠二天　胞胎自固

　　刘老认为，脾肾亏虚是导致滑胎的主要原因，若有内热亦为标证。治疗应以培补脾肾为主。因胎元系于脾肾，脾肾功能的盛衰则关系到胎儿的生长发育。脾肾之气强则胎元固而孕育正常；脾肾之气弱，则胎元不固而有滑胎之虞。而滑胎患者又多因屡孕屡堕，数伤气血，内亏脾肾。故本病以脾肾亏虚、气血不足为主。治疗着重培补脾肾先后两天。自制固胎汤。

　　方药组成：甘草 3g　白术 30g　山药 15g　寄生 15g
　　　　　　　　党参 15g　熟地 30g　枣皮 9g　枸杞 15g
　　　　　　　　炒扁豆 9g　续断 9g　杜仲 9g　白芍 18g

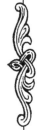

　　方中党参、白术、扁豆、山药、甘草健脾益气补后天；熟地、枣皮、杜仲、枸杞补肾益精补先天；寄生、续断补肾安胎治腰痛；白芍养血和营，敛阴缓急止腹痛。妙在重用白术、熟地以峻补先后二天。

　　小腹胀痛，加枳实 9g，以理气止痛；

　　小腹掣痛或阵发性加剧，白芍用至 30g，甘草用至 15g，以缓急止痛；

　　小腹下坠，加升麻 9g，柴胡 9g；

　　若舌有齿痕，脉弱者，再加黄芪 18g，以益气升阳举陷；

　　舌红苔黄，加黄芩 9g，以清热安胎；

　　口干咽燥，去党参，加太子参 15g，或选加麦冬 12g，石斛 12g，玄参 15g，以养阴清热；

　　齿龈出血，加仙鹤草 15g，旱莲草 15g，以滋阴止血；

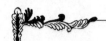

便结，加麻仁 12g 或蜂蜜煎导法，外用开塞露纳入肛门以滋肠通便；

尿频短黄或浑浊，加车前子 15g，以清热利尿；

小便短少，小腹胀满或下肢肿，超声波检查提示羊水较多者，加泽泻 9g，茯苓 15g，川芎 9g，当归 9g，大腹皮 9g，以养血健脾利水；

带下量多，色黄，加黄柏 9g，以清热止带；

胸闷纳差，加砂仁 9g，陈皮 9g，以芳香和胃；

呕恶，可选加陈皮 9g，半夏 9g，竹茹 9g，生姜 9g，以和胃止呕；

畏寒肢冷，少腹发凉，加肉桂 6g，制附片 9g，以温阳暖胞。

案 1：曾某，女，29 岁，已婚，沙市第二中学教师。

初诊：1973 年 9 月 28 日。

患者自述婚后怀孕 4 次，均在 45 天左右流产，妊娠期间曾多方治疗，均未获效。末次月经 1973 年 8 月 2 日。现停经 56 天，查尿 HCG（＋），前来我处就诊，要求保胎。诊时少腹两侧呈牵掣性疼痛，腰痛。大便数日一行，但不干结。胸闷阻，舌红，苔黄，脉滑。

诊断：滑胎。证属脾肾两虚，胞脉失养，兼有郁热。

治则：脾肾双补，清热和营止痛。

方药：固胎汤加味：

党参 15g　白术 30g　扁豆 12g　山药 30g

炙甘草 6g　熟地 30g　枣皮 9g　杜仲 12g

枸杞 12g　枳实 6g　白芍 24g　黄芩 9g

4 剂。

二诊：1973 年 10 月 5 日。

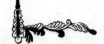

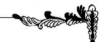

　　患者服药后腹痛减轻。现仍感腰痛，伴呕吐，就诊以来大便一直未解。舌红苔淡黄，脉滑。继续双补脾肾，清热和营止痛。守前方，枳实改为4g，连服20剂。

　　三诊：1973年11月5日。

　　患者已孕3月余，服前方后，上述症状消失。近几天来，又出现阵发性下腹坠痛，有时腰痛。恶心呕吐，但饮食逐渐增加。舌红苔薄，脉滑。证属脾肾两虚，升降失司。治宜双补脾肾，升清降浊。方用固胎汤加减：

　　党参30g　白术30g　扁豆9g　山药15g

　　甘草3g　　熟地30g　白芍24g　枣皮9g

　　杜仲12g　枸杞12g　黄芩9g　　竹茹9g

　　升麻6g　　柴胡6g

　　3剂。

　　后按本方出入进退继续服药14剂。

　　四诊：1974年2月21日。

　　孕妇已妊娠6月余。近两天腰腹胀痛较剧，甚至影响睡眠，舌红苔淡黄，脉弦滑。守初诊方3剂。

　　五诊：1974年3月22日。

　　患者孕近8个月，服上方后，腹痛较前减轻，有时腰痛，检查有明显宫缩。仍守上方加减：

　　党参30g　白术30g　扁豆9g　山药15g

　　甘草3g　　熟地30g　白芍30g　枸杞12g

　　杜仲12g　枣皮9g

　　4剂。

　　随访：患者服上方后诸症消失，于1974年5月26日分娩，因胎儿过大，宫缩乏力，剖腹取出一存活男婴，体重4kg。

按语：胎元系于脾肾。脾肾功能正常，胎元固，胎自不坠；若脾虚肾亏，胎失所固，孕后多致坠胎。患者连续流产4次，是脾肾双亏无疑。脾虚胞脉失养则小腹隐痛；腰为肾之外府，肾虚则腰痛；小腹掣痛作胀，又是气血失调之故。治宜脾肾双补，佐以调和气血。前后十余诊均以固胎汤加减为主方，见小腹掣痛作胀加枳实、白芍以调气活血止痛。患者孕3月时又出现少腹坠痛，乃脾虚气陷，带脉失约之征象，故在固胎汤中加入升麻、柴胡以升举阳气；呕吐较甚加竹茹、黄芩以清热止呕。用方3剂，腹坠痛减轻，继服固胎汤加味以益脾补肾、养精血之源。

一般认为，白术、黄芩是安胎的要药，但必须分清寒热虚实选用之。属脾虚者，白术必不可少，补虚以安胎；有热者，黄芩在所必用，清热以安胎。本例患者为习惯性流产，脾虚肾亏是致病的主要原因。故以白术、熟地为君，重用至30g以补先后二天，用党参、白术、扁豆、山药、甘草健脾益气补后天；山茱萸、熟地、杜仲、枸杞滋肾益精养先天。后出现兼症，对症加减终获全效。

## 二、壮阳益精　温煦胞胎

宋代《太平圣惠方》云，"怀胎数落而不结实者"，"此是子宫虚冷所致"。刘老长期临床观察到部分患者屡孕屡堕后损伤肾气。肾阳虚，不能温养胞宫胞脉和温煦脾阳，则难于受孕。既孕之后，亦易胎元不固而滑胎。临床以小腹冷、下肢或四肢发凉、腰痛或酸痛为主症。在未孕之前，宜温肾益精，暖胞散寒，方用温胞饮。

方药组成：党参9g　白术9g　杜仲9g　菟丝子9g

芡实9g　肉桂6g　附片9g　补骨脂9g

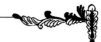

山药 9g　巴戟天 30g

既孕之后，宜脾肾双补，暖宫固胎，方用固胎汤（固胎汤见前）加肉桂 6g，附片 9g，补骨脂 9g，鹿角胶 9g。

温胞饮中党参、白术、山药、芡实健脾；杜仲、补骨脂、菟丝子、巴戟天补肾益精温阳；肉桂、附片大辛大热温暖肾阳。方名温胞饮，重在补肾中阳气，胞宫得到温养，自能加强生殖之力。

固胎汤中加肉桂、附片温暖肾阳；补骨脂、鹿角胶辛温助阳而补精血，共同加强固胎汤温暖肾阳之力，使其脾肾双补而重在补命门之火。

案2：李某，女，28 岁，已婚，沙市二轻局干部。

初诊：1977 年 5 月 24 日。

患者自述曾早产 3 胎，均在妊娠七月左右，婴儿每于产后十余天死亡。第一胎早产于 1974 年 12 月，第二胎早产于 1976 年 5 月，第三胎早产于 1977 年 4 月 12 日，均死亡。现产后一月余，恶露已净，月经尚未潮。因连续早产 3 胎，婴儿均死，以致气郁不舒，性情急燥，常感全身有气走窜疼痛。现周身畏寒，四肢发冷，小腹冷感，气候变凉时感腰痛，白带多，有腥味，舌质淡红，苔少。

诊断：滑胎。证属脾肾阳虚，胞脉虚寒。

治则：温补脾肾，暖胞散寒。

方药：温胞饮：

党参 9g　白术 9g　杜仲 9g　菟丝子 9g

芡实 9g　肉桂 6g　附片 9g　补骨脂 9g

山药 9g　巴戟天 9g

4 剂。

二诊：1977 年 6 月 1 日。

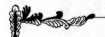

患者服上药后，全身畏寒减轻。末次月经5月28日，4天干净，此次经来较暗。舌、脉如上。继续温补脾肾之阳，守上方4剂。

三诊：1977年6月6日。

上方服完后全身走窜疼痛减轻，现有时胃脘嘈杂，纳食少，腰痛，小便深黄灼热。脉弦稍数（85次/分），舌红苔黄。妇科检查：外阴产型。宫颈上唇糜烂，有少量黄白带。子宫前倾，大小正常，活动，附件（－）。继续温脾暖肾，佐以和胃，方用肾着汤加味：

茯苓9g　白术9g　姜炭3g　威灵仙9g

甘草3g　半夏9g　陈皮9g　巴戟天9g

乌药9g　牛膝9g　神曲9g　山楂炭12g

5剂。

患者自6月6日诊后，未继续服药。1977年8月10日停经，作超声波检查，提示早孕，婴儿存活。

四诊：1977年12月26日。

患者已妊娠7个月，此时正是前3次早产时间。恐又早产即来复诊。患者素体阳虚，时值冬日，感右侧腰痛，少腹下坠怕冷。脉弦滑，舌质淡红，苔薄黄。方用固胎汤加味：

党参30g　白术30g　杜仲15g　白芍12g

熟地30g　山药15g　扁豆15g　枸杞15g

续断9g　桑寄生15g　枣皮9g　艾叶9g

黄芪15g　肉桂6g　附片6g　甘草9g

5剂。

服上方共30剂后，去肉桂、艾叶、附片、寄生，加鹿角胶、补骨脂连续服5剂。于1978年1月28日满8个月时，臀位难产一男婴，体重2.5kg。一年后再访，母子健康。

按语：本例患者平素畏寒肢冷，少腹发凉。婚后又连续早产3次，证属脾肾阳虚，脾阳虚则清阳下陷，胎失所载；肾阳不足则胞宫无火温煦，胎元不固，势必导致胎儿早产。

患者初诊时又值第三胎早产之后，以周身畏寒、四肢发凉、少腹冷、气候变凉时即感腰痛为其主症。此时之治亦应以温补脾肾之阳为法。投温胞饮原方治之。方中肉桂、附片大补脾肾之阳，阳气复，胞内寒冰之气方能驱散；党参、白术、山药、芡实健脾益气，使后天有所养；补骨脂、菟丝子、巴戟天补肾益精温阳，使先天之精气足。全方益气固精、脾肾双补。服药8剂，症状减轻。三诊时感腰痛，胃脘嘈杂，是主症之中兼见胃失和降，乃于肾着汤中佐以和胃之品，方中茯苓、白术、干姜、甘草温脾暖肾；加入乌药、牛膝、巴戟天、威灵仙等专治腰痛；半夏、陈皮、神曲、山楂和胃而治其嘈杂。5剂后脾肾之阳得复，胃得和降。此时正宜调理，乃又复孕。四诊时妊娠7月，正是前3次早产之时，幸前段曾投大剂辛温壮阳药味，对胎元有所裨益。但毕竟病程迁延，非一日一时所能收功。故孕后更应注意温补，使能正常孕育。乃于固胎汤中加入肉桂、附片、黄芪、升麻、艾叶、补骨脂、鹿角胶等补脾温肾、升阳益气之品。守方35剂，阳得生，阴得长，庶几胎儿存活。

### 三、养阴益精　调理肝脾

由于连续的流产，患者情绪易于抑郁，过度思虑，又易损伤脾气，而出现肝郁脾虚之证。在孕前表现为经前乳胀等症。孕前用药，应在补益脾肾同时加入理气药，如经前期在固胎汤基础上加入柴胡、郁金、香附等理气之品；在经期给

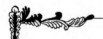

予养血活血生新之益母生化汤以清理胞宫，为再次怀孕作准备。既孕之后又继予固胎汤补益脾肾，养阴益精。

案3：文某，女，30岁，已婚，门诊号805。

初诊：1996年7月21日。

患者结婚5年，连续自然流产3胎（末次流产时间为1995年6月），就诊时未孕，感轻度腰痛。经前乳胀，小腹略胀，舌红，苔少，有齿痕，脉洪略滑（76次/分），口干较重。末次月经7月8日，16日净。开始两天阴道有咖啡色分泌物，随后方正式行经，量多，有血块。

诊断：滑胎。证属脾肾两虚，胎元失固，兼有经前肝郁之象。

治则：双补脾肾，润燥益精。经前随症加入疏肝理气之品。

方药：固胎汤加减：

| | | | |
|---|---|---|---|
| 太子参30g | 生地9g | 白芍12g | 川芎9g |
| 菟丝子20g | 当归9g | 甘草6g | 山药20g |
| 扁豆15g | 熟地9g | 天冬9g | 石斛12g |
| 枣皮12g | 枸杞20g | 寸冬9g | 白术9g |

5剂。

二诊：1996年8月1日。

服上方后无不适，现正值经前，乳未胀，腰腹不痛，有黄色分泌物。舌红，苔黄，薄润，边有齿痕，脉弦（72次/分）。继守上方去二冬、石斛，加郁金12g，香附9g，党参10g，赤芍12g。5剂。

三诊：1996年8月4日。

患者昨日月经来潮，量少，乳胀，小腹略胀，舌红，苔黄，脉弦略滑（83次/分）。

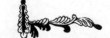

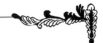

方药：益母生化汤加味：

炒栀子 9g　　当归 24g　　桃仁 9g　　甘草 6g

生地 9g　　郁金 9g　　赤芍 15g　　姜炭 3g

益母草 15g　　香附 10g　　丹皮 9g　　川芎 9g

白芍 15g　　党参 15g

3 剂。

四诊：1996 年 8 月 15 日。

此次月经 8 月 4 日来潮。前四天量少，咖啡色，时有时无。8 月 8 日开始量多，色暗红，有血块。8 月 12 日干净。现小腹及腰不痛，口干止，舌淡红，苔黄，脉数（84 次/分）。继用固胎汤：

党参 30g　　白术 30g　　扁豆 15g　　山药 20g

甘草 9g　　枸杞 20g　　杜仲 12g　　续断 12g

寄生 15g　　熟地 30g　　白芍 9g　　枣皮 12g

菟丝子 30g

12 剂。

五诊：1996 年 8 月 29 日。

现无不适，舌红苔黄厚，脉弦（70 次/分）。处方：桃红四物汤加白术 9g，甘草 3g，益母草 15g，丹皮 9g，太子参 30g，黄芩 9g。3 剂。

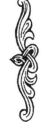

六诊：1996 年 9 月 10 日。

9 月 5 日月经来潮，血量较前减少，无经前漏血现象，无腰腹痛，现将净。舌淡红，少苔，脉弦软（78 次/分）。守 8 月 15 日方去白芍，6 剂。

七诊：1996 年 10 月 27 日。

诉近来脱发，无腰腹痛，末次月经 10 月 3 日至 10 月 10 日。舌红，苔黄，脉滑数（90 次/分）。守 8 月 15 日方加柴

胡、当归、黑芝麻。5剂。

八诊：1996年12月22日。

末次月经12月1日来潮，6天净，量较多，血块多，经前乳胀，舌、脉同前。继守8月15日方加柴胡、当归。4剂。

九诊：1997年3月6日。

末次月经2月1日至2月8日。今未潮，腰不痛，小腹有时不适，舌红，苔少，脉弦略滑，左寸脉略大。

方药：固胎汤加味：

菟丝子30g　党参30g　白术30g　黄芪20g

桑寄生15g　扁豆15g　杜仲12g　枣皮12g

枸杞20g　续断12g　山药30g　熟地30g

阿胶（兑）9g　甘草9g

3剂。

十诊：1997年3月17日。

患者近2日阴道少量出血，小腹隐痛，于3月14日查尿HCG（＋）。舌尖红，樱红色，脉弦缓滑（68次/分）。守上方加龙牡各30g，赤石脂30g，鹿角胶9g，白芍20g。3剂。

十一诊：1997年3月21日。

服上方后血未止，量少，咖啡色，有恶心感，舌红，苔黄，脉弦滑（72次/分）。守上方去鹿胶，加旱莲草15g。3剂。

十二诊：1997年5月15日。

诉服上方后血即止。于4月2日B超检查提示：早孕（未见胎心搏动）?4月10日第二次B超：子宫切面形态大致正常，纵径8.7cm，前后径6.0cm。宫腔内有一妊娠囊回声。妊娠囊大小约 3.6cm×1.9cm。未见胎心搏动。提示：早期胚胎停止发育。此时已妊娠 70 天，随即于 4 月 14 日前往医院准备行清宫术。术前医生再次行 B 超检查发现胎心搏动，报告为：子宫切面形态失常，体积增大，横径 7.5cm，前后径 5.4cm，纵径 9.3cm。内有一妊娠囊回声，大小为 3.8cm×3.6cm，其内可见胎芽回声及胎心搏动。后继续服用固胎汤至 5 月 12 日复诊，此时已孕 103 天，有早孕反应。食欲好，精神愉快，未再服药。至 1997 年 12 月 16 日，患者家属来告，称于 11 月 11 日在医院平安娩一女婴，3.9kg，哭声洪亮。

按语：患者自然流产 3 胎，属滑胎范畴。未孕时给予补益脾肾之剂，方用固胎汤加减，调补先后二天，因患者口干、少苔，考虑有阴虚之象，故在固胎汤中加石斛、天冬、麦冬等润燥益精之品。但以病情复杂，服药时间较长，因伴有经前乳胀腹胀，为兼有肝郁之象，故在经前加用柴胡、香附、郁金等，以调理肝气。在月经期，改用活血化瘀法，方用益母生化汤或桃红四物汤使瘀血去新血生。既孕之后，又出现流产先兆，急用固胎汤加重补药，如党参、白术、山药、熟地均用至 30g；更加入阿胶、鹿角胶养血止血；龙牡、赤石脂固涩止血，并加入黄芪增加益气之力。三付后血未止，但量减少，为咖啡色。考虑兼有阴虚血热，故去鹿角胶，加入旱莲草 15g，以凉血止血，服后血止。此时患者孕 2 月，无腰腹痛，无阴道出血，有轻度早孕反应，脉象偏滑，临床症状及体征明显向好的方面转化，但连续两次 B 超均提示无胎心搏动，且孕囊明显小于孕周，医生均诊断为过期流产，建议立即行人工流产术。所幸 4 天后行手术前，医生为慎重起见，再一次行 B 超检查，发现胎芽回声及胎心轻微搏

动。幸此胎得以保全，终获一健康婴儿。

体会：刘老认为，滑胎主要是脾肾两虚导致的胞脉失养和冲任不固而形成。其病因大多都是禀赋不足，或房劳数产，劳倦内伤，情志失调等所引起的肾气亏损，不能固胎，脾气虚弱不能载胎使然。所拟固胎汤乃《傅青主女科》中安奠二天汤加味而来。方中党参、白术、扁豆、山药、甘草健脾益气补后天；熟地、山茱萸、杜仲、枸杞养血益精补先天；续断、寄生补肾安胎，治腰痛；白芍敛阴养血，缓解痉挛治腹痛。二天双补，脾肾旺盛则胎自无恙。本方用药主次分明，主药剂量重用是其特点。如方中重用参、术以补脾益气；重用熟地滋肾补血。我们于临床每用本方时，虽有加减，但主药剂量不变，重点突出，颇有效验。

本文所举3例均用固胎汤以治其本。这是治疗滑胎的共同点。但在治本的基础上，又要照顾各个疾病的特点。如案1兼有郁热，治疗补益脾肾同时兼以清热和营止痛；案2又以阳虚明显，孕前经用温胞饮以温暖肾阳，孕后又在固胎汤基础上加桂、附、艾温阳之品，终获良效；而案3孕前即予补益脾肾，同时兼以养阳益精调理肝脾。

刘老认为，滑胎之治，孕后宜双补脾肾，理所当然。但在未孕之前，尤宜注意调理，以预防滑胎。而患者往往漫不经心，或医嘱有失，平时未加防治，及病而求医，是犹临渴掘井，为时已晚。纵令按法治愈，已饱受惊险。注重孕前治疗，服药时间宜长。

刘老在临床实践中发现，有些滑胎患者，屡堕之后又致受孕困难及月经失调。刘老谓此乃脾肾亏虚、气血不足之因。治疗大补脾肾及气血，或温肾益精、暖胞散寒。一为培补其体质，二又可助孕。同时主张男女同时服药，为下次受

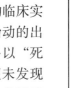

孕打下良好基础，以预防滑胎病员复孕后再度堕胎。一经确定有孕，或停经时疑有孕即开始服药，治疗直至超过既往滑胎月份，方逐渐减少服药次数，间断服之。在长期的临床实践中，刘老观察到，滑胎患者尿 HCG 及 B 超胎心胎动的出现均较正常者迟，处理此类患者要慎重，不要轻易以"死胎""过期流产"论之，临床上发生多起，孕后 B 超未发现胎心，月经延迟或尿 HCG 在 40 多天仍为阴性，50 多天后方转为阳性者，考虑是否为滑胎患者激素水平偏低所致。案 3 即为 B 超的误差，险些造成误诊。

滑胎患者虽脾肾双亏是其根本，但临床上又可能发生其他兼夹症状，如上感或内伤杂证，或有部分仍夹有阴虚血热者，或兼有胎气上逆呕吐较甚者，在大补脾肾固冲安胎同时，可给予对症治疗，在固胎汤中随证加减治之。

我院曾在 1990 年至 1992 年，将刘老固胎汤改制为固胎合剂并进行了专项课题研究——固胎合剂防治滑胎的临床与药理研究。临床治疗习惯性流产 81 例，痊愈率达 95.05%，疗效满意。并有较好的止血止痛安胎效果，适用于治疗多种类型的滑胎。药理研究证明，该药能抑制子宫平滑肌的收缩，能对抗催产素及垂体后叶素收缩子宫的作用，与孕酮的保护作用相当，并使雌二酮、孕酮及黄体生成素水平呈增加趋势，为临床应用于保胎提供了药理依据。毒理研究亦证明，其毒性低，对胎儿无致畸作用，是安全的保胎药物。

该课题于 1992 年通过鉴定，达国内先进水平，同年获湖北省卫生厅科技进步奖三等奖，1995 年获荆沙市科技进步奖三等奖。

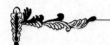

# 妊娠发热

妊娠发热并非一独立的疾病，而是某些病证的症状。换言之，妊娠发热可见于妊娠期间的多种疾病。历代妇科医籍如《千金备急要方》《妇人大全良方》《竹林女科证治》等书中的"妊娠伤寒""妊娠时气""妊娠热病"均以发热为主症。临床中，妊娠期间以上呼吸道感染、泌尿系感染等发热为常见。刘老认为，其以外感为主，属热者为多，须参照温病、伤寒，结合妊娠及不同病情等诊治。

## 一、护胎须防滞邪

妊娠素体不健，或孕后劳倦太过，或疏于调摄，起居失常，饮食不调等，以致卫外不固。六淫时邪趁势侵袭，犯于肌表，卫气被郁而形成表证发热。六淫之中，又以风热时毒为多，寒、湿、暑邪等多兼夹其中。

临床表现为妊娠期间出现发热，恶风寒，头痛身痛，无汗或少汗，或微渴微咳。舌红苔薄白或兼黄，脉浮数。甚至流行传染。治宜辛凉散表、清热解毒，方用银翘散加减。

方药组成：金银花15g　连翘15g　荆芥9g　薄荷9g
　　　　　　竹叶9g　淡豆豉9g　桔梗9g　牛蒡子9g
　　　　　　甘草6g　鲜芦根15g
　　　　　　加水煎煮，日服1剂。

兼风寒、无汗身痛加防风10g，以兼散风寒；

兼秽浊湿邪而头身重痛、胸闷、苔腻者加藿香9g，白

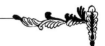

蔻 9g，以芳香化浊；

兼暑无汗者加生香薷 9g，滑石 30g，以发汗去暑化湿；

兼里热酌加黄芩 9g，知母 9g，以清热；

兼夹温毒，咽痛项肿者加板蓝根 15g，玄参 15g，马勃 9g，以清热解毒；

兼咳加杏仁 9g，贝母 9g，以宣肺化痰止咳；

热伤阴津而口渴较甚者，加玄参 15g，麦冬 12g，生地 15g 等以养阴清热护胎。

案 1：陈某，女，26 岁，荆州棉纺厂工人。

初诊：1995 年 7 月 10 日。

患者妊娠 4 月，体质一直不好，于 7 月 8 日突感发热、恶风寒、头痛，在厂医院诊断为流感，服西药（药名不详）二天未效。来诊时体温 39℃，恶风寒，流清涕，头痛身痛，无汗（服西药时出汗），口渴，大便干，小便短黄。舌红苔灰黄，脉浮滑数（110 次 / 分）。查血象：白细胞 $5.4 \times 10^9$/L，中性 74%，淋巴 26%。

诊断：妊娠发热。证属温邪夹暑，郁于卫分。

治则：发表祛暑，清热解毒。

方药：银翘散加减：

金银花 15g　桔梗 9g　荆芥 9g　　薄荷 9g

香薷 9g　板蓝根 15g　黄芩 9g　牛蒡子 9g

竹叶 9g　连翘 15g　甘草 6g　　鲜芦根 15g

2 剂。

二诊：1995 年 7 月 12 日。

药服完，昨晚感全身湿润，轻微汗出，体温渐降，头身疼痛除，至今晨体温降至 36.2℃，已不怕风，仅感口渴倦怠，微咳。舌红苔薄，脉滑软（70 次 / 分）。证属邪去正虚，

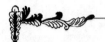

宜清养肺胃为治，方用沙参麦冬汤加减：

    沙参 15g   太子参 12g   麦冬 9g   杏仁 9g

    鲜芦根 15g   扁豆 9g   桔梗 9g   桑叶 12g

    甘草 6g   炒谷芽 15g

    3 剂。

    1 周后来院相告，药尽痊愈，休息数天后已正常上班。

    按语："邪之所凑，其气必虚。"患者素体不健，孕后恶阻纳少，日夜 4 班挡车，劳倦气虚，时逢流感，邪毒趁虚侵袭而病。流感系时行邪毒，其性属风热。《素问·热论》云："凡病伤寒而成温者，先夏至日者为病温，后夏至日者为病暑。"患者感邪于"小暑"前后，必夹暑气。邪袭肌表，郁于肺胃，故出现发热恶风寒，头身疼痛，无汗，口渴等。用荆芥、豆豉、薄荷祛风解表；牛蒡子、桔梗、甘草轻宣肺气；金银花、连翘、竹叶清热解毒、宣邪透毒；芦根生津清肺。加香薷祛暑以助发汗；增板蓝根、黄芩加强清热解毒之功。以冀毒邪尽快解除，不致伤胎。二诊药后全身漐漐汗出而解。邪去正虚阴伤，以沙参麦冬汤加减清宣肺气，防余邪留恋，滋阴益气以扶正养胎。

    妊娠外感发热，治宗伤寒、温病，所不同者是要随时注意保护胎元。但若过多考虑保护胎元，祛邪之中过早杂以地黄、白芍、当归甚至菟丝子、寄生等可能会祛邪不尽，滞热反而害胎。

    温邪袭表，"在卫汗之可也"。发汗可收到疏泄皮毛腠理、祛邪外出的效果，然而发汗应周身湿润微汗，其邪可解。不能通体大汗，若是则病必不去，反而伤津。此即《伤寒论》之"遍身漐漐微汗似有汗者益佳，不可令如水淋漓，病必不去"。此实是一切外感病邪在表汗解的准则，伤寒、温病，

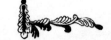

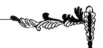

辛温、辛凉皆同。

## 二、祛邪所以保胎

感受六淫邪气，在表时失治、误治，入里化热，郁于肺胃胸膈，形成卫气同病，或气分大热，甚至邪犯三焦而致发热不解。

临床表现为，妊娠身热不已，不恶寒，口渴，心烦，胸膈如焚或有微咳，或大便干结，或小便短黄灼痛。舌红苔黄，脉滑数。治宜清宣透热，养阴护胎，方用清心凉膈散加味：

方药组成：连翘 15g　黄芩 9g　栀子 9g　薄荷 9g

生石膏 30g　桔梗 9g　甘草 3g　竹叶 9g

卫分未罢者加金银花 15g，以清宣透热；

里热甚加知母 9g，以清泻里热；

大便干结者加大黄 9g，以通腑泻火；

热甚伤阴加增液汤以养阴护胎；

兼下焦湿热，小便不畅者加芦根 15g，木通 9g，以育阴通淋。

案 2：高某，女，24 岁，住院号为 3022。

初诊：1992 年 3 月 27 日。

患者孕 6 月余，尿频、尿痛 1 周，恶寒发热 3 天。1992年 3 月 23 日住院。入院时寒战，高热，头痛，流涕，尿频，尿痛，排尿灼热感明显，大便 3 日未行，舌质红，苔薄黄微腻，脉浮数。体温 39.3℃（腋下），咽部充血，右肾区叩击痛。宫底在脐上三指处可及，无宫缩。血象：白细胞 $12 \times 10^9$/L，中性 78%，淋巴 22%。血沉 90mm/h。尿蛋白（±），红细胞（++），脓细胞（+）。诊断为妊娠发热、子淋

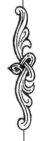

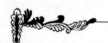

（急性肾盂肾炎合并上呼吸道感染）。经用小柴胡汤、八正散加减，配以支持疗法及抗感染治疗，腰痛、尿急好转，大便已畅，但高热 6 天不退，每日午后体温高达 39.8~40℃，汗出热不退。刘老诊时，见高热病容，气粗，口渴，轻咳，鼻塞，尿频，尿痛，舌红，苔黄厚干起芒刺，脉数（120次/分）。

诊断：妊娠发热、子淋。证属热淋未清，复感温邪，肺胃热盛，灼伤津液。

治则：清泻里热，养阴护胎。

方药：清心凉膈散合增液汤加减：

炒栀子 9g　黄芩 9g　桔梗 9g　　木通 9g
薄荷叶 9g　麦冬 9g　生地 9g　　知母 9g
竹叶各 9g　连翘 15g　甘草 3g　银花 15g
菊花 15g　生石膏 30g　玄参 15g

2 剂，急煎，1 日服完。

二诊：1992 年 3 月 28 日。

体温降至正常（36.8℃），脉象已转缓和（80次/分），仅见咳嗽、口干、舌红、苔薄黄，改投泻白散合沙参麦冬汤加减，5 剂。继续清热养阴善后，病愈出院。

按语：此例初为子淋，未有效治疗，以致膀胱湿热未清。又感温邪，侵犯卫气，郁于胸膈，灼于肺胃，故见高热、气粗、口干、脉数及尿频、尿痛等症。阳明之气旺于申酉之时，故日晡高热；热灼津伤则苔黄而起芒刺。凡妊娠诸疾，应当顾护胎元，此例初起，表里俱热，若误治、失治可能损伤胎元或出现神昏、痉厥，因此，八正散应属禁用，小柴胡汤亦不适宜。刘老用清心凉膈散加金银花清宣透热于膈上，合辛凉重剂白虎汤清气分之热，伍入增液汤滋阴润燥而护胎元，佐以导赤散清利火府，育阴利尿于下焦。全方三焦

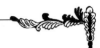

合治，清火，滋阴，利水，祛邪即所以护胎，病情复杂且重，其治周详而不乱，故获佳效。

## 三、泻火有故无殒

妇女妊娠，血聚养胎，阴液不足，阳气偏胜或偏食辛辣厚味，热郁于里，复感时毒邪气，邪犯肌表，卫气被郁，或引发内郁热邪，形成表里俱热之发热。

临床表现为，妊娠期间，突然恶寒发热头痛，或壮热不恶寒，口渴引饮，烦躁不安。或有咽喉肿痛，或大便秘结。舌红苔黄，脉浮滑数。治当疏风清热，泻火解毒以护胎。方用《温病条辨》普济消毒饮加减：

方药组成：金银花 15g　连翘 15g　荆芥 9g　薄荷 9g
　　　　　　牛蒡子 12g　玄参 15g　马勃 9g　黄连 9g
　　　　　　板蓝根 15g　桔梗 9g　甘草 6g　僵蚕 9g
　　　　　　黄芩 9g　　鲜芦根 15g

大便秘结加大黄 9g，以通腑泻火排毒；

壮热汗出伤津去荆芥、黄连、黄芩，加生石膏 30g，知母 9g，以清热泻火；

伤阴者去荆芥、黄连，加生地 15g，麦冬 12g，以养阴护胎。

案 3：陈某，女，25 岁，已婚。

初诊：1990 年 3 月 10 日。

患者妊娠 5 月余，平素身体健康，嗜食辛辣。3 月 8 日突然发热恶寒，头痛身痛，在单位医务室用青霉素静脉点滴 2 天未退。今日诊时已不恶寒，发热加重（T：39.8℃），咽喉疼痛较甚，口渴口臭，烦躁不安，大便两日未解。查咽喉充血，双侧扁桃体Ⅲ度肿大，上有脓栓。舌红苔黄略干，

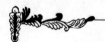

脉浮滑数（120 次 / 分）。查血象：白细胞 13×10⁹/L，中性 82%，淋巴 18%。

诊断：妊娠发热。证属风热上犯郁于肺胃，上攻咽喉。

治则：疏风清热，解毒泻火。

方药：普济消毒饮加减：

牛蒡子 12g　黄连 9g　黄芩 9g　大黄 9g
板蓝根 15g　荆芥 9g　薄荷 9g　桔梗 9g
鲜芦根 15g　马勃 9g　僵蚕 9g　甘草 6g
金银花 15g　玄参 15g　连翘 15g
2 剂，水煎服，1 剂 / 日。

二诊：1990 年 3 月 12 日。

昨日腑气已通，泻稀糊便 2 次，咽痛减轻，体温渐降（T：38.8℃），舌红苔黄，脉浮滑数（92 次 / 分）。原方去大黄、荆芥，2 剂。

三诊：1990 年 3 月 14 日。

发热已退，咽喉痛除，大便日行一次，口干咽燥，双侧扁桃体肿消，舌红苔薄黄少津，脉滑（85 次 / 分）。证属邪毒已去，阴津未复。治宜养阴清热，用原方加减：

板蓝根 15g　生地 15g　甘草 6g　石斛 12g
金银花 15g　连翘 12g　黄芩 9g　麦冬 12g
桔梗 9g　玄参 15g　鲜芦根 15g
3 剂。

随访：药尽而愈。

按语：患者素嗜辛辣厚味，为胃热内郁之体，复因春季感受风温邪毒，邪犯卫表，故而有发热、恶风寒、头痛、身痛之表证。失于表散，温毒由卫及气，很快与胃热相合，出现热灼肺胃，阴津受伤而壮热、烦渴、舌红苔黄干等。热毒

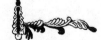

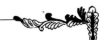

上攻，则咽喉肿痛成脓，口渴口臭；下结则腑气不通，大便秘结。脉浮数为热在肺胃之象，滑为妊娠之征。属新感引动伏邪，表里俱热之证。其治须表里两解，速去热毒邪气，以护胎元。刘老每遇此类病症，恒以吴氏普济消毒饮加减为治。方中荆芥、薄荷、牛蒡子、僵蚕疏风散邪；银花、连翘、板蓝根、黄连、黄芩清热解毒透邪；玄参、鲜芦根滋阴降火；马勃、桔梗、甘草利咽消肿解毒排脓；大黄泻下力强，又可活血，为妊娠慎用之品，然而是证表里俱热，毒邪枭张，徒解表清里而不通腑，则里结之邪无路可出，势必热愈炽，津更伤，损及胎元。用之则腑通里热去，表邪无所相结而易清解，非但不伤胎，实际为护胎。吴鞠通用本方初起一二日不用芩、连，是避免治上犯中之弊，单为温毒犯表之证。"三四日加之佳"，是表邪入里。本例为表里俱热，在所必用。二诊时，腑气通、里渐和、表亦解、热渐退、咽痛渐消，继续以前方化裁为治，去荆芥是表已解，再用一则宣散太过而伤阴，反于咽痛不利；去大黄防其攻下太过而伤胎，亦即《内经》之"妇人重身，毒之……衰其大半而止"之谓。其后表解里和、热退咽痛除。然而热病之后大都阴伤，正虚余邪不尽，根据临床证候，施以养阴复正固胎，用增液汤、石斛、鲜芦根等即此意；清热以去余邪，故用黄芩、板蓝根、银花、连翘、桔梗、甘草等。是以养阴不恋邪，清热不伤阴。

妇女外感热病，治法与男子相同，但经期、产后以及妊娠期间却同中有异，仲景、叶桂已有明示。然妊娠热病发热，《金匮要略》未及，但《温热论》有论，谓"须步步保护胎元"。刘老认为护胎即是"治未病"预防之意，不让邪热伤胎。妊娠发热总的治疗原则应以祛邪为主。若外感初

期，邪气在表，急以解表为先，争取早治速愈，不让其化热入里损伤胎元。然而也不能过分强调保胎，过早地投滋阴、养血甚至益气补肾药于解表剂中，以免滞留邪毒，致使内陷反而伤胎。若初期在表，失治或误治，邪气内传化热或湿热郁阻，或热甚伤阴，甚至波及营血，此时病情虽趋于复杂，然仍以祛邪为主，兼以扶正保胎。祛邪应大剂清泻里热，或清利湿热等，热去则胎安；扶正保胎宜滋阴养血，阴血得复，既可防止阴伤邪陷，变生昏谵，动风危重之证，又能使胎元有养，得以保全。如果遇温毒邪气外犯，引起内郁之热，形成表里实热之证，其兼夹腑实亦为常见。刘老于解表清里的同时，每合攻下之法。谓实热之证，非下则毒热无有出路，热毒久留，伤胎无疑。攻下之药，应放胆使用，但又要适可而止。太过可伤正损胎。又有妊娠湿热流连之证，通利之品，如滑石、通草等，亦常用之，若此，碍胎之药，可获保胎效果。然早期妊娠则不适宜。

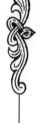

总之，妊娠外感发热，应时时注意保护胎元，但是又不能失之偏颇，必须结合整个病情考虑，应如叶天士所说："但亦要看其邪之可解处……不认板法。"

# 产后发热

产褥期以发热为主证，或伴有其他症状者，称为"产后发热"。产后一二日内，由于阴血骤虚，阳气外浮，营卫暂时失和之轻微发热，或"蒸乳"之低热，在短时期内均可自行退热，不属病理范围。产褥期发生的内、外科疾病伴发热

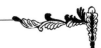

者，若与产褥生理、病理无密切关系，也不属于产后发热。

本病是常见的妇产科急证，历代医家对其发病各有论述，有感染邪毒、外感、瘀血、血虚、劳倦、邪火、伤食等，治法亦各有所异。据刘老临床所见，认为产后发热原因虽多，然而以感受外邪为常见。有肝郁脾虚，邪入少阳者；有湿热内蕴，复感外邪者；有湿热中阻，邪毒直犯阴中，冲任合病者。兹分述如下：

## 一、正虚邪实　和解少阳

肝郁脾虚之人，产后复感外邪，易入少阳而发病。此因肝主疏泄，性喜条达，若多郁善怒，则肝气郁结，横逆犯脾，以致脾虚，生化失职，气血不足，适值产后，气血更亏，阴虚阳弱，营卫失养，腠理空虚，卫外不固，易感外邪。肝胆乃表里之脏腑，腑为外邪出入之通路，邪气入侵，客于少阳，邪在半表半里。临床热型以往来寒热为特点，常伴有口苦咽干，心烦欲呕，胸胁乳胀，或腰腹胀痛，或恶露不尽，舌质淡红或红，舌苔薄黄，脉弦软数。治当扶正祛邪，和解少阳，方用小柴胡汤增损。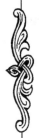

方药组成：柴胡 9g　黄芩 9g　党参 9g　半夏 9g

甘草 3g　生姜 9g　大枣 9g

胸胁乳房胀痛甚者，加郁金 9g，香附 12g，以增强疏肝解郁之力；

恶寒甚则加荆芥 9g，防风 9g，以助其疏散表邪；

热势甚加金银花 15g，蒲公英 15g，以清热解毒；

血虚腹痛加白芍 15~24g 和营止痛；

血瘀腹痛，恶露不净者，加蒲黄炭 9g、五灵脂 12g、益母草 15~30g 以祛瘀生新。

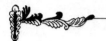

案 1：蒋某，女，29 岁，已婚，沙市荆江内衣厂工人。

初诊：1977 年 7 月 16 日。

患者自述于 7 月 2 日足月顺产一男婴。现恶露已尽，昨晚半夜突然畏寒、发热，测体温 38.6℃（腋下），某院肌注氨基比林 1 支，服银翘散加减 1 剂，体温未退，仍往来寒热，胸胁满闷，恶心欲呕，口苦欲饮，测体温 39.5℃（腋下），舌质淡红，苔黄，脉弦软数（98 次/分）。

诊断：产后发热。证属邪入少阳。

方药：小柴胡汤加味：

柴胡 9g　半夏 9g　党参 15g　甘草 6g

黄芩 9g　大枣 12g　生姜 9g　薄荷 9g

金银花 15g　蒲公英 15g

共 3 剂，水煎，一日服 1 剂。

二诊：1977 年 7 月 19 日。

患者服上方后，体温逐渐下降，恶心已止，胸脘痞闷渐开，但咳嗽无痰，测体温 37.3℃（腋下），舌质淡红，苔薄黄，脉弦软（76 次/分）。药已见效，继守前方加杏仁 9g，共 2 剂，水煎，日服 1 剂。

随访：患者服上方后，体温降至 36.6℃，诸症消失，身体康复。

按语：患者产后 13 天，突然畏寒发热，无大小便异常，无腹痛、乳痛等病证。注射退热针和服"银翘散加减" 1 剂，热未退，热型为往来寒热，伴有胸胁满闷等证候。因此，刘老诊断为产后发热之邪客少阳证。产后气血两虚，外邪乘虚入侵，客于少阳半表半里，正邪交争，邪盛则恶寒，正盛则发热，故见往来寒热。少阳经脉循胸布胁，邪入少阳，枢机不利，故有胸胁苦满。胆热犯胃，胃失和降，胃气上逆，则

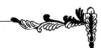

恶心欲呕，胆热上犯则口苦欲饮。其邪不只在表，故汗之反而热甚，邪不只在里，徒清下又非所宜。刘老以和解少阳为法，小柴胡汤加减主之。其中，柴胡使少阳半表之邪疏散外达，黄芩使少阳半里之热清泻内彻，一外一内，以便少阳枢机得利；半夏降逆止呕；党参维护正气，扶正祛邪；甘草调和诸药；生姜、大枣调和营卫。加入薄荷疏风，助柴胡疏散外邪；因其热较甚，仅黄芩一味，其力尚嫌不足，故而加金银花、蒲公英以增强清热解毒之功，以防邪热内传。3 日后二诊，服药后表解里和，发热渐退，诸症渐除，见咳嗽无痰，此乃邪气达表，肺失宣降使然，加入杏仁以宣降肺气止咳，2 剂而愈。

古人治产后发热多用血药，如四物、生化、小柴胡加生地、赤芍、归尾、桃仁等等。如果病及于血，夹有瘀者，用之方效。本例恶露已尽，又无腹痛等瘀血证候，故不用养血活血之味。若拘于产后"多虚多瘀"，不加辨证而盲目用之，反生滞邪之弊，甚至内陷生变。由于辨证准确，遣方对证，用药恰到好处，所以较快获愈。

## 二、内外湿热　表里分消

湿热之体，产后易感湿热之邪而发热。此因素体脾虚之人，或久居潮湿之地，湿困中焦，郁而化热，或过食膏粱厚味，脾胃受损，脾湿胃热内郁，复因产后外感湿热之邪，内外合邪而发病。若起病之初，其病偏表，多湿热阻于经络。临床热型以恶寒发热，汗出热解继而复热为特点，伴有头昏头重，身重肢软，胸闷呕吐，小便短黄，舌质红，苔薄黄而滑，脉软滑数。治当表里分消，清利湿热，方用黄芩滑石汤化裁。

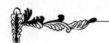

方药组成：见带下病。

恶寒甚者酌加荆芥 9g、防风 9g、藿香 9g 以疏解表邪；

身痛加防己 15g、苡仁 15g 以除湿止痛；

发热重加淡竹叶 9g、黄连 9g 以增强清热除湿之力。

案 2：曾某，女，29 岁，沙市床单一厂工人。

初诊：1977 年 6 月 17 日。患者于 5 月 31 日，足月顺产一婴。十余天后，因外出收捡衣服而受凉，当晚即恶寒发热，口干喜饮，自服"银翘片"两天，又经厂医务室用西药退热、消炎等治疗，体温不降，仍恶寒发热，体温上升至 40℃（腋下），伴胸闷呕吐，头昏身重，口淡乏味，白天汗多，汗出热减，汗止热升。舌质暗红，苔黄腻，脉弦滑数（100 次 / 分）。查血白细胞计数 $17.2 \times 10^9$/L，中性粒细胞 82%。

诊断：产后发热。证属湿热内阻，外滞经络。

治则：清热利湿，表里分消。

方药：黄芩滑石汤化裁：

  淡竹叶 9g 黄芩 9g 滑石 30g 白蔻仁 6g

  大腹皮 9g 竹茹 9g 黄连 6g 茯苓皮 15g

  川厚朴 9g 藿香 9g 半夏 9g 通草 6g

  姜炭 3g

  2 剂，水煎，一日服完。

二诊：1977 年 6 月 18 日。

服上方 2 剂，体温渐降，夜间降至正常，胸闷减轻，呕恶已除，欲食。但感汗出畏寒，左膝关节酸软。舌质暗红，苔淡黄，脉弦滑（86 次 / 分）。复查血象：白细胞计数 $7.8 \times 10^9$/L，中性粒细胞 78%。继以上方去姜炭，加苡仁 15g，2 剂后，诸症消失，遂以淡渗和胃之剂而收功。

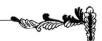

按语：胃为水谷之海，脾为湿土之脏，感受湿热之邪，其病变部位多在脾胃。当湿热之邪侵入中焦，其病又因中气强弱而异。如平素胃热较盛，中气足者，病多在胃而热重于湿；中气弱者，病多在脾，则为湿重于热。湿热偏重，除脾胃功能外，又与感受湿热邪气的轻重有关。但无论孰轻孰重，胸痞、四肢倦怠、舌苔黄腻确为常见之证候。本例产后体虚未复，因外出感邪而病。证见汗出热减，汗止热升，胸闷呕恶，舌苔黄腻，为外感湿热之邪与中焦内蕴之湿热相合所致。湿热交蒸，营卫不和，故发热、恶寒、多汗。湿为阴邪，其性黏滞，不能随汗而泄，故汗出热减继而复热，此与感受风寒一汗而解有别。其头昏身重为湿热困表。口淡泛味乃湿困中焦，运化失司之故。胸闷呕吐、舌红苔黄腻等均为湿热中阻，升降失职使然。其发热甚、血象高乃热重为患。刘老认为，证属湿热并重，表里俱病，治不可偏。徒清热则湿不去，只利湿则热愈炽，唯清热利湿并举，表里分消为法方合病机，用黄芩滑石汤加味主之。黄芩、黄连苦寒清湿中之热；茯苓皮、大腹皮、通草淡渗利湿；藿香、砂仁、厚朴芳香化浊，理气除湿醒脾；半夏、竹茹、姜炭和胃降逆止呕；合竹叶、滑石清热利尿；配藿香以解表。二诊热退，诸症悉减，但感膝关节酸软，乃湿滞经络之故。守前方去姜炭加苡仁除湿舒筋。2剂后诸症消失，再以淡渗和胃之剂而收功。此例之治，可见刘老诊治湿温经验之一斑。

## 三、瘀热互结　泻热化瘀

产后血室正开，或热郁于内，或产时金创产伤，邪毒乘虚侵入胞宫、冲任，与血相合而发病，成为瘀热蕴结胞中之势。冲为血海，隶于阳明。若所感为湿热之邪经冲脉上

犯，易形成湿热中阻。其病偏里，热甚于湿。临床热型以持续高热，日轻夜重为特点。证见胸闷脘痞，恶心呕吐，腰腹疼痛，恶露不尽，舌红暗，苔黄腻，脉滑数等。若感温热之毒，邪灼肺胃，扰及营血，迫血妄行。临床热型以壮热不恶寒为特点。伴有口渴、胸膈如焚、阴道出血量多、小腹疼痛拒按、舌绛红、苔黄干、脉洪数等。属湿热中阻，邪瘀胞中者，治宜清热利湿、活血化瘀。以刘老自拟芩连半夏枳实汤加味治之。

方药组成：半夏 9g　黄芩 9g　黄连 6g　枳实 9g

　　　　　　杏仁 9g　陈皮 9g　郁金 9g　厚朴 9g

　　　　　　当归 24g　川芎 9g　桃仁 9g　蒲黄 9g

　　　　　　益母草 15g

兼恶寒、头痛鼻塞者可加柴胡 9g、苏叶 9g、荆芥 9g 等以轻宣解表；

热甚伤津，舌红口渴者，加石斛 15g、玉竹 12g、花粉 12g 以清热生津止渴；

心慌气短，舌淡脉弱者，酌减厚朴、陈皮，再加党参 15g、甘草 6g 以益气扶正。

兼食积纳呆者加焦山楂 12g 以消食导滞；

大便秘结者，加大黄 9g 以泄热通便；

恶露已尽，无腹痛等瘀血证候者去当归、川芎、桃仁、益母草等。

属热灼肺胃，热瘀蕴结胞脉，冲任不固者，治宜清热化瘀、安营凉血、固冲止血。方用清心凉膈散增损为治。

方药组成：见妊娠发热。

大便秘结加大黄 9g 以通腑泄热；

阴道出血多者酌加益母草 9g、生地 15~30g、丹皮 12g、

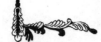

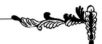

贯众炭 9g 等，或合犀角地黄汤以凉血散血、固冲止血；

热甚伤津，口渴甚者，加麦冬 12g、石斛 15g、花粉 12g 等以清热生津。

案 3：刘某，女，28 岁，沙市织布二厂工人，住院号 5780。

初诊：1979 年 1 月 14 日。

患者于 7 天前足月顺产一男婴，昨晚开始发热，体温为 39~39.5℃，不恶寒，但胸闷、恶心，呕吐一次，小腹时痛，恶露未净，色暗量少，大便秘结，舌质红，苔黄腻，脉弦滑数（100 次 / 分）。查血：白细胞计数 $18 \times 10^9$/L，中性粒细胞 82%。

诊断：产后发热。证属湿热中阻，血瘀胞络。

治则：清热除湿，活血化瘀。

方药：芩连半夏枳实汤化裁：

半夏 9g　黄芩 9g　黄连 6g　益母草 15g
当归 15g　陈皮 9g　桃仁 9g　郁金 9g
厚朴 9g　白芍 15g　炒荆芥 9g　枳实 9g
2 剂，水煎，一日服完。

二诊：1979 年 1 月 15 日。

服上方后，体温降至 37℃（腋下），腹痛消失，恶露减少，胸闷已除，呕吐已平。舌质红，苔黄，脉弦滑（86 次 / 分）。效不更方，守上方再进 2 剂，一日服完。

三诊：1979 年 1 月 16 日。

体温正常，恶露已尽，余症悉除。舌红苔薄黄，脉滑软（70 次 / 分）。复查血象：白细胞计数 $7 \times 10^9$/L，中性 72%，淋巴 28%。处以黄芩滑石汤加当归、白芍，3 剂，一日服 1 剂，痊愈出院。

　　按语：久居潮湿之地，嗜食辛辣之味，固属于湿热内蕴之体，产后感邪入里而从热化，故发热甚，不恶寒。邪犯胞宫、冲任，与瘀血相合，故恶露不尽，量少腹痛。邪犯中焦，湿热中阻，升降失司，故有胸闷呕吐，大便秘结等。芩连半夏枳实汤系刘老自制治疗湿热郁阻中焦病证的验方。全方苦辛通降，清热燥湿，和胃降逆，调理气机。刘老去杏仁加入当归、白芍、桃仁、益母草祛胞中之瘀以止腹痛，与芩、连相合，清冲任之热以止恶露。佐以荆芥辛散透表。因病势急，故日服 2 剂，湿热得以逐渐清解，气血得以逐渐调和，体温亦逐渐下降，诸症随之减轻。二诊时，效不更法，守方 2 剂，一日服完。三诊时，体温降至正常，恶露尽，腹痛止，胸闷开，呕恶除，黄腻苔转薄，血象转为正常。恐"炉烟虽熄，灰中有火"，再以苦辛淡渗、养血之剂巩固疗效，防其复发。刘老早年擅于诊治温病，尤长于湿温，并且经常将温病治法方药用于妇科领域。本例遣方用药，切合病机，主次分明，堪称范例。

　　案 4：田某，女，32 岁，住院号 3255。

　　初诊：1992 年 5 月 6 日。

　　患者诉 1 月前自然流产一胎，未清宫。近 3 日来发热恶寒，服"感冒灵"数次，寒热减轻。昨日上午出现下腹疼痛，阴道大量出血，在家昏倒 1 次，即入院。入院时伴有头昏心慌、神疲乏力、面色苍白、肢冷汗出等症状。血压 15/7kPa。妇科检查：阴道内大量积血，宫颈口哆开，子宫如孕 4 月大小，质软。即予钳刮，术后出血减少，同时输血及抗感染治疗，病情有所改善。当晚体温为 37.8~39℃。

　　刻诊：体温 39.4℃，不恶寒，伴咳嗽气急，胸闷心悸，胸膈如焚，口渴喜冷饮，阴道少量出血，小腹压痛，舌深

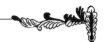

红，苔黄厚中干，脉洪数。查血象：血色素 60g/L，红细胞 $1.98 \times 10^{12}$/L，白细胞 $3.9 \times 10^9$/L，中性 52%，淋巴 48%。

诊断：产后发热（钳刮术后）。证属温邪灼津，肺胃火燔，迫血妄行之候。

治则：清热安营。

方药：清心凉膈散化裁。

　　栀子 9g　连翘 9g　黄芩 9g　　赤芍 12g

　　生地 9g　竹叶 9g　薄荷 9g　生石膏 30g

　　桔梗 9g　甘草 3g

　　2 剂，水煎服，日 1 剂，分 2 次服。

二诊：1992 年 5 月 8 日。

昨日体温降至正常，胸膈如焚已除，余症减轻，仍咳嗽胸闷。舌红，苔薄黄，脉洪数。守上方加瓜蒌、浙贝母、枇杷叶各 9g。

三诊：1992 年 6 月 11 日。

服 4 剂后，咳止。1 周后经血净，未再发热。6 月 3 日月经来潮，量中等，6 天净。妇检：未见明显异常。

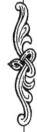

按语：刘老对妇科高热出血，属热入血室、体虚津未伤者，常宗仲景法予小柴胡汤加减治之。若感受温邪，热在上焦气分，灼伤津液，下扰血室，迫血妄行者，每用凉膈散合安营凉血法取效。本案初期，发热恶寒、小腹疼痛、阴道血大下等，显然系外感温邪，累及营血，触动宿瘀所致。经输血、刮宫及抗感染治疗后，瘀热下血有所控制。但高热不减、不恶寒是温邪传入气分，口渴咳嗽、胸膈如焚乃肺胃火燔，劫灼津液。急用清心凉膈散清泻上焦气分之热。因下血未净，故加生地、赤芍凉血散血，分析明确，方药对证，而获效。

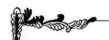

产后发热虽有外感、感染邪毒、血虚、血瘀之分。然刘老根据数十年经验，临床以外感、感染邪毒二者为主。其血虚、血瘀多为兼证。"邪之所凑，其气必虚"，产后阴血阳气亏损，易感外邪而发热。或脾胃有伤，或湿热内蕴，或金创产伤，邪毒乘虚直入胞中、冲任而发热。因此，病有虚中夹实，或以实证为主，表里同病是本病的发病特点。

产后外感为患，多虚中夹实；邪有风寒湿热。以邪客少阳，湿热中阻内外合病二型为多见，前者师仲景法，后者宗鞠通方。结合患者产后情况，加减运用多可速愈。如案1、案2。邪毒为患多为实证（属西医之产褥感染）。"在阳旺之躯，胃热恒多；在阴盛之体，脾湿亦不少，然其化热则一。"总属湿热证，以热甚于湿为主。尤以邪毒直犯胞中、冲任为重。刘老每以苦辛通降、清热燥湿、活血化瘀为治，如案3。若为感受温热之邪，易于伤津动血，多用凉膈、清营、犀角地黄等方以清泻气热、清营凉血为法，如案4。若辨证准确，施治切合病机，服药及时，可获痊愈。若失治、误治，邪毒内陷，高热神昏谵语，甚至发展至发斑动血等危重阶段，则按温病热入营血，或邪陷心包救治。

# 产后恶露不尽　产后腹痛

分娩后，胞宫内遗留的余血浊液经阴道排出，称为"恶露"，一般在2~3周完全排尽，过期仍淋漓不断者，称"产后恶露不尽"。其中也包括了剖宫、引产、人工流产及药物流产后恶露不尽。

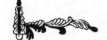

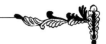

产后以小腹疼痛为主症者称"产后腹痛"。

以上二者发病有一定的内在联系，治疗也多相同，故在一起论述。

气血运行失常，胞宫、冲任受损，功能失调，为其发病机理。临床以瘀血、气血亏虚、瘀热为常见。

## 一、活血化瘀　兼证兼治

产后血室正开，寒邪乘虚入胞，与血相搏；或七情所伤，气郁血滞；或产后元气亏虚，或劳倦伤气，气虚运血无力；或金刃产伤，或胞衣残存等，以致瘀血内留，阻滞冲任。

临床以恶露色黯有块，时多时少，同时有腹痛拒按，血块下痛减。舌黯，脉沉弦。治宜活血化瘀、止血止痛。方用益母生化汤加减。

方药组成：见崩漏。

恶露量多加益母草30g，蒲黄炭9g，或田三七粉6g（吞服），以活血化瘀、止血止痛；

恶露量少可选加红花9g、赤芍9g，以增加活血化瘀之功；

腹痛甚加五灵脂15g以化瘀止痛；

小腹胀痛酌加香附12g、枳实9g、广木香9g、槟榔12g以行气消胀止痛；

腰痛血少加牛膝9g，量多加续断9g，胀痛加乌药9g，以活血、补肾、理气止痛；

有热者，去姜炭，加丹皮9g，热甚可选加黄芩9g、炒栀子9g以清热止血，蒲公英、败酱草、红藤、金银花、连翘也可随证斟酌加入；

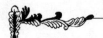

寒痛者，可选加桂枝 9g、艾叶 9g，以散寒止痛；

兼气虚酌加黄芪 30g、党参 15g、白术 9g 以益气摄血固脱；

兼血虚酌加熟地 12g、白芍 9g（腹痛甚可用至 30g）以养血止血止痛。

案 1：高某，女，28 岁，已婚，沙市胜利房管所干部。

初诊：1978 年 8 月 2 日。

患者于今年 6 月 14 日大产一婴。至今已 50 天恶露仍淋漓不尽，量少，色淡，小腹略感胀痛。纳食可，二便正常。曾多次就医，服中西药无效。脉沉软略滑（64 次 / 分），舌红，苔黄。

诊断：产后恶露不尽。证属瘀血未净，气血不调。

治则：祛瘀生新，调气止血。

方药：生化汤加味：

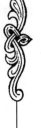

川芎 9g　当归 24g　桃仁 9g　艾叶炭 6g

甘草 3g　香附 9g　蒲黄炭 9g　炮姜 6g

益母草 15g

4 剂。

随访：患者服上方 3 剂后，恶露即净。现经行正常。

按语：患者产后恶露 50 天未尽，曾多次就医，服中西药不效。原因是医者多囿于"胎前多实，产后多虚"之论，从虚入手，用补血止血之法。加之患者又兼见"恶露量少，色淡，脉沉软"等虚象，因而蛮补蛮涩，未见效果。刘老认为，此患者感小腹略胀略痛，常不为人注意，此即是气血不调，瘀血为患的指征。故以祛瘀生新、调气止血为法，用生化汤加减治疗。方中川芎、当归养血活血，桃仁活血祛瘀，蒲黄炭活血止血止痛，艾叶炭止血止痛，姜炭有守有通，引

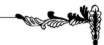

血归经，益母草活血调经，香附理气，气行则血亦行。全方辛温通络，使瘀血得去，新血得生，气血调和，其病痊愈。

案2：魏某，女，27岁，已婚，荆州船队职工。

初诊：1979年3月6日。

患者于1月13日产一婴。至今已50多天，仍恶露淋漓不尽，量少。觉左侧腰痛，纳食、二便正常。脉沉软。舌质暗红有瘀点，舌苔黄色。

诊断：产后恶露不尽。证属产后瘀血未尽。

治则：祛瘀生新，活血止血。

方药：生化汤加减：

炮姜3g　当归24g　甘草3g　蒲黄炭9g
桃仁9g　丹皮9g　续断9g　益母草15g
川芎9g

2剂。

二诊：1979年3月9日。

患者服上方后，昨天恶露已净。现仍感左侧腰酸痛，补述有高血压史。脉沉软。舌质暗红。守上方加减：

炮姜3g　当归15g　甘草3g　川芎9g
杜仲9g　桃仁9g　丹皮9g　续断12g
怀牛膝9g

2剂。

随访：患者服初诊方后恶露即净。进二诊药，腰痛明显减轻，现月经正常。

按语：产后恶露不尽，往往是瘀血阻滞胞脉，或因生产时产道损伤之故。本例患者产后近二月恶露未尽，且舌质暗有瘀点，为旧血未去，新血不生所致。腰痛则属产后肾虚。刘老认为，血瘀是主证，肾虚是兼证。其抓住主要矛盾，活

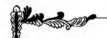

血祛瘀。用生化汤甘温通络，祛瘀生新，加丹皮、益母草活血祛瘀，蒲黄炭活血止血，佐续断补肾以治腰痛。服药 3 剂，瘀血得去，恶露干净。二诊时仍感腰痛是肾虚未复之征象。且补诉有高血压史，故守前方加杜仲、牛膝以增加补肾治腰痛之力，兼顾血压。服药 2 剂。腰痛明显减轻，病症基本治愈。

案 3：李某，女，27 岁，已婚，住沙市市解放路 9 号。

初诊：1976 年 7 月 12 日。

患者于 4 月份正常分娩。产后恶露淋漓不止，迄今已近 3 个月，伴小腹痛，腰痛，右半身麻木，畏冷，时而又恶寒发热。近来头晕，心悸，纳呆，小便短频，大便尚可，平素白带多。脉细数（108 次 / 分），舌质淡红，舌苔薄白。

诊断：产后恶露不尽。证属产后血瘀，中气不足。

治则：活血化瘀，健脾理气。

方药：生化汤合四君子汤加味：

炮姜 6g　当归 15g　桃仁 6g　蒲黄炭 9g
川芎 9g　续断 9g　制香附 12g　甘草 3g
茯苓 9g　鸡血藤 9g　党参 9g　白术 9g
五灵脂 9g
3 剂。

二诊：1976 年 7 月 16 日。

患者服上方后，恶露已止，腰腹痛减，但右侧半身麻木未愈，时感烦躁头晕，脉细数（104 次 / 分），舌质淡红，舌苔薄白。证属瘀血虽然渐去，但新血未能速生，气血尚未复旧，故治宜强后天之本，补气血之源，兼散未尽之瘀血。方用四君子汤加味：

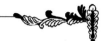

党参 12g　白术 9g　茯苓 9g　甘草 3g

炮姜 6g　蒲黄 9g　五灵脂 9g　枸杞 9g

菊花 9g

4剂。

随访：患者服药后，腰腹痛止，身麻木渐愈，月经正常。

按语：患者产后 3 个月恶露仍未干净，且伴腰痛，小腹痛。"不通则痛"，可知属瘀血为患。产后瘀血未能尽下，阻滞脉络，则腰腹疼痛，血不能循其常道，则离经下溢而淋漓不止，气血不得畅行则身麻木畏冷，营卫不调则时寒时热，其纳呆、带下则为脾虚中气不足，运化无力，收摄无权所致。脉细数、舌质淡，亦属脾虚之征象。

刘老认为是证虚实夹杂，治当虚实兼顾。初诊用生化汤合四君子汤加味，方中生化汤加蒲黄、五灵脂、鸡血藤活血化瘀止痛，香附行气，以增其和血化瘀之力，四君子汤健脾益气。全方活血益气，有补有通。服药 3 剂，瘀血得去，恶露即止。复诊时半身麻木仍未愈，是新血未能速生之故。脾胃乃后天之本，气血生化之源，拟四君子汤为主方，补脾益胃，养气血之源，佐蒲黄、五灵脂散未尽之瘀，使气血活泼流通，麻木自愈。病久及肾，阴虚肝风上扰，故见烦躁头晕，乃于方中加枸杞滋养肝肾，菊花清肝除风。4 剂后，正气已复，且瘀血去尽。诸病基本治愈，而月经正常。

案 4：苏某，女 28 岁，已婚，荆州机械厂工人。

初诊：1978 年 8 月 18 日。

患者于 28 天前大产一婴。恶露至今未尽，色略暗，量不多。1 周前感受风寒，至今仍觉两肩、两臂酸痛畏冷，两股酸软乏力，多汗，纳食二便无异常。脉沉弦数（100 次/

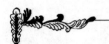

分），舌质略淡，舌苔灰黄。

诊断：产后恶露不尽。证属产后瘀血未去，复感寒邪，营卫不和。

治则：活血化瘀，调和营卫。

方药：生化汤合桂枝四物汤加减：

炮姜 6g　当归 15g　甘草 3g　川芎 9g

熟地 9g　桂枝 6g　白芍 12g　大枣 9g

益母草 15g

3 剂。

二诊：患者服上方后，恶露基本干净。肩臂酸痛较前减轻，出汗减少。脉沉弦，舌正苔薄。守上方 3 剂。

随访：患者称服上方后，恶露即净，出汗亦止，肩臂疼愈，半年来肩臂痛未复发。

按语：脉数而有力为实，脉数而无力为虚，脉象虚实迥然不同，临床不难分辨，难在脉数而似虚似实，介于有力无力之间，此时若差之毫厘，则失之千里，最易犯虚虚实实之戒。虚者补之，实者泻之。属虚实夹杂者则当分清主次，或以补虚为主兼祛邪实，或以祛邪为主兼顾其虚。

刘老见本例患者脉沉弦且数，在有力无力之间，察其舌质略淡，恶露量少，淋漓不尽，认为证属血虚血瘀。患者肩臂酸痛，畏冷，身多汗又属产后感受风寒，营卫失调之故。治宜养血活血，调和营卫。方用生化汤活血祛瘀生新，桂枝四物汤养血和营卫。全方祛瘀而兼养血，祛邪扶正兼具。二诊时恶露基本干净，其他诸症亦减，是血瘀渐活，血虚渐复之象。故守方 3 剂，继续养血调和营卫。共服药 6 剂，竟收全功。

案 5：刘某，女，32 岁，已婚，沙市日光灯厂工人。

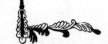

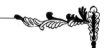

初诊：1977 年 11 月 17 日。

患者平素月经正常。今年 10 月 6 日在某医院引产，1 天后娩出胎儿。产后持续低热数日，又复忧烦忿怒，渐至面肿，全身胀痛。产后至今已 40 余天，恶露仍时隐时现，量不多，伴有小腹痛。近来纳食差，小便较少，肿胀日增。脉沉弱（80 次 / 分），舌质红暗，有瘀点。

诊断：引产后恶露不尽。证属气滞血瘀胞络。

治则：理气消肿，活血逐瘀。

方药：生化汤合五皮饮加减：

莱菔子 15g　川芎 9g　桃仁 9g　大腹皮 9g
益母草 15g　生姜皮 9g　陈皮 9g　红花 9g
茯苓皮 9g　桑白皮 9g　防己 15g　木通 6g
当归 24g　枳实 9g

3 剂。

二诊：1977 年 11 月 21 日。

患者服上方后，肿胀已减十之六七，身痛亦减轻，纳食增加，大便正常。脉软滑，舌质暗红，苔灰。守上方 4 剂。

随访：患者诉服初诊第 1 剂药后恶露即净。服二诊方加减十余剂后，其他诸症均愈，现已一年半，未见复发，月经正常。

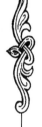

按语：刘老分析，患者产后因忧患忿怒，而致肝气郁结，气行不畅，血瘀胞络，不循常道，则见恶露不尽，小腹疼痛；气机失利，津液不能上下输通，则为肿为胀。治宜活血祛瘀，理气消肿。方用生化汤合五皮饮加减。方中当归、川芎、桃仁、红花、益母草祛瘀生新，生姜皮辛温宣散，陈皮和中理气，大腹皮行气消肿，桑白皮宣肺下气，通调水道，茯苓用皮意在利水消肿，防己、木通利水，莱菔子、枳

实行气。全方具有行气、活血、消肿之功，服药4剂，瘀血得去，故恶露即净，小腹痛止。肿胀虽较前减轻，但活动后肿势有加，且大便日2次，质稍稀，是兼有脾虚之征象，故二诊时治以利湿健脾、理气消肿为法，取五皮饮加木通、防己、莱菔子、枳实、苏叶、薄荷、益母草等治其肿胀。服药3剂，肿胀减轻十之六七。三诊时守方4剂，病告痊愈。

## 二、益气养血　不忘化瘀

平素饮食不节或节食瘦身，脾胃有伤，气血不足；或产时失血耗气；或产后劳倦，伤及中气，以致气虚失统，冲任不固而恶露不尽。出血量多，或日久气血愈虚。气虚运血无力，胞中余血浊液排除不畅；或出血日久，离经之血去而不尽等，又可致瘀血阻滞胞宫、胞脉，形成虚瘀相兼之恶露不尽。

临床以恶露量多，或时多时少，色淡质稀，淋漓不止，有小血块为主。或有小腹隐痛，面色㿠白或萎黄，头昏神倦，心慌气短。舌淡或淡暗，脉虚。治宜益气养血，固冲止血。夹瘀者兼以活血化瘀。

### 1. 八珍汤加减

方药组成：

党参15g　白术12g　茯苓9g　炙甘草6g

熟地12g　当归12g　川芎9g　白芍12g

气虚甚，出血多者加黄芪30g、红参30g以益气摄血；

血虚甚者，加阿胶12g（烊化），以固冲止血；

夹瘀腹痛者，酌加益母草30g、三七粉6g（冲服）、蒲黄炭9g或合生化汤以化瘀止血止痛；

出血量多不止，无腹痛者，加龙骨、牡蛎各30g，仙鹤

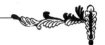

草 15g，以固涩止血。

**2. 当归芍药散加减**

方药组成：

当归 12g　白芍 15g　川芎 9g　白术 9g

茯苓 9g　泽泻 9g

腹痛较甚加炙甘草 9g、白芍 30g 以缓急止痛；

出血多加阿胶 12g（烊化）、炒贯众 15g 以养血固冲止痛；

胁痛加柴胡 9g、香附 12g 以疏肝解郁；

倦怠纳差加党参 15g；

有热者酌加黄芩 9g、栀子 9g、败酱草 30g、红藤 30g，以清热活血；

有寒者加艾叶 9g、姜炭 6g 以温经止血止痛；

夹瘀者加益母草 30g、蒲黄 9g、五灵脂 12g 以化瘀止血止痛。

案6：许某，女，27 岁，已婚，住沙市东风大楼。

初诊：1976 年 12 月 31 日。

患者平素体弱。今已产后 66 天，恶露仍淋漓不尽，色时红时暗，如屋漏水。现头昏痛，左侧腰痛，腹部无不适感，纳食欠佳，大便结，小便正常。脉沉弦软（76 次 / 分），舌红，苔灰略黄。

诊断：产后恶露不尽。证属气血亏虚，气不摄血。

治则：健脾益气，补血止血。

方药：八珍汤加减：

甘草 3g　白术 9g　茯苓 9g　益母草 12g

当归 9g　白药 9g　地黄炭 9g　党参 12g

枸杞 12g　续断 9g　牛膝 9g　棕榈炭 18g

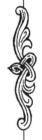

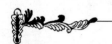 

3剂。

二诊：1997年1月3日。

患者服上方2剂后，恶露即止。头昏痛、腰痛明显减轻，现白带多，大便仍结，脉沉弦软缓（67次/分），舌质淡红，舌苔黄。守上方去牛膝，3剂。

随访：患者诉服药后恶露止，诸症较前减轻，现月经正常。

按语：患者平素体质较弱，新产之后耗气伤血则气血更虚。气虚失其统摄之权，故冲任不固，时下血少许，色红。血虚不能上荣于脑，故头昏痛，血虚胞脉失养累及于肾，故腰痛。

刘老抓住时见暗色恶露少许，认定是气血虚弱之中兼有瘀血作祟，治宜益气养血，少佐活血之味，方用八珍汤加减。方中党参、白术、茯苓、甘草健脾益气，补生化之源，白芍、地黄炭、棕榈炭养血止血，枸杞、续断补肾固冲，当归、牛膝、益母草养血活血祛瘀。全方有补有通，寓驱邪于扶正之中，是扶正祛邪法。

案7：冯某，女，32岁，住院病历号42440。

初诊：1994年5月13日。

患者1994年4月14日用米非司酮终止早孕，服药第二天，排出胚胎组织1枚，但阴道出血一直不止，量多。5月3日，注射催产素10单位未效。5月7日大量出血至今，伴头昏心慌，气短肢麻，舌淡红，苔黄，脉细数。妇检：外阴产型，阴道通畅，内有较多积血，宫颈肥大，子宫后位，略大，无压痛，双侧附件未触及异常。查血常规：血色素90g/L，红细胞$3.12 \times 10^{12}$/L，白细胞$6.4 \times 10^9$/L，中性73%，淋巴27%。B超检查：子宫切面内径7.4cm×7.3cm×6.6cm，宫

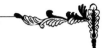

腔内见一1.8cm×1.6cm大小强光团回声。

诊断：药物流产后恶露不尽。证属残胎瘀滞，血不循经，气血亏虚。

治则：下胎祛瘀，益气养血。

方药：生化汤加减：

当归24g　川芎9g　益母草30g　桃仁9g
生山楂30g　姜炭6g　田七粉6g（吞服）
黄芪30g　仙鹤草30g　阿胶12g（烊化）
川牛膝9g　党参15g

2剂，一日1剂，水煎，分2次温服。

二诊：1994年5月17日。

血止2天，仍感头昏倦怠，心慌气短，舌淡红，苔白，脉虚。B超复查，子宫内径6.1cm×5.7cm×5.1cm，宫腔内未见异常回声。用归脾汤益气养血以善后调经。

黄芪30g　党参15g　白术12g　广木香9g
炙甘草6g　枣仁15g　远志9g　当归12g
茯苓9g　龙眼肉12g　阿胶12g（烊化）

10剂。

随访：月经正常，无何不适。

按语：患者年龄偏大，体质较差，药物流产后，排瘀乏力，胎瘀残留胞内，血不循经，以致出血近月不止。气虚不摄血故气短出血增多。血亏不能养心则心慌，上不荣清空而头昏。气血亏虚，经脉不充，故肢麻，舌淡红，脉细而急。其证虽虚象较为明显，然而胎瘀残留为出血之本。"治痛必求其本"，因而用生化汤加生山楂、益母草、牛膝以祛瘀下残胎；用黄芪、党参益气摄血且助下瘀之力；阿胶养血固冲，配田七粉、仙鹤草化瘀止血，以防出血再增，免致虚

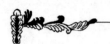

脱。如是，祛瘀不伤正，止血不留瘀，扶正祛邪，标本兼治，果获速效。瘀下血立止，其虚难即复，用归脾汤益气养血。脾气健，化源得复，心血充，神志安宁，诸症除而获康复。

案8：周某，女，33岁，专家门诊号1991。

初诊：1998年11月6日。

患者诉药物流产后恶露1月未净，B超检查，宫内有积血，未见残留胚胎组织。服中药数剂，血量反而增多。因不愿诊刮来就诊。当时阴道大量出血，色鲜红，有血块，腹不痛，伴头昏神倦，面色萎黄，乳房略胀。舌淡红，苔薄，脉虚疾。

诊断：药物流产后恶露不尽。证属气血亏虚，冲任不固兼夹瘀血。

治则：益气养血，化瘀固冲。

方药：生化汤加味：

    党参15g  黄芪30g  当归24g  川芎9g

    桃仁9g  甘草6g  姜炭6g  仙鹤草15g

    柴胡9g  蒲黄炭9g  白芍9g

    1剂。

嘱失血过多时随诊。

二诊：1998年11月7日。

阴道出血明显减少，仍有头昏神倦，脉舌如上。守原方2剂。

三诊：1998年11月10日。

阴道出血不多，精神略有好转，头昏头痛，面色萎黄，乳房略胀。舌淡暗红，苔薄；脉虚疾。改用八珍汤加味：

    黄芪30g  党参5g  茯苓9g  地黄炭12g

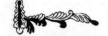

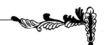

熟地 15g　炙甘草 6g　白术 15g　当归 9g

白芍 9g　川芎 9g　柴胡 9g　蒲黄炭 9g

阿胶 12g（烊化）

5 剂。

1 月后患者来院相告，药服完后血止，身体逐渐恢复。

按语：药物流产效果好，痛苦小，简便易行，患者多愿意接受。可是出血量多，出血时间长是其主要的副作用，临床较常见。引起出血的主要原因为流产不全，子宫复旧不良，感染等。本例患者素体虚弱，药流后子宫复旧不良以致出血月余不止。大量出血，属气虚不摄，冲任不固。其血色鲜红、头昏神倦、面色萎黄、舌淡红、脉虚疾等为气血亏虚，机体血脉失于充养而然。然而刘老于一派虚象之中，抓住乳胀一症为气郁夹瘀之征。如此气虚出血，冲任不固，又无腹痛，B 超检查也未见残留胎物，何瘀之有耶？因离经之血留而成瘀，B 超揭示宫内积血是也。血积宫内部分成瘀，冲脉不利，故作乳胀。其治先用生化汤使子宫加强收缩，排出宫内积瘀，加党参、黄芪摄血固冲、益气逐瘀；用柴胡、白芍养血调冲；蒲黄炭、仙鹤草化瘀止血。3 剂后瘀下而出血减少。其气血未复，冲任未固，则血未止，伴发症状未除，即改用八珍汤加黄芪、阿胶益气养血、固冲止血；加柴胡、蒲黄炭调冲止血以防留瘀。5 剂即冲固血止，诸症渐除即愈。本例若非造诣精深，辨证则难察秋毫；不是经验丰富，施治则难成竹在胸！

案 9：陈某，女，32 岁，已婚，住院号 39831。

初诊：1991 年 7 月 20 日。

患者人工流产后阴道出血 21 天不尽，曾服生化汤、黑蒲黄散及注射催产素等，量减而未止。昨日出血增多，色

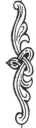

暗，小腹隐痛，腰酸，胸闷，纳差倦怠，小便频数短黄，舌暗红苔灰，脉缓。周前妇科检查：阴道有少量血液，宫颈光滑，子宫后位，正常大小，有轻压痛，双侧附件稍增粗，未触及包块，B超揭示：宫腔有少量积血，右侧附件囊性包块（2.4cm×2.2cm）。

诊断：人工流产后恶露不尽。证属脾虚血亏，湿热瘀血阻滞胞宫。

治则：健脾除湿，清热养血活血。

方药：当归芍药散加味：

当归 12g　赤白芍各 15g　白术 9g　川芎 9g
茯苓 9g　败酱草 30g　泽泻 9g　益母草 15g
滑石 30g　蒲公英 30g　红藤 15g　黄芩 9g
牛膝 12g　炒贯众 15g

5 剂，水煎服，日 1 剂。

二诊：1991 年 7 月 25 日。

上药服完后血止，小腹有时隐痛，小便正常，腰酸除，纳食增，舌脉如前。守上方继进 5 剂。

三诊：1991 年 8 月 1 日。

腹痛止，妇科检查及 B 超复查未见异常，出院。

按语：患者人工流产后，胞脉受损，瘀留胞宫，应属必然。其服生化汤等活血化瘀，注射催产素缩宫排瘀，一般而言，恶露应该干净。其不但未尽，反而增多，色暗，乃胞宫损伤未复，加之患者为脾虚之体，人流后重伤其血，湿热之邪趁虚侵入，与胞宫未尽之瘀相蕴结，新血不循经而妄行之故。故以为是湿热之证，腰痛、小便频数短黄、苔灰、脉缓是也。小腹隐痛、纳差倦怠乃脾虚血少之象，舌暗红为瘀热之征。当归芍药散出自《金匮要略》妇人妊娠篇和妇人杂病篇，为治"妇人怀妊腹中痛""妇人腹中诸疾痛"之方。刘老借用于本例之恶露不尽，主要是针对其脾虚血亏病机，取其健脾养血之功。用滑石以增利湿之力，使湿去热孤。再用黄芩寒以清热，苦以燥湿，湿热自可清利。败酱草、红藤、益母草、牛膝等清除胞宫冲任之湿热瘀血；炒贯众清热止血。如此虚实错杂之证，非经验丰富，善于临证变通者难获此速效！

### 三、化瘀清热　分清主次

产后瘀血浊液未尽，或因过食辣厚味，邪热内生；或产后感受外邪以致化热；或情志所伤，肝郁化火等，以致热伏血海，瘀热蕴结，冲任不固而致恶露不尽。

临床以恶露色深红，质稠，气臭，量多为主。同时伴腹痛拒按，口渴便结，或有发热。舌暗红，苔黄，脉弦数。

治宜活血化瘀，清热固冲。其中瘀血重者，以活血化瘀为主，兼以清热；热偏盛者，以清热固冲为主，兼以化瘀。前者仍以生化汤加减；后者则以芩连四物汤主之。

方药组成：见崩漏。

恶露量多加大黄炭 9g、贯众炭 30g、益母草 30g 以活血止血；

腹痛甚加蒲黄炭 9g、五灵脂 15g 以化瘀止痛止血；

若兼湿热而胸闷呕恶、舌苔黄腻者选加半夏 9g、郁金 9g、滑石 30g、厚朴 9g 等以清热利湿、降逆止呕。

以上二者血止后，若腹痛未减，均可用刘老经验方柴枳败酱汤加减，以固本善后。

方药组成：柴胡 9g　枳实 9g　赤白芍各 15g　甘草 6g

　　　　　败酱草 30g　红藤 30g　丹参 20g　莪术 9g

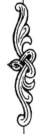

酒大黄 9g　牛膝 9g　三棱 9g　香附 12g

案 10：张某，女，45 岁，住院号 3780。

初诊：1992 年 7 月 26 日。

患者 4 月 27 日人工流产后，阴道持续出血至今 3 月未止，量时多时少，小腹疼痛，曾经西药抗炎治疗未效。7 月 17 日清宫，吸出少许胎组织，并继续抗感染治疗，血仍未止。诊时阴道少量出血，色暗红，小腹疼痛拒按，腰痛，口渴，倦怠乏力，舌暗淡，苔黄，脉弦（82 次 / 分）。

诊断：人工流产后恶露不尽。证属瘀阻胞中，久蕴化热，血不循经。

治则：活血祛瘀，清热止血。

方药：生化汤加味：

　　当归 24g　川芎 9g　金银花 15g　蒲黄炭 9g

　　甘草 6g　益母草 30g　蒲公英 30g　姜炭 6g

　　桃仁 9g　红藤 15g

　　5 剂。水煎服，1 剂 / 日。

二诊：1992 年 7 月 31 日。

服药 4 剂后，阴道掉出 1 枚约 2.5cm × 2.5cm 陈旧组织，病检为"坏死胎盘绒毛"，当即出血减少。现腹痛腰痛等症均见减轻，舌脉如前。守原方 3 剂。

三诊：1992 年 8 月 3 日。

阴道血止，略有腹痛，口渴减，舌暗，苔黄，脉弦（78次 / 分）。治宜疏肝活血清热，方用柴枳败酱汤加减：

柴胡 9g　枳实 9g　赤白芍各 15g　甘草 6g

败酱草 30g　红藤 30g　香附 12g　牛膝 9g

丹参 15g　桃仁 9g　酒大黄 9g

10 剂，痊愈出院。

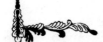

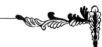

按语：人工流产不全，胚胎组织残留，影响子宫收缩及子宫内膜修复而持久出血不止，恶露时多时少，甚至会大出血。同时易并发感染，出现小腹疼痛，使出血时间更长。

本例患者人流吸宫不全，复清宫，残留胎物仍未尽除。邪气趁势入侵，与胞中残胎相结，蕴久化热，导致瘀热内留，血不循经，以致恶露3月未净。瘀热内结，气血不畅，"不通则痛"，故腹痛腰痛。口渴、舌黯、苔黄系瘀热而然。

刘老认为：其以瘀为重，仍以生化汤活血化瘀为主，用败酱草、红藤、金银花、蒲公英等清热解毒。用药中的，残胎即下，血得循经而止，诸症俱减。然祛瘀务尽，除热必清，以免遗患，故改用柴枳败酱汤加减继续清解余邪。

案11：李某，女，28岁。专家门诊号3911。

初诊：1994年11月18日。

患者1994年10月25日用米非司酮终止早孕，服药第三天，排出胚胎组织1枚。第五天出现腹痛发热。某医院诊断为"急性盆腔炎"。用西药抗感染治疗5天，热退痛止，但阴道持续中等量出血至今未止，近日增多，伴口渴便结，舌暗苔黄腻，脉弦数。B超检查："宫腔内有1.6cm×1.4cm强光团回声"。

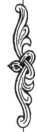

诊断：药物流产后恶露不尽。证属残胎化热，血不循经。

治则：下胎祛瘀，清热止血。

方药：生化汤加味：

益母草30g　　当归30g　　柴胡9g　　　川芎9g

蒲黄炭9g　　赤芍15g　　桃仁9g　　　酒大黄9g

败酱草30g　　红藤15g　　黄芩9g　　　姜炭6g

生山楂30g

4剂，1日1剂，水煎，分2次温服。

二诊：1994年11月23日。

服药后，从阴道掉出小片组织数枚，出血明显减少，患者以为残胎已下，出血将净而停止诊治，但每天仍少量出血。自服消炎、止血西药1周未效，至今不止，伴轻度腹痛，舌脉如上。是日B超复查："宫腔内有0.8cm×1.5cm强光团回声"。此为残胎去而未尽。继续祛瘀清热为治，原方加三棱、莪术各12g，4剂。

三诊：1994年12月2日。

服上药3剂血止，腹痛除，现无明显不适，舌暗苔黄，脉弦。再查B超"宫腔内未见异常光团回声"。妇检：外阴（－），阴道（－），宫颈轻糜，子宫后位，常大，不活动，压痛（＋），双附侧件（－）。治以清热疏肝活血，方用柴枳败酱汤加减：

柴胡9g　枳实9g　赤芍15g　蒲公英30g

红藤30g　牛膝9g　桃仁9g　败酱草30g

丹参20g　酒大黄9g　甘草6g

10剂。

四诊：1994年12月20日。

患者现无不适，舌暗苔薄，脉弦。妇检：子宫压痛（－），双侧附件（－）。告愈。

按语：患者属下焦瘀热之身，药物流产因瘀而滞，因热致重，以致残胎下而不尽，邪入化热，加重瘀热蕴结而发热、口渴、腹痛便结，舌苔黄腻，脉弦数。瘀热内留，血不循经，冲任不固而出血不止。

刘老认为，其瘀热并重，治应祛瘀、清热并举，用生化汤加益母草、赤芍、生山楂、蒲黄炭活血祛瘀；用败酱草、

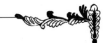

红藤、黄芩、大黄、柴胡清热解毒。药后瘀血得下，其热渐清，若乘胜追击，可迅速告捷。但患者误认为出血将净，即可获愈而停止诊治，以致残瘀余热未尽，腹痛出血不止。二诊以原方加三棱、莪术旨在祛瘀务尽，腹痛恶露可止。三诊时果然血止痛除。B超复查宫内已无残留胎物，妇检见子宫压痛（＋）。此乃瘀热尚未全解，用柴枳败酱汤加减10剂，瘀化热清而愈。

案12：向某，女，24岁，专家门诊号2992。

初诊：1992年9月28日。

患者于1992年7月2日分娩，至今恶露不尽，偶有血止，然3~5天后复出血，服"八珍益母丸""宫血宁"及西药抗炎治疗未效。诊前服生化汤加养血清热药4剂，昨日出血增多，色红有块，右侧少腹略痛。舌红略暗，苔灰黄，脉弦软数（92次/分）。

诊断：产后恶露不尽。证属热郁胞络，血虚血瘀，冲任不固。

治则：清热养血，化瘀止血。

方药：芩连四物汤加味：

　　　　黄芩9g　黄连9g　当归9g　炒贯众30g
　　　　白芍15g　生地9g　黄柏9g　阿胶12g
　　　　丹皮9g　青蒿9g　益母草15g　川芎9g
　　　　蒲黄炭9g　仙鹤草15g
　　　　5剂。

水煎服，每日1剂，分2次服。

1年后因上环不适来诊，告知当时药完血止，无任何异常。

按语：患者产后恶露不尽近3月，曾用西药抗炎治疗及

服生化汤加养血清热之剂等未效。其出血多，色红，脉弦数，显系热郁胞络，血热妄行，冲任不固使然。少腹略痛、舌暗乃瘀血内阻，气血不畅之故。

刘老认为，该例以热为重，其瘀不甚，因在产后，加之出血日久，阴血亦虚，治当以清热为主，辅以化瘀、养血，用芩连四物汤加减为治。方中黄芩、黄连、黄柏苦寒坚阴（蜜丸名三补丸）；生地、丹皮、炒贯众清热凉血止血；四物汤、阿胶养血固冲；益母草、蒲黄炭配当归、川芎以化瘀止痛止血。仅5剂即热清瘀化，血止病除。本例辨证立法思路清晰，遣方用药主次分明。

案13：苏某，女，26岁，已婚，住院号30162。

初诊：1988年8月3日。

患者于7月15日人工流产后，阴道出血，时多时少，至今19天不净。服生化汤、四逆散加味6剂未效。诊时阴道出血较多，小腹微痛，腰酸，口渴，舌红苔黄腻，脉弦软滑。妇检：阴道内有较多血液，宫颈轻糜，可见血由宫内流出，子宫后位，大小正常，轻触痛，双侧附件（－）。B超提示宫腔积血。

诊断：人工流产后恶露不尽。属冲任损伤，复感时邪，湿入血之证。

治则：清热利湿、止血。

方药：黄芩滑石汤加减：

黄芩9g　猪苓9g　茯苓皮9g　白蔻仁6g

黄柏9g　牛膝9g　滑石30g　贯众炭15g

通草6g　苍术9g

3剂，水煎，日1剂，分2次服。

二诊：1988年8月6日。

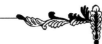

昨日血止，今日仅感小腹隐痛，舌红，苔黄，由厚腻转薄，脉弦软。方用清热利湿、疏肝活血之柴枳败酱汤加减。方药：

柴胡 9g　枳实 9g　赤芍 15g　滑石 30g

丹参 15g　甘草 6g　红藤 30g　牛膝 9g

黄芩 9g　败酱草 30g

10 剂。

三诊：1988 年 8 月 26 日。

阴道未再出血。8 月 20 日月经来潮，量中等，5 天净。今日妇检和 B 超复查，子宫及双侧附件未见异常。

按语：本例妇科和 B 超检查，除宫腔积血外，未见有胎物残留，且服生化汤、四逆汤等养血活血、疏肝清热之剂未效。刘老认为，患者舌红，苔黄腻，脉软滑，属湿热之象。因人工流产后，胞络受损，复感夏季时令邪气，湿热内蕴，下扰血室，致出血不止。宗叶天士"渗湿于下，不与热相搏"的理论，使湿去热孤，则病易解。用黄芩滑石汤和三妙丸加减，取其苦辛化气，苦寒清热，淡渗利湿。方中牛膝一味，可治产后瘀积腹痛，且引诸药下行，清利血中湿热。加贯众炭以凉血止血。药后气机宣畅，湿除热清，血室得宁，恶露自止。

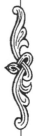

历代有"产后多虚多瘀"之说，多系指分娩之后，气血暴虚，故而"多虚"。产后正气亏虚，寒邪乘虚入胞，血为寒凝；或气虚运血无力，瘀血败物留滞宫内而成瘀。因此"多瘀"。然而随着时代的进步，医学科学不断的发展和创新，近代的妇科各种诊查技术、剖宫产、引产、人工流产以及药物流产等相继被广泛采用，创伤、感染也随之增多，膏粱厚味、积热之体亦众，因而又有"多热"一端。

气虚不能摄血，瘀血停留胞中，热邪迫血妄行，均可导致冲任不固，血不循经而发产后恶露不尽。一般而言，足月分娩为"瓜熟蒂落"，损伤较轻，瘀不甚重，以虚为多，其恶露不尽，为缩宫乏力，致败血浊液排下不尽，留而为瘀。多见于单纯子宫复旧不良。引产、人工流产、药物流产如生瓜硬摘，机体损伤较重，其瘀亦甚，易于出血耗气，易于感邪化热，属实或虚实相兼，其恶露不尽，多为胎物残留及盆腔感染。

本病虚、瘀、热临床可单独出现，更多是相兼为病，如虚瘀、虚瘀热、瘀热等。然以瘀血为多见，只是程度轻重和兼夹比例多少不同。正如刘师所论"十有九瘀"。因此临床以生化汤为主，或加强化瘀之药，如案1；或益以补肾之味，如案2；或增入益气养血之品，如案3、案7、案8；或加清热解毒药于内，如案10、案11；或合桂枝汤于里，如案4；或并五皮饮于其中，如案5。

近代对生化汤有许多研究，谓有收缩子宫、消炎抗感染等作用。益母草为妇科要药，药理研究证实，其不但对离体子宫，而且对在体子宫也有兴奋作用，且持续时间颇久（《中药大辞典》）。因此，生化汤常规加入益母草15~30g。即使是气虚热郁证型，亦可用之。笔者所撰写的"生化汤治疗妇产科疾病106例临床总结"一文中，产后恶露不尽有33例，有效率为92.9%。

虚瘀相兼、虚瘀热互见者临床颇多，尤其是药物流产之后，患者体虚，胎物残留，均可导致子宫收缩不良，而引起出血日久不止，甚至大出血，以致气随血耗，瘀血内留。或外邪趁虚而入化热，形成本虚标实之证。其治应权衡虚实之偏颇，或益气养血、活血化瘀并重，或补虚为主，兼以祛

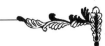

邪，务在尽快止血，如案7、案8。即使辨为纯虚者，亦应于补虚之中少佐化瘀止血之品，如三七粉、蒲黄炭、益母草等以防余瘀。

瘀热相兼者，多见于引产、人工流产者，宜随瘀、热之偏重而治。若血瘀兼热，仍以生化汤为主，随证加入清热解毒之品，尤以兼能活血化瘀者为佳，如败酱草、红藤、大黄炭等，如案11。若热重兼瘀者，则芩连四物汤、黄芩滑石汤放胆用之，不必拘于"产后宜温"之说。当然应斟酌配合化瘀之味，如益母草、失笑散等，如案12、案13。

瘀者、热者，恶露尽后，均应做妇科双合诊或B超检查，以免遗患，不能仅以血止为愈。若宫内残物未尽，虽然恶露停止，仍须继续治疗。若有炎症，癥瘕未消，血止后宜用刘老经验方柴枳败酱汤增损，继续活血化瘀、疏肝清热，直至痊愈。

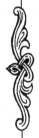

若胎物残留较多，出血日久，经治不效或突然大出血，应及时清宫，或配合输血等，以防休克。

至于产后腹痛，分虚实两类。虚者多系血虚，胞脉失养，不荣而痛；实者多为血瘀、瘀热，冲任、胞脉阻滞，不通则痛。虚腹痛，刘师常主以《金匮》当归芍药散随有无恶露加减用之，本方虽为治妊娠及妇女杂病腹痛之方，其用之于产后腹痛，病虽不同，机理则一。血瘀腹痛，则加生化汤。瘀热腹痛，则以柴枳败酱汤为治。产后腹痛之治，已尽在恶露不尽之中，故归同一篇论之，亦"异病同治"之谓。

# 癥　瘕

　　妇女下腹部包块，伴有或痛，或胀满，或阴道出血溢液的病症，称为"癥瘕"。也可毫无症状，检查时方被发现。其主症为下腹部包块，常包括西医的子宫肌瘤、卵巢肿瘤、附件炎性包块、附件炎性增粗、宫外孕包块、子宫内膜异位症（巧克力囊肿、异位结节）、子宫腺肌瘤等。刘老在临床上多参照西医病名，辨病与辨证相结合进行治疗。

## 一、子宫肌瘤

### 1. 瘀阻于内　日久成瘤

　　由于子宫肌瘤患者除腹部可扪及肿块及妇检、B超发现证实外，多伴有经期延长，有瘀血块，经量增多，或有经行腹痛等症状。均为瘀血内停所致。瘀血停滞于胞宫，"恶血当泻不泻，血还以留止，日以益大"，形成肌瘤。瘀血内停，血不归经，故经来量多，经期延长；经血内阻不通则痛，故有少数患者伴有经期腹痛。若经期出血量多，气随血脱，势必导致气血双亏，形成虚实夹杂之证。亦有素体及多方面的原因，造成偏寒、偏热的不同，但其总的病机为瘀血内停，或夹痰湿。

### 2. 癥当早治　治宜分期

　　通过长期的临床实践，认识到中药对子宫肌瘤较小者疗效较好。因初期患者正气尚强，宜用攻破；久病者正气已弱，邪气日深，应攻补兼施。再者，此病非一日所成，宜采

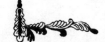

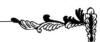

用缓泻之法，汤丸合用，缓以图之。1个月为一疗程。自拟子宫肌瘤非经期方、经期方。

平时用自拟子宫肌瘤非经期方活血化瘀消癥。

方药组成：当归 9g　川芎 9g　地黄 9g　刘寄奴 15g

桃仁 9g　红花 9g　昆布 15g　海藻 15g

三棱 9g　莪术 9g　土鳖虫 9g　丹参 15g

白芍 9g　鳖甲 15g

每日 1 剂，分 2 次服。

本方去瘀生新消包块，方中桃红四物汤养血活血；三棱、莪术破血消积；昆布、海藻软坚散结；土鳖虫、刘寄奴破血逐瘀；鳖甲散结消癥；丹参养血活血。本方攻破之力较强，适用于子宫肌瘤病的非经期治疗。

少腹胀可选加木香 9g、香附 12g；

腰胀痛者，可加乌药 9g、牛膝 9g 以理气活血止痛；

脉弦硬、头昏弦者，可加夏枯草 15g、石决明 18g 以清热平肝；

失血过多、心慌气短者，可加党参 15g、黄芪 18g 以益气生血。

并配合化癥丸（我院自制药）内服，桂苓液 100mL 保留灌肠。每日一次，经期停用。

月经期以活血养血、调经消癥为治。方用自拟子宫肌瘤经期方：

方药组成：当归 9g　地黄 9g　白芍 9g　茜草 9g

丹参 15g　阿胶（兑）12g　川芎 9g

益母草 12g　蒲黄炭 9g　紫草根 15g

刘寄奴 9g

子宫肌瘤在经期往往出血量多，其治疗应以养血活血止血为法。本方当归、川芎、地黄、白芍养血活血；阿胶养血止血；丹参、茜草、刘寄奴、益母草、蒲黄炭活血止血；紫草根凉血止血。全方养血之中兼有止血之味，调经之时顾及消癥散结。适用于子宫肌瘤的经期治疗。

经来量多如注者，可选加赤石脂 30g、棕榈炭 9g、乌贼骨 15g、煅牡蛎 30g 以止血固冲；

若偏热者，可加炒贯众 30g、地榆炭 9g 以清热止血；

偏寒者加姜炭 6g、艾叶炭 6g 以温经止血；

腰痛者，可加续断 12g、杜仲 12g 以补肾止痛；

小腹胀，加香附 12g、枳壳 9g 以理气消胀。

案 1：林某，女，43 岁，已婚，住院号 29794。

入院日期：1988 年 2 月 5 日。

患者月经过多 3 年余，加重半年。每次行经 2~4 天，量多如注（平均 1 个多小时换纸 1 次）。无腰腹部疼痛，月经周期尚正常，经前 3 天乳胀，舌质暗红，苔黄，脉弦（82次/分）。

妇检：子宫鸭蛋大，质硬，右侧附件可触及一囊性包块，边界不清；左侧增粗，压痛（＋）。1988 年 1 月 18日 B 超探查：子宫切面内径 6.8cm×5.6cm×4.5cm，其内可见一 3.2cm×2.1cm 大小等回声光团，子宫后出现一5.0cm×2.1cm 大小包块回声。后方伴增强效应。2 月 6 日查血常规：血红蛋白 80g/L，红细胞 $2.76×10^{12}$L，血小板$98×10^{12}$/L。

中医诊断：癥瘕。

西医诊断：①子宫肌瘤；②附件包块。

治则：活血理气，化瘀消癥。

方药：非经期方加味：

170

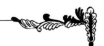

鳖甲 15g　当归 9g　川芎 9g　赤白芍各 9g

玄参 15g　红花 9g　三棱 12g　夏枯草 15g

昆布 15g　海藻 15g　刘寄奴 12g　土鳖 6g

生地 9g　莪术 12g　桃仁 9g

另配以化癥丸 10g 口服，每日 2 次。桂苓液 100mL 保留灌肠，1 次/日。经期给予经期方加味，停服化癥丸及灌肠。

住院期间，患者月经来潮 3 次，经量减少。于 3 月 11 日 B 超复查：子宫肌瘤缩为 2.0cm×1.8cm，右侧附件区有一 2.6cm×1.6cm 大小低回声光团，边界清晰。继守原方治疗。于 4 月 8 日再次 B 超复查，肌瘤及附件包块均消失。妇检亦未发现异常。共住院 67 天。

按语：此患者经前乳胀，经期量多如注，总由气血失调、瘀血内阻、血不归经、冲任失固，久之，气血双亏。其舌质暗红，苔黄，脉弦，均示内有瘀热、肝气不舒。处以非经期方加入夏枯草以疏肝凉血消癥；玄参以滋阴消癥瘕。坚持 67 天，终获痊愈。

患者母亲亦患有子宫肌瘤，已手术切除。从临床观察，肌瘤有部分遗传趋象。

案 2：刘某，女，44 岁，已婚，住院号 25181，住沙市中山路 208 号，入院日期 1988 年 6 月 1 日。

主诉：月经过多十余年，B 超发现子宫肌瘤 3 天。

现病史：患者 1975 年上环后月经量开始增多，去年 9 月份取环后月经量仍多，色暗红，有块，5 天净。经期感头昏，下肢浮肿，无腰腹痛。今年 5 月 28 日 B 超发现子宫肌瘤 2.0cm×1.5cm 大小。门诊以癥瘕（子宫肌瘤）收住。

入院时头昏，双下肢浮肿，精神、饮食、睡眠尚可，二

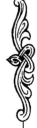

便调，舌质淡暗，苔黄，脉弦（78次/分）。末次月经1988年5月16日。妇检：子宫水平位，常大，活动，无压痛，双侧附件（－）。6月4日B超：子宫切面形态正常，内径5.8cm×5.3cm×4.3cm，其内有一2.0cm×1.7cm大小等回声光团，周边有晕带。双侧附件（－），提示子宫肌瘤。入院时查血常规：Hb95g/L、RBC3.28×10$^{12}$/L、PLT92×10$^9$/L。

中医诊断：癥瘕。证属瘀血内停兼气血双亏。

西医诊断：子宫肌瘤。

治则：活血消癥兼以补虚。

方药：非经期方加味：

当归9g　赤白芍各12g　川芎9g　生地9g

丹参15g　云苓15g　昆布15g　海藻15g

三棱9g　莪术9g　刘寄奴15g　土鳖虫6g

桃仁9g　鳖甲9g　党参12g　红花9g

服药3剂后，头昏、心悸减轻。继守上方10剂，并配合灌肠。其月经于6月9日提前7天来潮。月经期改以经期方加味以养血活血。

熟地9g　当归9g　川芎9g　刘寄奴9g

阿胶（兑）9g　蒲黄炭9g　益母草9g

丹皮9g　白芍9g　茜草9g　党参12g

党参12g　紫草根12g

3剂。

服药后月经来潮，3天即净，经量较前减少。后仍改用非经期方口服，守原方15付。

6月29日，为月经前期，患者自觉乳胀有块，无腰腹痛，舌质暗红，苔黄，脉软（80次/分）。守非经期方去党参、云苓，加柴胡、夏枯草以加强疏肝清热凉血的作用。

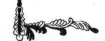

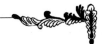

7月4日，患者乳胀甚，右胁下胀痛，腹胀口苦，舌暗红，苔黄，脉弦，中药改为调经Ⅰ号方加味以加强疏肝理气之功。

柴胡 12g　当归 15g　益母草 15g　甘草 3g

白术 9g　茯苓 9g　郁金 9g　赤白芍各 15g

川芎 9g　香附 12g　枳壳 9g　玄参 15g

2剂。

7月6日，患者此次月经提前5天于昨日来潮，色红，无块，无腰腹痛，乳胀，精神较差，舌质淡黯，脉软。今日中药改用经期方加减：

熟地 9g　当归 9g　川芎 9g　刘寄奴 9g

阿胶（兑）9g　益母草 15g　丹皮 9g

蒲黄 9g　党参 12g　白芍 9g　茯苓 9g

紫草根 12g　茜草炭 9g

5剂。

7月11日，患者此次月经4天净，经量正常。今日复查B超：子宫切面内径 5.9cm×4.6cm×4.1cm，其内未见异常回声，双侧附件未见异常回声。患者现月经恢复正常，肌瘤消失，病告痊愈，共住院 44 天。

按语：此例患者因上环后导致月经量多，未治。去年9月份取环后月经量未减少，且伴有瘀血块，经B超检查发现有子宫肌瘤，方以癥瘕收住。病乃因瘀血停滞，日久成癥，瘀血内阻，血不归经所致的经量增多。因长期经量过多，导致气血双亏，血失荣养，故头昏；脾气虚，水湿下注，故下肢浮肿；舌质淡暗亦为血虚血瘀之象。药宜分期施治，攻补兼施。平素以活血消癥兼以补虚为法，方用非经期方加党参、云苓以补脾益气、祛湿。守方10余剂后月经来潮，经

期改以养血活血之法，方用经期方加党参，用药后经量明显减少，经后继用非经期方加党参、云苓，直至6月底来月经前期，患者出现经前乳胀，肝气不舒之症，原方去党参、云苓等补虚药，加入柴胡疏肝理气；夏枯草清热凉血消瘕。因正气渐复，经前肝郁之症逐渐突出，故径用调经Ⅰ号方，以着重疏肝理气调经，并加枳壳以减腹胀，加玄参以消瘕。后月经又提前5天来潮，但此次经来已无血块，血量亦明显减少，说明正复瘀去，复查B超证实肌瘤消失。此例随证用药，较为理想，并能坚持治疗40多天，终获佳效。

子宫肌瘤患者除少数浆膜下肌瘤可无症状外，多伴有月经量增多，有血块，为瘀血内阻、经血不畅、血不归经所致。经期若过用活血则血量更加增多，而有形成崩症的可能。若纯用补涩，又因内有瘀血，新血难以归经，止血更难，刘老所制之"经期方"，用四物汤之平剂养血活血；阿胶养血止血；丹参、茜草、刘寄奴、益母草有活血祛瘀之功，而无破血之虑。刘寄奴兼以消瘕；蒲黄炭活血止血；紫草根凉血止血，有报道说其具有抗雌激素作用。而"非经期方"所用攻破之桃、红、棱、术等活血力强；土鳖虫为虫类药，具破血之力；刘寄奴、鳖甲能散结消瘕；昆布、海藻能软坚除痰散结。总之，为攻破之剂。适合于子宫肌瘤患者在非出血期的治疗。若配合消瘕液保留灌肠，使药物从局部吸收，直接作用于患部，并用化瘕丸口服，将收到更好疗效。

我们曾总结49例子宫肌瘤患者，痊愈14例（占28.57%），有效26例（占53.61%），无效9例（占18.37%）。并将治疗前后的B超结果进行统计学处理，其有极显著意义。

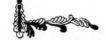

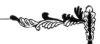

通过长期的临床实践，观察到中药保守治疗能明显减少月经量，并对小肌瘤、特别是初起者能达到完全消散的作用。且副作用小，值得临床推广。但对多发性子宫肌瘤或肌瘤较大者疗效较差，目前可考虑手术治疗。

## 二、盆腔炎性包块及卵巢囊肿

盆腔炎性包块及卵巢囊肿属中医"癥瘕"范畴。而炎性包块多见于已婚妇女，一般有急慢性盆腔炎史或妇科手术史。证见两少腹或一侧少腹疼痛，按之明显，或伴有月经失调、痛经、不孕、带下等症。妇科检查：一侧或两侧附件增粗、增厚，可触及包块，压痛明显。B超可见炎性包块回声。而卵巢囊肿也可无临床症状，妇科检查时发现。亦可伴有一侧少腹隐痛，或有月经不调、不孕等症。两者发生部位基本相同（附件处），两者亦可同时发生，个别病例鉴别困难，且中医辨证施治大同小异，故一起讨论之。

### 1. 疏肝清热　活血消癥

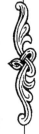

刘老认为，本病之形成与气血痰湿有关，但不论气滞痰湿终归于瘀血互结于少腹而成。瘀、痰、湿相互胶结是本病的成因。而瘀血又多因肝郁气滞或经期产后血室已开，感染邪毒；阳虚之人，脾失健运，寒痰水湿下注与瘀血互结而成；或手术金刃损伤，房室不节，损伤冲任，湿热内侵，与瘀血互结于少腹；或久病体虚热象渐去，寒痰凝滞。总之乃瘀血、痰、湿有形之邪留滞少腹，为寒，为热，为癥，为瘕。临床当辨证施治。治要明辨寒热。属热者多证见少腹包块疼痛，按之明显，或伴有月经先期，量多，经期延长，经期腹痛加重，经前胸乳作胀，腰痛，带下色黄或赤白，尿黄，舌质暗红或红，苔黄，脉弦或弦数。此乃气滞血瘀与湿

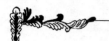

热互结而成癥瘕。治宜疏肝清热，活血祛湿消癥。方用柴枳败酱汤治之。

方药组成：见产后恶露不净、产后腹痛。

方中柴胡、枳实、甘草、赤白芍、香附疏肝理气；三棱、莪术、红花、丹参、牛膝活血化瘀消癥；败酱、红藤、蒲公英清热利湿解毒；大黄清热解毒；昆布、海藻化痰软坚消癥。

痛较甚可加入乳香、没药活血止痛。

同时可配合红藤液（我院自制药）100mL 保留灌肠。1个月为1疗程。连用1~3个疗程。此为湿热型，多见于炎性包块。

案3：陈某，女，36岁，已婚。入院日期1997年10月27日。

患者9年前出现少腹两侧疼痛，曾经某医院诊为右侧附件炎性包块。屡经中西医治疗，腹痛时轻时重，疗效不显，近半年来病势日重。月经量少。现月经已净2日，右侧少腹疼痛，黄带多，口渴便结，舌暗红，苔薄黄，脉弦。妇检：子宫后位，常大，活动差，压痛（＋）。附件：右侧可触及一3cm×2cm 大小包块，质软，压痛（＋＋），左侧（－）。B超探查：子宫右后上方见一35cm×24cm 大小暗区回声，边界模糊，壁厚。提示：右侧附件炎性包块。

中医诊断：癥瘕。

西医诊断：右侧附件炎性包块

治则：疏肝清热、活血消癥。

方药：柴枳败酱汤加味：

　　柴胡 9g　枳实 9g　赤白芍各 12g　甘草 3g
　　生水蛭 6g　莪术 9g　败酱草 30g　大黄 9g

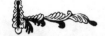

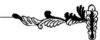

丹参 15g　香附 12g　牛膝 9g　生内金 9g

玄胡 12g　乳没各 15g　三棱 9g　红藤 15g

煎服。另取红藤液 100mL 保留灌肠。每日 1 次，治疗 1 个月。共服药 25 剂，诸症消失。妇检：子宫后位，常大，无压痛，右侧附件增粗，无压痛，左侧附件（一）。B 超复查：右侧附件未见异常。

按语：从患者症状及舌脉来看，为热郁甚而加上血积成癥。疾病属实，治宜疏肝清热、活血消癥。方用柴枳败酱汤加味。加乳、没活血化瘀止痛消癥，加水蛭、内金活血逐水消癥，更配合红藤液保留灌肠，加强清热解毒之功。由于药液从肛门灌入直肠，从肠黏膜直入病所，加强疗效。治疗 25 天后，多年宿疾终得根治，腹痛消失，妇检及 B 超均发现炎性包块消失。

案 4：陈某，女，26 岁，1995 年 4 月 16 日入院。

主诉：小腹疼痛月余。

现病史：患者近月来小腹持续疼痛，经期亦痛。右侧附件包块已行切除术。近来 B 超发现左侧附件又有一包块，5.0cm×3.3cm 大小。子宫内有多个不规则暗区。提示：左侧附件囊性包块、子宫内膜异位症。平时肛坠，倦怠，睡眠欠佳，纳差，大便不畅。月经周期可，经期 5~7 天。末次月经提前 10 天来潮。舌暗红，苔黄腻，脉沉弦。妇检：子宫后位，略大，轻压痛，左侧附件可触及鸡蛋大小包块，压痛，欠活动。

中医诊断：癥瘕。证属瘀血湿热阻滞冲任。

西医诊断：①左侧附件炎性包块；②子宫内膜异位症。

治则：清热利湿、化瘀消癥。

方药：柴枳败酱汤加蒲公英 30g，黄连 9g，黄芩 9g，5

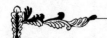

剂。煎服，日 1 剂。服后小腹疼痛、肛坠均减轻。诉矢气、便溏、腹痛。守上方去大黄 5 剂。三诊诉月经提前 4 天至，腹痛递减，经量中等，5 天经净，净后左少腹略痛，大便略溏，倦怠心慌，舌暗红，苔黄，脉沉弱。守上方加黄芪 30g，昆布 15g，海藻 15g，6 剂。浓煎服。四诊：腹痛未作，精神好转，略感心慌，舌红略暗，苔黄，脉弦数。守上方加沙参 15g，乌药 9g，再进 6 剂。此后 B 超检查子宫、附件未见异常回声。

**按语：** 患者因金刃所伤，胞脉空虚，经期或房事不节，湿热之邪乘虚而入，与血相合，结于少腹，形成癥，阻滞气机，"不通则痛"。此刻湿热之邪偏重，故于方中加蒲公英、黄连、黄芩以加强清热祛湿解毒之力。药后出现便溏、心慌，说明病久正伤，实中夹虚，宜祛瘀清热兼以扶正。大便溏，故去大黄，佐黄芪、沙参益气扶正而不恋邪，助诸药驱邪之力，再伍昆布、海藻以祛湿软坚，使湿祛热清，气行血畅，则腹痛癥瘕自消。

**案 5：** 王某，女，23 岁，已婚。初诊日期 1997 年 7 月 24 日。

**主诉：** 下腹部隐痛 2 月余。

**现病史：** 近 2 月来无明显诱因下腹部隐痛，月经量多，每提前 5 天至，经期轻微腹痛，平素白带色黄，量多，舌暗红，苔黄腻，脉弦。末次月经 1997 年 7 月 10 日，曾行抗炎治疗无效。妇检：子宫后位，常大，质中，活动差，压痛（＋），右侧附件可触及鸭蛋大小包块，活动差，压痛。1997 年 7 月 22 日 B 超：子宫左后方见一 5.1cm×3.3cm 包块回声，内可见光点、光带样回声，边界欠清，子宫右后方可见一"亚铃状"包块回声，大小为 8.9cm×4.2cm，内可见光

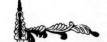

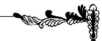

点、光带样回声，边界欠清。提示：盆腔内囊性包块（巧克力囊肿可能性大）。

中医诊断：癥瘕。

西医诊断：盆腔囊性包块〔①附件炎性包块；②巧克力囊肿（？）〕。

治则：疏肝清热，化瘀利水消癥。

方药：柴枳败酱汤加味：

　　　　柴胡 9g　枳实 9g　甘草 3g　败酱草 30g
　　　　三棱 9g　莪术 9g　海藻 15g　红藤 15g
　　　　丹参 15g　香附 12g　牛膝 9g　大黄 9g
　　　　防己 9g　椒目 9g　葶苈子 9g　昆布 15g
　　　　赤白芍各 12g
　　　　11 剂。

水蛭内金片（我院自制药）4 片，每日 3 次。

二诊：1997 年 8 月 11 日。

服上方 11 剂后，月经于 8 月 5 日来潮，量中等，腹痛未作。守上方去三棱、莪术，加益母草 30g，4 剂。

三诊：1997 年 8 月 15 日。

患者月经未净，量增多，腰痛，口渴，舌红苔黄，脉弦。清利固冲汤加味：

　　　黄芩 10g　黄连 6g　当归 10g　大黄炭 10g
　　　生地 12g　滑石 30g　通草 10g　白芍 12g
　　　蒲黄炭 10g　炒贯众 15g　益母草 30g

四诊：1997 年 8 月 20 日。

服药后，月经已净 5 天，现黄带多，余无明显不适。妇检子宫后位，常大，不活动，无压痛，双侧附件厚，无压痛，未触及明显包块。B 超提示：双侧附件区未见异

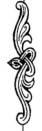

常回声。

　　按语：患者腹部隐痛，妇检子宫及附件均有压痛，B超发现盆腔包块，范围较大，辨证为湿热与瘀血互结于少腹，药用柴枳败酱汤疏肝清热，活血消癥，并合用己椒苈黄丸逐水化癥，加昆布、海藻化痰软坚。用药10余剂后，月经来潮，腹不痛，恐三棱、莪术动血，故去之，加益母草30g活血止血。后因患者月经来潮10余日未净，量多，考虑为湿热内扰，冲任不固所致，用清利固冲汤以清热化湿，凉血止血，药后即止。经后B超复查，包块消失。

　　柴枳败酱汤为刘老自拟治疗盆腔炎及炎性包块的经验方。临床随症加减，具有很好的止痛消胀消包块作用。对于湿热之邪内侵引起的漏下及经期延长也有很好的疗效。慢性盆腔炎服药以1个月为1疗程。一般1～2个疗程即可痊愈，经后可加服数剂以巩固疗效。案3、案4、案5均为用柴枳败酱汤者，案3以腹痛为主，热邪为甚；案4为虚实夹杂之证；案5因包块较大加入己椒苈黄丸。均在本方上随证加减，灵活进退，取得佳效。

　　**2. 温阳散寒　化痰软坚**

　　若素体阳虚，或初感湿热之邪，经抗炎及清热治疗后热象渐去，证见少腹包块或痛或不痛或冷感，白带量多质稀，舌质淡暗或有瘀斑、瘀点。此属寒痰水湿下注与瘀血互结而成癥瘕。治宜温化痰湿，利水活血消癥。方用桂枝茯苓丸加味。

　　方药组成：桂枝9g　茯苓9g　芍药15g　海藻15g
　　　　　　　　桃仁9g　三棱15g　莪术15g　丹皮9g
　　　　　　　　昆布15g

　　方中桂枝茯苓丸活血化瘀，温消痞块。加三棱、莪术、

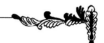

昆布、海藻活血消癥，化痰软坚。

　　若包块已达 5~6cm 可加入己椒苈黄丸攻坚散结，分消水饮。共奏温化痰水，祛瘀散结之功。

　　案 6：吴某，女，35 岁，已婚。

　　初诊：1977 年 3 月 1 日。

　　患者自诉下腹疼痛 4 天，自己在下腹部摸到包块。昨晚下腹疼痛加剧，不能忍受，伴腰痛，当地卫生院诊断为"腹部包块待查"，转来我院。患者结婚 9 年未孕，月经周期 20~30 天，末次月经 1977 年 2 月 7 日，经来量中等，3 天干净，1~2 天后又淋漓不断，至今仍点滴未净。现感小腹胀痛拒按，腰痛，脉弦迟（60 次 / 分），舌淡红，有瘀点，苔薄黄。妇检：外阴未产型。阴道光滑。宫颈光滑。子宫后位，大小摸不清。宫体前方偏右可摸到儿头大一包块，质软欠活动，包块右侧压痛明显。附件触诊不满意。腹外测包块范围约 16cm×12cm 大小。腹壁穿刺抽出黄色液体约 5mL。

　　诊断：癥瘕。证属寒凝血瘀，水湿聚积成癥。

　　治则：温经通络，利水消包块

　　方药：桂枝茯苓丸合己椒苈黄丸加减：

　　　　桂枝 9g　　茯苓 9g　　桃仁 9g　　葶苈子 9g
　　　　赤芍 9g　　椒目 9g　　防己 15g　　丹皮 9g
　　　　大黄 6g　　昆布 15g　　海藻 15g　　牛膝 9g
　　　　泽兰 9g　　莪术 9g
　　　　2 剂。

　　二诊：1977 年 3 月 4 日。

　　患者服上方后，解稀水样大便 4 次，腰及小腹疼痛减轻，包块明显减小，腹外查包块约 7cm×15cm 大小，质软。现感胸闷，脉弦缓（72 次 / 分），舌淡红，有瘀点，苔灰薄，

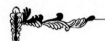

舌边有齿痕。继续活血化瘀、利水散结为治。守上方去大黄，加乌药9g（上方缺椒目、桃仁）。共3剂。

三诊：1977年3月7日。

患者服药后，小腹疼痛减轻，大便每日3次，已成形，包块缩小，腹外查包块约5cm×3cm。现左侧腰部仍痛，胸闷，腹胀。末次月经3月5日，经来量少。脉弦缓（72次/分），舌淡红，苔灰白，舌体胖。桂枝茯苓丸合己椒苈黄丸加减。

桂枝9g　茯苓9g　乌药9g　葶苈子9g

赤芍9g　厚朴9g　防己15g　昆布15g

丹皮9g　海藻15g　牛膝9g　莪术9g

3剂。

四诊：1977年3月10日。

患者服药后，胸闷渐开。现感小腹微胀，腰仍疼，最近两天每晚解大便两次，呈稀糊状。末次月经3月5日来潮，3月8日干净，今天又回潮少许。外阴痒，白带多，右脉弦缓，左脉沉弦软（62次/分），舌淡红，舌苔少，舌质左侧可见二粒绿豆大瘀点。

妇科检查：外阴未产型。宫颈光滑，黄色泡沫样白带，量中等。子宫体后倒，正常大小，活动受限。右侧附件可摸到鸭蛋大小不整形包块，有压痛，欠活动。左侧附件可扪及桃子大小包块。治宜继续活血化瘀，消包块。桂己合方加减。

桂枝9g　茯苓15g　乌药9g　葶苈子9g

赤芍9g　厚朴9g　防己15g　丹参15g

昆布15g　海藻15g　牛膝9g　莪术9g

丹皮9g

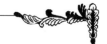

2 剂。

五诊：1977 年 3 月 12 日。

患者服药后，少腹痛减轻，腰骶部痛亦减轻，大便 5 次，小便频短，白带多，色黄。自感五心烦热。脉弦缓（66 次 / 分），舌淡红，舌苔薄黄，舌体胖，舌边有瘀点。证属瘀血阻滞脉络，湿从热化。治宜继续活血祛瘀，清热利湿。桂己合方合三妙散加减。

桂枝 9g　茯苓 15g　乌药 9g　炒栀子 9g

赤芍 9g　防己 15g　葶苈子 9g　丹皮 9g

昆布 15g　海藻 15g　牛膝 9g　丹参 15g

莪术 9g　苍术 9g

2 剂。

六诊：1977 年 3 月 14 日。

患者服药后，现小腹已不胀痛，但腰仍痛，阴道有时有少许血性分泌物，白带仍多，色黄。脉弦软（80 次 / 分），舌淡红，苔白滑，舌体胖，边有瘀点。仍守前方，加三棱 9g。共 3 剂。

七诊：1977 年 3 月 16 日。

患者经以上治疗后，现仅感腰部略有疼痛，其余诸症均已消失，患者要求出院。

妇科检查：子宫体前倾偏右，正常大小。右侧附件正常，左侧附件处可摸到乒乓球大小界线不清的包块，无明显压痛，移动性差。

病情向愈，准予出院。嘱其继续在当地中医治疗。并带 3 月 14 日方 10 剂。

按语：本例患者系农村妇女，婚后 9 年未能孕育，心情抑郁，肝气不舒，气郁则血行不畅。又因长期感受风寒湿

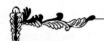

邪，寒性收引，湿性留连，寒凝血瘀，水湿停聚，日久蕴结而成包块。其治宜温经通络、利水散结为法。方用桂枝茯苓丸合己椒苈黄丸加减。方中桂枝茯苓丸为活血化瘀、温消癥块之剂，主治寒湿凝滞、瘀血与水阻滞经脉而成的癥块。己椒苈黄丸为攻坚决壅、分消水饮之方，主治水走肠间的腹满症，借用于此而消包块积水。二方合用，共奏温经散寒、活血祛瘀、逐水消癥之效。加昆布、海藻软坚散结，泽兰活血利水，牛膝活血祛瘀，利关节，治腰痛。二诊时大便稀，日数次，故去大黄加乌药之辛温，以顺气止痛，散寒温肾。三诊见胸闷腹胀，再加厚朴之苦辛温，以燥湿散满，合乌药以降其上逆之气。四诊包块明显缩小，仅如鸭蛋大，由于包块缩小，左侧包块得以暴露摸及。此时胸闷渐开，只感小腹微胀，属病邪渐解。虽其白带多，阴痒，但不能视为疾病之增加，而应辨为浊湿得以温化，病邪渗出下行之兆。故守前法再加丹参活血祛瘀，乘势利导之。五诊、六诊其他各症均减，证见白带多，色黄，五心烦热，是因连进辛温通络、利水化湿之剂，使寒湿得以下行，湿邪有从热化之势，此虽佳象，但若一味辛温通利，则不能适应病情之机转，故去厚朴，再合三妙散以燥湿清热，因缺黄柏，乃以炒栀子代之。七诊诸症均已消失，病情向愈，但感腰部略有胀痛，左侧尚存乒乓球大小包块，本应继续治疗，因患者要求出院，故嘱其带药回当地就医。

案7：闵某，女，34岁，已婚，钟祥县冷水乡卫生院医生。

初诊：1978年10月27日。

患者结婚10年未孕。月经周期尚属正常，每值经前胸乳疼痛，小腹及腰亦胀痛，经来量多。末次月经10月10日，

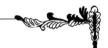

6 天干净。

1967 年妇检时，发现患者右侧附件处有混合性包块，十多年来多次治疗未效，经介绍特来我院求治。现仅感小腹胀痛，其他无特殊不适。脉弦滑（94 次 / 分），舌淡红，舌苔薄。

A 超提示：右侧附件混合性包块，左侧附件炎性增厚。

诊断：癥瘕。证属瘀血阻滞络脉，水湿停聚。

治则：活血祛瘀，利水散结。

方药：桂枝茯苓丸合己椒苈黄丸加减：

桂枝 6g　茯苓 9g　桃仁 9g　葶苈子 9g

赤芍 9g　椒目 9g　防己 15g　萹蓄 15g

酒大黄 9g　泽兰 9g　丹参 12　柴胡 9g

酒当归 9g　丹皮 9g

共 5 剂。

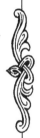

二诊：1979 年 3 月 26 日。

患者因在外地工作，不能及时前来复诊，自己按上方共服药 70 余剂。最近因返本市省亲，来院复查，末次月经 1979 年 3 月 26 日，6 天净。现小腹略有胀痛，其他均无不适感。脉弦滑（72 次 / 分），舌红略暗，舌苔黄。

A 超提示：双侧附件炎性粘连。

患者包块虽然消失，但双侧附件粘连，并小腹疼痛，是瘀血尚未去净。治以理气活血祛瘀止痛。四逆散加减。

柴胡 9g　炒枳壳 9g　白芍 15g　甘草 3g

川牛膝 9g　丹参 15g　泽兰 9g　丹皮 9g

制香附 12g　炒栀子 9g

共 5 剂。

随访：半年后信访，患者回信称：附件包块消失，但附

件炎症仍存，有时仍感小腹胀痛，其他无特殊不适，在当地继续中药治疗。

按语：本例患者在农村工作，长期感受风寒湿邪。寒主收引，湿性留连，寒湿凝滞脉络，日久蕴结而成包块。其治应以活血化瘀、利水散结为法。用桂枝茯苓丸合己椒苈黄丸为主方。又患者婚后 10 余年未孕，情志不舒，肝气郁结，故每于经前感胸乳胀痛。气郁则血结，血行受阻，则包块日益增大。乃于主方之中，佐以调理肝气之味，气行则血行，气散则包块亦散。故加柴胡、当归疏肝解郁，又加萹蓄以增强利水散结之力。前后共服药 70 余剂，使寒湿渐去，瘀血得活，包块逐渐消失。二诊时，但感小腹胀痛是肝气仍结。此时之治则应以调肝理气为法，方用四逆散加减。方中柴胡、枳壳、白芍、甘草疏肝解郁，加炒栀子、丹皮清肝热、散气郁之火，佐以香附散肝郁，治小腹胀痛。更加丹参、泽兰活血祛瘀止痛。川牛膝疏利泻降，既能活血祛瘀，又可利尿通淋。全方使肝气得舒，瘀血得活，浊湿下行，故疗效较好。

案 8：张某，女，26 岁，已婚，沙市仪表厂工人。

初诊：1978 年 11 月 3 日。

患者于 1978 年 5 月 30 日足月顺产一婴，8 月份因小腹胀痛，在本市某医院作妇科检查时，发现左侧附件处有一鸡蛋大囊性包块，经治疗包块未消失，小腹疼痛未减，特来我处求治。末次月经 1978 年 10 月 15 日，经来 9 天方净，现感左侧少腹胀痛，腰痛，有时全身关节疼痛。白带多，色白，外阴瘙痒。脉沉弦软（88 次 / 分），舌淡红，舌苔薄。

诊断：癥瘕。证属瘀血阻络，水湿停聚结块。

治则：活血祛瘀，利水散结。

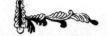

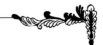

　　方药：桂枝茯苓丸合己椒苈黄丸加减：

　　　　　桂枝 6g　茯苓 9g　桃仁 9g　葶苈子 9g

　　　　　赤芍 9g　椒目 9g　防己 12g　丹皮 9g

　　　　　昆布 15g　泽兰 9g　海藻 15g　木香 9g

　　　　　郁李仁 9g

　　　　　共 5 剂。

　　二诊：1978 年 11 月 10 日。

　　患者服上方后，少腹痛减轻，外阴痒亦减轻，现又感腰痛，大便稀溏，头昏思睡，口干。脉沉弦软（74 次 / 分），舌暗红，舌苔薄。继续守上法，祛瘀利水散结。守上方去郁李仁。共 5 剂。

　　三诊：患者自诉照 1978 年 11 月 10 日方抄服 10 剂后，做妇科检查，鸡蛋大之囊性包块已缩小如乒乓球大。现感左侧小腹疼，左侧腰部仍痛，其他无异常，脉沉弦（80 次 / 分），舌质暗红，舌苔薄。桂枝茯苓丸合己椒苈黄丸加减。

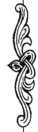

　　　　桂枝 6g　茯苓 9g　桃仁 9g　葶苈子 9g

　　　　赤芍 9g　椒目 9g　防己 12g　丹皮 9g

　　　　昆布 15g　泽兰 9g　海藻 15g　萹蓄 9g

　　　　大黄（兑）9g

　　　　共 5 剂。

　　四诊：1979 年 3 月 14 日。

　　患者服 3 月 9 日方后，大便溏泻，左侧小腹及腰仍痛，白带多，质稠如脓状，脉沉弦软（80 次 / 分），舌质暗红，舌苔薄。继守上方加减。

　　　　桂枝 6g　茯苓 9g　桃仁 9g　葶苈子 9g

　　　　白芍 15g　椒目 9g　防己 12g　丹皮 9g

　　　　昆布 15g　泽兰 9g　海藻 15g　萹蓄 9g

大黄（兑）6g　牛膝 9g

共 5 剂。

五诊：1979 年 4 月 11 日。

患者服药后，左侧小腹及腰疼痛减轻，现白带减少，质清稀，但有时仍然如脓状。时感手心发热。末次月经 3 月 27 日。妇检：左侧附件处未触及包块。A 超探查：子宫进 2cm 出 6cm，其间有宫腔反射。右侧附件进 2cm 出 4cm，左侧附件进 2cm 出 4cm，其间有微波，提高灵敏度未见液平。提示：左侧附件炎，包块基本消失。仍守上法，继续治疗。守前方 5 剂。

六诊：1979 年 4 月 18 日。

患者经以上治疗后，少腹包块基本消失。现白带多，质稠如脓状，小便黄，有时小腹及腰仍有疼痛或下坠感。脉沉弦软（74 次 / 分），舌质红，舌苔薄。证属瘀血得通，湿热尚结之征象。治宜清热除湿止带，苍白二陈汤加减：

苍术 9g　白术 9g　陈皮 9g　茯苓 9g

甘草 3g　黄柏 9g　牛膝 9g　柴胡 9g

枳壳 9g　升麻 9g　泽兰 9g　车前 9g

白芍 15g　败酱草 15g

共 5 剂。

随访：经以上治疗，患者附件包块消失。除有时略感腰腹疼痛外，其他均无不适感。

按语：本例患者新产之后，瘀血留滞胞脉，风寒湿邪乘虚而入，与恶血相搏结而成包块。瘀血内阻不通而少腹疼痛；湿邪积聚成块，故柔软而有囊性感。用桂枝茯苓丸合己椒苈黄丸祛瘀通络利水，消包块。因大黄能下瘀血，破癥瘕，逐宿食，荡肠胃，推陈致新，通利水谷，调中化食，安

和五脏，故于二诊后，皆取大黄兑服，虽大便溏而仍用之，是取其下瘀血、破癥瘕、消积聚的作用，同时也使水湿从大便而去，促使包块消失。又因萹蓄有利尿作用，能加速包块内积液的排出，故常加入主方之中，以增强利水消包块之力。六诊时包块基本消失，但见白带多，质稠如脓状，是瘀血渐去，湿热尚结之征象。即以苍白二陈汤加减，清热除湿止带善后。

案9：罗某，女，23岁，已婚，公安县雷洲乡高峰一队社员。

初诊：1977年6月28日。

患者产后8月，因停经40天，自疑为孕，前来我院检查，面色萎黄，消瘦，精神差，右少腹痛，带下色黄。脉沉弦软（82次/分），舌质淡红，舌苔薄黄。

妇检：外阴产型。阴道光滑。宫颈光滑。子宫偏左，大小正常。右侧附件处可触及超鸭蛋大之包块，质硬，局部有囊性感，边缘不规整，并与子宫相连，压痛明显。

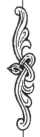

查血常规：血红蛋白70g/L，红细胞计数 $3.2 \times 10^{12}$/L，白细胞计数 $5.6 \times 10^9$/L，中性粒细胞52%，淋巴细胞48%，血沉51mm/h。

诊断：癥瘕。证属寒凝血瘀，兼夹湿毒。

治则：温通经络，利水消坚，佐以清热解毒。

方药：桂枝茯苓丸合己椒苈黄丸加减：

　　　桂枝6g　茯苓9g　桃仁9g　　半枝莲30g

　　　赤芍9g　椒目9g　三棱9g　　葶苈子9g

　　　昆布15g　泽兰9g　海藻15g　　丹皮9g

　　　莪术9g　白花蛇舌草30g　大黄（兑）15g

　　　共5剂。

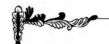

二诊：1977 年 8 月 20 日。

患者服上方后症状改善，因农忙不能及时前来，在当地抄服上方 20 余剂，症状基本消失，现特来复查。

妇检：附件处未发现包块。

查血常规：血红蛋白 85g/L。红细胞计数 $3.5 \times^{12}$/L，白细胞计数 $6.4 \times^{9}$/L，中性粒细胞 72%，淋巴细胞 28%，血沉 26mm/h。继服上方 5 剂。

随访：半年后信访，患者诉经以上治疗后，自觉症状消失，在当地多次进行妇科检查未发现包块。

按语：本例证属寒凝血瘀，夹有湿毒为患。初诊时包块已经形成，且带下色黄，其治宜温经散寒、清热解毒为法。用桂枝茯苓丸合己椒苈黄丸加减。方中桂枝温散寒邪，通利脉络，茯苓、葶苈子、椒目利水消积，桃仁、丹皮、赤芍活血祛瘀，昆布、海藻化痰软坚，三棱、莪术破血下瘀，大黄下积滞而活血，白花蛇舌草、半枝莲清热解毒。全方有温有清，寒热并治。前后共服药 20 余剂，使寒得温化，瘀血得活，湿毒得解。故包块得以消失。

案 10：李某，女，40 岁，已婚。

初诊：1998 年 7 月 30 日。

主诉：阴道不规则出血 25 天，发现附件包块 2 天。

患者平素月经周期正常，末次月经 1998 年 6 月 15 日来潮，5 天净。7 月 5 日月经复潮（提前 10 天），5 天净后，于 7 月 17 日阴道复出血，量少至今未净。无腹痛，感腰酸痛不适。于 7 月 28 日阴道 B 超检查示：右侧附件包块约 5.6cm×4.5cm 大小，曾在某医院用妇科千金片、宫血宁治疗无效，医生建议手术治疗。因惧怕手术，特来求诊。就诊时舌质淡红，苔薄黄，脉弦软，面色萎黄。刘老诊为脾肾双

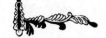

亏，冲任不固，痰湿与瘀血互结，形成癥瘕。目前治疗以止血为要，用益气养血补肾法。方用八珍汤加柴胡、菟丝子、桑寄生、续断。即：

党参 15g　白术 9g　茯苓 9g　桑寄生 15g

熟地 15g　当归 9g　川芎 9g　　白芍 15g

柴胡 9g　菟丝子 15g　续断 12g　甘草 3g

5 剂。

二诊：1998 年 8 月 4 日。

服上方后阴道出血已净 2 天，腰酸痛明显好转，无腹痛，舌淡红苔薄，脉弦软。目前治疗转以消包块为主，兼以补虚。方用逍遥散加味：

柴胡 9g　当归 9g　赤白芍各 15g　白术 9g

茯苓 9g　甘草 3g　昆布 15g　菟丝子 15g

续断 12g　桑寄生 15g　海藻 15g　川芎 9g

5 剂。

另配合水蛭内金片口服。

三诊：1998 年 8 月 12 日。

服药后精神转佳，无何不适。现以桂枝茯苓丸加味：

桂枝 9g　茯苓 9g　丹皮 9g　赤白芍各 15g

桃仁 9g　三棱 12g　莪术 12g　浙贝母 15g

海藻 15g　黄芪 24g　刘寄奴 15g　白术 9g

玄参 15g　当归 9g　昆布 15g　　杜仲 12g

5 剂。

四诊：1998 年 8 月 20 日。

诉服药后牙龈红肿疼痛，余无不适。继守前方桂枝改为 6g，去杜仲加青蒿 6g。5 剂。

五诊：1998 年 8 月 25 日。

诉今日月经来潮，量较少，轻度小腹痛，无腰痛，舌质红暗，苔灰，脉弦软。处以生化汤合失笑散加味：

当归25g　川芎9g　桃仁9g　五灵脂9g

炮姜6g　甘草3g　蒲黄9g　太子参15g

赤芍15g　丹皮9g　白芍15g

3剂。

六诊：1998年9月4日。

此次月经5天净，量中等，无腰腹痛，继守8月12日方5剂。

七诊：1998年9月14日。

今日B超复查：包块消失。妇检亦未发现包块。病已治愈，嘱停药观察。

按语：《金匮要略·妇人妊娠病脉证并治第二十》云："妇人宿有癥病……而得漏下不止……为癥痼害。"即提出了妇人患癥病会出现漏下的证候。此患者初诊时漏下20多日未止，并查有右侧附件包块，因伴有一派气血亏虚、脾肾双亏之象，治疗仍以扶正止血为要。拟益气养血补肾法。血止，腰酸痛亦明显好转，此时渐转入癥瘕的治疗。因患者出血日久，虚象未复，暂拟逍遥散加昆布、海藻以消癥瘕；续断、桑寄生、菟丝子兼以补肾固本；少加活血之川芎以流通气血。此时不宜加入三棱、莪术等破血之剂，恐阴道复出血。配合水蛭内金片口服，以丸者缓也之意。三诊服药后精神好转，正气渐复。考虑其包块较大，乃改以桂枝茯苓丸加味以温以散，加三棱、莪术、昆布、海藻加强活血软坚、祛痰消癥之力；加入浙贝、玄参取消瘰丸之意；仍取黄芪、白术、杜仲以顾护正气，使祛邪而不伤正；杜仲为腰痛所加。服药后出现牙龈红肿疼痛乃为桂枝之温所致，再诊减桂枝用

量加入青蒿以清虚热，后月经来潮，改以生化汤合失笑散以活血调经。此次月经5天净，恢复正常。经后B超复查包块全无，取得满意疗效。

桂枝茯苓丸乃东汉时期张仲景为妇科癥瘕所制定的第一首方剂，至今仍广泛地应用于妇科临床，据医学杂志报道主要用于子宫肌瘤、卵巢囊肿及慢性附件炎的治疗。刘老在临床上用此方治疗妇科癥瘕，常加入昆布、海藻、三棱、莪术等，或配合己椒苈黄丸，若兼夹其他症状，随证灵活加减，均取得较好疗效。如前3例患者主证基本相似，故都用温阳利水祛瘀法，使寒湿得以温化，瘀血得以流通，但因病程较长，湿从热化，后期在不同程度上呈现热象。此时之治，又应在原法基础上，加入清热燥湿药味。案9患者，初诊即是寒热夹杂证，寒凝血瘀夹湿者，治当温通与清热并举，乃于桂己合方中加入白花蛇舌草、半枝莲等以清热解毒。案8服桂枝茯苓丸加味后，出现齿龈红肿、疼痛，乃桂枝所致，临床较常见，可减桂枝用量，稍佐清热之品，坚持用药，终获佳效。

### 3. 疏肝扶脾　攻补兼施

刘老指出：癥瘕虽为实邪，治宜攻之。但若久病，体质虚弱者，尚需固护正气。而少腹乃肝经所过之地，少腹隐痛或有肿块多与肝郁有关。木郁必犯脾土，而致脾虚，脾虚水湿下注与瘀血互结，癥瘕乃成。此为虚实夹杂之证。证见少腹隐痛，少腹包块，倦怠纳差，大便不调，经前乳胀，舌淡暗，脉弦软。其治宜消补兼施，量其虚实之偏颇，灵活进退为治。常用丹栀逍遥散治疗。

方药组成：柴胡9g　白术9g　茯苓9g　当归9g
　　　　　　甘草3g　丹皮9g　栀子9g　三棱9g

丹参 15g　莪术 9g

方中柴胡、当归、白芍疏肝养血；白术、茯苓、甘草健脾益气；赤芍、丹参活血止痛；三棱、莪术化瘀消癥。

若头昏、心慌、气短者加黄芪、党参以补虚，共奏疏肝健脾、活血消癥之效。

案 11：聂某，女，31 岁，已婚。

入院日期：1997 年 5 月 13 日。

3 年前行人流术后，常左侧少腹隐痛，平时月经尚可，此次经期腹痛甚，就诊时月经已净 1 天，左少腹仍隐痛，矢气则舒，腰酸肢软，乏力，口渴心烦，经前乳胀，舌质红，边有齿痕，苔薄黄，脉沉细弦。妇检：右侧附件增粗，无压痛，左侧附件可触及一约 3cm×3cm 大小包块，压痛明显。B 超探查：子宫左上方见一 3.2cm×2.8cm 大小包块回声，内为无回声，边界清楚，后壁回声增强，右方可见一 2.3cm×2.4cm 大小无回声暗区。提示：左侧附件炎性包块。

中医诊断：癥瘕。此乃肝郁脾虚、郁热互结之证。

西医诊断：左侧附件炎性包块。

治则：疏肝健脾，清热活血消癥。

方药：逍遥散加味：

柴胡 9g　白术 9g　茯苓 9g　败酱草 30g

莪术 12g　甘草 3g　三棱 12g　赤芍 15g

白芍 15g　川芎 9g　丹参 15g　香附 12g

枳实 9g　红藤 15g　桃仁 9g　当归 9g

并配红藤液灌肠 100mL，1 日 1 次，治疗 1 周后，诸症减轻。B 超复查：左侧附件包块消失，仅右侧存在炎性病变。再守前法，稍事出入治疗 1 个月，腹痛及诸症消失。妇

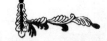

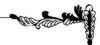

检及 B 超探查，双侧附件区未见异常。

按语：患者因人工流产术后感染外邪，内侵胞脉，湿热之邪与气血相蕴以成包块。胸乳及少腹乃肝经循行之地，其经前乳胀、心烦口干、肢软乏力均为肝郁脾虚之象，舌质红为内有蕴热，边有齿痕为脾气虚，脉沉细弦亦为肝郁脾虚之征。治宜疏肝健脾、活血清热、利湿消癥。方用逍遥散疏肝健脾，三棱、莪术、丹参、川芎、桃仁活血化瘀消癥；败酱、红藤清热利湿解毒，香附、枳壳理气。坚持服药 1 个月。配合红藤液保留灌肠，诸症消失。

### 4. 养血活血　柔痉止痛

又有部分慢性盆腔炎患者，经抗炎治疗后，仍少腹隐痛，迁延难愈。若舌质淡红，脉弦软为久病未愈，气血失养，余邪留滞之证。方用当归芍药散加味。当归芍药散乃《金匮要略》中治妊娠腹痛之剂，书中谓："妇人怀妊，腹中痛，当归芍药散主之。""妇人腹中诸疾，当归芍药散主之。"

方药组成：见产后恶露不净、产后腹痛。

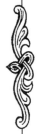

方中当归养血和血，川芎行血中之滞；白芍养血缓急止痛，茯苓、白术健脾以益生化之源，泽泻利湿。刘老用之养血柔痉止痛。配合清热解毒、化瘀消癥之三棱、莪术、蒲公英、红藤、败酱草等药。为虚实兼顾之法，临床疗效显著。

案 12：柳某，女，34 岁，已婚。住院号 53350。住沙市黄家塘。入院日期 1999 年 6 月 10 日。

主诉：下腹部疼痛 10 天。

现病史：患者诉于 10 天前无明显诱因下腹部疼痛，伴发热，在外院诊断为急性盆腔炎。给予先锋霉素＋甲硝唑静

脉输入，腹痛缓解但隐痛不止。昨日门诊B超示：子宫右后方可见一包块回声，大小为 4.7cm×2.4cm，后穹隆少量积液，门诊以"癥瘕"（盆腔炎性包块）收住。入院时右侧少腹疼痛，腰坠痛，白带较多，舌质红，苔黄厚，脉弦软。妇检：子宫正常大小，活动，无压痛。右侧附件区可触及 3cm×3cm 大小包块，压痛（＋）。

中医诊断：癥瘕。

西医诊断：右侧附件炎性包块。

治则：活血清热、消癥止痛。

方药：当归芍药散加味：

当归 9g　赤白芍各 15g　川芎 9g　泽泻 9g

昆布 15g　茯苓 9g　甘草 6g　蒲公英 30g

海藻 15g　莪术 9g　败酱草 30g　红藤 15g

白术 9g　三棱 9g

另配合西药林可霉素及氟哌酸静脉输入 5 天；红藤液 100mL 保留。

灌肠 1 次 / 日，5 天。

6 月 15 日复诊，患者少腹疼痛减轻，但重按仍有压痛。舌质红，苔黄，略厚，脉弦软。今日 B 超探查：子宫右后方见一 6.4cm×4.0cm 无回声区，内可见间隔光带回声，边界清晰，后方伴声增强。提示：右侧附件囊性包块（多房）。目前包块有所长大。因为经前期，故改用调经Ⅰ号方加昆布 15g、海藻 15g、败酱草 15g、红藤 15g 以调理气血、清热消癥。

6 月 22 日，刘老查房，患者病情如前，舌红，苔略黄厚，脉弦软。刘老指示，患者右侧附件囊肿，为水湿停聚所致，水得温则化。此时宜温化，兼以调理气机，改方用桂己合方加味。并停用西药抗炎，改用灯盏花静脉输入以活血化瘀，并改用消癥液保留灌肠。配合水蛭内金片口服以逐水消癥。即：

桂枝 9g　茯苓 10g　丹皮 10g　葶苈子 10g

赤芍 15g　防己 15g　椒目 10g　桃仁 10g

酒大黄 4g　香附 10g　木香 10g　泽兰 15g

川芎 20g　柴胡 9g　苡仁 30g

守方共服 30 付后，腹痛消失，无腰痛。于 7 月 23 日妇检：子宫正常大小，无压痛。右侧附件区可触及增厚，轻压痛，左侧（-）。B 超复查：子宫切面内径 4.1cm×3.8cm×2.9cm。子宫后方见一 1.9cm×1.8cm 无回声区，边界尚清晰，左侧（-）。此时包块基本消失。疾病告愈。

按语：患者初起为急性盆腔炎，经抗炎治疗，腹痛缓解，发热渐退，但右侧少腹疼痛未完全消失，右侧附件处又发现一炎性包块，压痛明显，并且后穹隆有少量积液。其炎症转为慢性。因患者主要表现为少腹挛痛，按之明显，舌质红，苔黄厚，脉弦软。辨证为血虚血瘀，湿热内蕴。用当归芍药散养血健脾，柔痉止痛。三棱、莪术活血化瘀止痛消癥；败酱、蒲公英、红藤清热解毒；昆布、海藻化痰软坚消癥。并配合西药抗炎，红藤液保留灌肠，清热消癥。经治疗后腹痛减轻。但此时 B 超提示：包块反而有所增大，达 6.4cm×4.0cm。经刘老查房后指出，此患者目前以包块为主，包块内成分主要是水，水得温则化，故治疗用桂枝茯苓丸活血化瘀；己椒苈黄丸以攻坚逐水，配以柴胡、香附、木香以理气疏肝；泽兰活血逐水；川芎活血化瘀；苡仁加强健脾利湿之功。并用消癥液保留灌肠以温化水湿。共奏理气活

血逐水消癥之效。用药 1 个月后 B 超复查，包块消失，随访半年腹痛未再发，包块亦未再生。

案13：王某，女，32岁，已婚，入院日期2000年6月9日。

主诉：间断性下腹部疼痛 4 月，加重 2 天。

现病史：患者今年 2 月行人工流产术后，即双少腹疼痛，经抗炎治疗后，症状有所缓解，但时作时止。今年 5 月因症状加重，在某医院住院治疗，其间用先锋、洛克及甲硝唑静脉输入 10 余日，症状仍无明显好转，又出现胃脘及左胁下疼痛、呼吸困难，作心电图、彩超（肝、胆）、胃镜、CT 检查均未发现异常。即以"盆腔炎""肝周围炎"出院，随即在我院就诊。入院时，双少腹疼痛，腰酸痛欲折，需弯腰行走，胃脘及右胁下痛，呼吸急促，喜叹长气、胸闷、烦躁、头昏、心慌、睡眠、精神差、白带多，色黄，舌质淡红，苔薄，脉弦软无力。体检：下腹部压痛（＋），反跳痛（－），右胁下压痛（＋），胃脘部压痛（＋），心率84 次/分，律齐，心电图正常。妇科检查：双侧附件压痛（＋＋）。

中医诊断：癥瘕。证属气虚血虚，肝郁湿热内蕴型。

西医诊断：慢性盆腔炎。

治则：益气养血，疏肝清热利湿。

方药：当归芍药散加味：

当归 9g　白芍 30g　川芎 9g　太子参 30g
茯苓 9g　甘草 6g　玄胡 15g　香附 12g
郁金 9g　黄芪 24g　蒲公英 30g　白术 9g
黄芩 9g　黄柏 9g　苍术 9g

3 剂。

消癥液 100mL 保留灌肠，1 次/日。

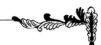

二诊：2000 年 6 月 11 日。

服药后症状明显减轻，呼吸已平稳，能直立行走，无腰痛，胃脘痛及胁痛基本消失，两少腹疼痛以右侧为甚，诉深呼吸时仍有右胁下疼痛，睡眠好转，继守原方 3 剂。

三诊：2000 年 6 月 14 日。

下腹部疼痛基本消失，仅劳累后右下腹偶有隐痛、下坠感。体检：下腹部压痛（－），胃脘部压痛（－），右胁下压痛（－），继守上方黄芪加至 45g，另加升麻 9g，柴胡 9g。5 剂后无何特殊不适，出院。

按语：患者因长期用大量的抗生素治疗，损伤正气，中气虚弱，肺气不足，致呼吸急促，胸闷。长期患病及用药后精神抑郁，肝气不疏，故胁下痛。肝郁犯胃，致胃脘不适疼痛。急性盆腔炎转为慢性，湿热之邪虽去大半，尚留有余邪，与瘀互结成癥。其舌质淡红、苔薄黄、脉软弱均为气血亏虚，湿热留恋，兼有肝郁之象。治宜攻补兼施，调理气血。方用当归芍药散加味。以当归芍药散养血活血，柔痉止痛，太子参、黄芪益气补虚；郁金、香附、玄胡疏肝理气止痛，黄芩、黄柏清热利湿；蒲公英清热解毒以消癥。服药后诸症悉解，疗效满意。

临床上常有慢性盆腔炎先用抗生素疗效不显者，多有气血亏虚一面，用当归芍药散加减，对症用药，可取得较好疗效。

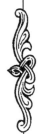

## 三、子宫内膜异位症

子宫内膜异位症乃西医病名。根据其临床表现的不同，中医归为"癥瘕""痛经"范畴，临床主要表现为渐进性痛经，或伴有月经紊乱，不孕症。妇检：后穹窿可触及痛性结

节，子宫均匀性或结节性增大，一侧或双侧附件可触及严重粘连的囊性包块，中医多辨证为气滞血瘀型癥瘕。治疗以理气活血消癥为主。刘老在临床上治疗此病时灵活用药，活血之中兼用化痰之法；或伴久病气虚，兼以益气，攻补兼施，内外合治，取得较好疗效。

案 14：王某，女，38 岁，住院号 16819。

初诊：1988 年 4 月 25 日。

患者罹患盆腔多个巧克力囊肿 5 年余，每次经期腹痛剧烈，于 1981 年 3 月行子宫及双侧附件切除术，术后服"妇康片""丹那唑"数月。1988 年 2 月 25 日突然出现左下腹剧痛，持续 2 天，当时妇检及 B 超发现左侧附件处有一 3.2cm×2.7cm 囊性包块，服西药未效。1988 年 4 月 25 日入院后妇检：左侧附件处可触及一核桃大小包块，不活动，无明显压痛。B 超示：左侧附件处有一 3.2cm×2.1cm 无回声包块，后壁回声增强，予以疏肝健脾、活血消癥中药治疗月余，B 超复查，左侧附件可见一 3.2cm×4.1cm 包块回声，余如前述。诊时见患者左侧腹股沟处有一指头大小结节，不痛，但周期性酸痛不适连及大腿，有时腹痛，舌淡暗，苔薄，脉弦滑。

诊断：癥瘕。证属痰瘀互结型。

治则：消癥化痰，软坚散结。

方药：消瘰丸加味：

　　　　玄参 15g　牡蛎 30g　贝母 12g　山甲珠 9g

　　　　皂角刺 30g　苡仁 30g　牛膝 11g　木通 9g

　　　　木瓜 30g　昆布 15g　海藻 15g

　　　　5 剂，水煎服，1 日 1 剂。

6 月 25 日复诊，共服上方 15 剂，腹股沟结节消失，无

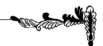

周期性酸痛，腹痛未作，一般情况良好，舌、脉如上，妇检未触及包块，B超复查未见包块回声，继以原方调治半月出院。

随访：5年来患者每年复查1次，均未见有包块，腹痛亦未作。

按语：妇女癥瘕，以血瘀为多，患者先患巧克力囊肿，痛经日久，正气有伤，复经手术治疗，体质更虚，以致脾阳不足，痰湿内生，流注胞脉胞络，痰瘀互结成癥。正如《女科经纶·癥瘕证》引武淑卿言："痞气之中，未尝无饮；而血癥、食癥之中，未尝无痰。"刘老根据包块囊性、腹股沟结节、腹痛等诊断为痰瘀相结之证，用消瘰丸治之。以昆布、海藻、苡仁除湿化痰、软坚消癥。以山甲珠、牛膝、皂角刺活血化瘀；木瓜配苡仁治下肢酸痛；木通利湿。用药对症，故获捷效。

案15：张某，女，43岁，已婚，入院日期1988年10月10日。

主诉：经期腹痛，渐进性加剧5月。

现病史：诉从今年5月以来，无明显诱因每至月经期则小腹正中及右侧少腹部剧烈坠胀痛，尤以月经第一天为甚，痛剧时可晕厥。且经量不多，色红，无血块，周期尚准。9月份在厂医院作B超检查，诊为"子宫肌瘤"。5天前在市内某医院经妇检诊断为"子宫腺肌瘤"，并建议服用避孕药治疗。患者要求中医治疗，门诊以"痛经""癥瘕"收住。入院时诉：小腹正中坠胀，左侧小腹部间断性隐痛，腰酸痛，动则心悸，神疲思睡，手足心灼热，白带多色黄。舌质淡暗，舌体胖，边有齿痕，苔灰，脉弦沉。末次月经10月1日。周期3~5/25天。妇科检查：外阴已婚经产型。阴道

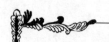

光滑通畅。宫体水平位，常大，活动尚好，无压痛，后穹隆处可触及一约蚕豆大小结节，质硬，压痛（＋），右侧附件增粗，左侧附件未触及。10月11日。B超：子宫切面形态正常，纵径6.8cm，横径6.0cm，厚径4.3cm，其内光点分布不均，子宫后壁现一1.3cm×1.1cm大小无回声区，双侧附件未见异常回声。提示：子宫腺肌瘤（子宫内膜异位）。

诊断：①痛经；②癥瘕。证属气血亏虚血瘀成癥。

治则：益气养血、化瘀消癥。

方药：消癥汤加减。

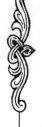

　　　　黄芪18g　党参6g　山药15g　没药10g

　　　　花粉9g　知母9g　三棱12g　五灵脂9g

　　　　桃仁9g　水蛭9g　鸡内金9g　蒲黄9g

　　　　续断12g　泽兰9g　乳香10g　牛膝9g

　　　　紫草根9g　莪术12g

配合消癥液保留灌肠；消癥散25g外敷。

守上方略有加减，17付后，月经于10月27日来潮（上次月经10月1日）。腹部阵发性疼痛数次，经量不多，无血块，舌、脉同前。继守上方去续断加泽兰9g，枳壳12g，3付。服药后月经6天净。继守消癥汤加味，并将黄芪调至24g；因经后颜面浮肿加茯苓30g，去花粉、知母；小腹下坠加升麻9g。又服药24付。

月经于11月25日来潮，此次痛经较前明显减轻，仅感隐痛，经期用生化汤加味6付后，月经6天净，净后继守消癥方10付。于12月2日B超复查：子宫切面形态正常，内径6.5cm×5.6cm×4.2cm，其内未见异常回声，双侧附件未见异常回声；妇检并未发现异常。疾病告愈。

按语：刘老认为，子宫内膜异位症，以渐进性痛经为主

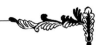

证，或伴有腹部包块、结节，乃瘀血为患。若伴有气虚、阴伤以消癥汤治之；若气滞血瘀，以棱香手拈散治之，配合灌肠及消癥散温热敷可取得较好疗效。

## 四、宫外孕包块

异位妊娠属中医学"妊娠腹痛""胎动不安""癥瘕"范畴。其主要病机是血瘀少腹，刘老用活血化瘀方法治疗亚急性出血型、陈旧性异位妊娠取得较好疗效。

案 16：刘某，女，21 岁。

初诊：1996 年 9 月 2 日。

患者停经 50 天，阴道不规则出血 18 天。8 月 28 日经某院检查，血 β–HCG 明显高于正常值，B 超检查左附件区见 54mm×40mm 非均质性包块，提示"左输卵管妊娠"。患者不愿手术，要求中医诊治。诊时阴道仍有少量出血，左少腹疼痛，精神尚好，舌暗苔黄，脉弦滑。

中医诊断：癥瘕。

西医诊断：左输卵管妊娠。

治则：化瘀下胚，消癥清热。

方药：活血化瘀汤加减：

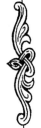

　　益母草 30g　当归 12g　莪术 9g　卷柏 9g

　　桃仁 9g　红花 9g　花粉 15g　　赤芍 15g

　　泽兰 9g　蒲黄炭 9g　大黄炭 9g　黄芩 9g

　　三七粉（吞服）6g

　　3 剂。

二诊：1996 年 9 月 6 日。

阴道血止，左少腹痛减轻，舌脉同前，守上方 3 剂。

三诊：1996 年 9 月 9 日。

腹痛消失,复查 β-HCG 明显下降。前方去花粉、三七、蒲黄炭,改大黄炭为酒炒大黄,加三棱 9g。6 剂。

于 9 月 22 日再次复查 β-HCG 又比二诊明显下降。妇检、B 超复查,子宫及双侧附件均未见异常。10 月 22 日经潮,量中等,5 天净,以后月经正常,通液检查输卵管通畅,1997 年 2 月受孕,足月顺产一男婴。

按语:患者停经 50 天,阴道不规则出血 18 天,血 β-HCG 明显高于正常,其妊娠存在而 B 超检查宫腔内未发现孕囊,在左侧附件区见非均质性包块,伴有左少腹疼痛,其输卵管妊娠可确定。由于腹腔内出血量少,适合于中医保守治疗,方中重用益母草活血祛瘀兼有收缩子宫之效,桃红四物汤去熟地以养血活血,莪术、卷柏、泽兰均为祛瘀消癥之品,大黄炭、蒲黄炭活血止血,适用于有阴道出血的患者,天花粉有杀胚之力,黄芩清热祛湿,三七粉活血止血,共奏活血化瘀杀胚消癥之功。守上方 4 剂,包块消失而月经正常,并终获一正常胎儿。

若异位妊娠破裂,腹腔内出血较多,证见下腹一侧撕裂样剧痛、面色苍白、血压下降、晕厥,甚至休克者,则非本方所宜,仍需手术治疗。

据研究,活血化瘀方药能增强单核吞噬细胞系统机能,使血管舒张,血流量改变,以及纤溶活性增高。使用本方后,β-HCG 下降,包块消散较快,腹痛停止,可能与上述原因有关。使用中药保守治疗异位妊娠,需严密观察病情,特别是动态观察 β-HCG,以了解胚胎的存活与否。

癥瘕是妇科常见病、多发病。临床常伴有崩漏、带下、不孕、痛经诸疾,也可无任何临床症状,仅在妇检或 B 超时发现。中医治疗本病当辨病与辨证相结合,采取多种治疗手

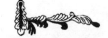

段（如灌肠、外敷及丸药等）治之。若伴有出血者以止血为先，血止后缓消癥瘕。因其病程较长，不可操之过急。总以祛瘀化痰利湿散结为主，辅以调理气血、寒热为法。临床常虚实夹杂，应仔细辨证施治。

刘老治疗此病三棱、莪术为必用之品，虚证亦不必禁。张锡纯曰："三棱、莪术非但以之消癥瘕也……与黄芪并用更有开胃健脾之功，脾胃健壮，不但善消饮食，兼能运化药力，使病速愈也。"而水蛭"善破冲任中瘀"，用其"治妇女月经闭，癥瘕之证"，又谓"无论脏腑何处之积，鸡内金皆能消之"，是以男子癥瘕，女子癥瘕，久久服之都能治愈（《医学衷中参西录》）。所以刘老治疗本病也常用水蛭、内金研末吞服，获得较好疗效。

# 不 孕 症

不孕症为男女双方所致，并非女子独病。本文所论不孕，以女方为主。不孕症是指夫妇同居并未避孕，而经过较长的时间未能怀孕者。据吾师治疗不孕症的经验，以 2 年左右为多，故认为不孕症的时限定为 2 年比较恰当。不孕症与不育症具有相同的概念，常易混淆使用，故统一称男子为不育症。根据不孕症的病史可分为原发性不孕和继发性不孕。据预后的情况又可分为绝对性不孕和相对性不孕。如男女先天性生理缺陷，古称"五不女""五不男"。根据不孕原因在男方或在女方可分为女性不孕和男性不育。

## 一、刘师对受孕生理的论述

师曰：受孕是一个复杂的生理过程。能否受孕，必须夫妇双方肾气盛，天癸至。在女子须任脉通，冲脉盛，月事以时而下；在男子须肾精壮盛，精气溢泻，然后阴阳相合，精血相搏，胞宫方能孕育。即男子有正常形态、够量的精子，女子有正常月经周期和有正常的排卵，即可孕育。故受孕成胎乃男精女血的结合。

月经的产生是脏腑经络、气血共同作用于胞宫的正常生理现象。月经主要成分是血，故女子以血为本。月经以血为用，其血由脏腑所化生，以肝藏血、脾统血、肾藏精。肝藏血主疏泄，具有储藏血液和调节血量、周期的作用。肾脾（胃）等脏腑所化生之精血，除营养周身以外，皆贮藏于肝，其部分血液经经络输注入血海，通过子宫再进一步完成其藏泻功能，故脏腑功能正常，则生精化气，生血有源，调节有度，使月经如期而潮。

## 二、刘师对女子不孕病因病机的探讨

妇女因有经、带、胎、产等生理特点，这些生理特点无不耗损有形之血，致使阴血匮乏，而阳气偏亢，如《灵枢》所说："妇人之生有余于气、不足于血，以其数脱血也。"说明妇人之机体处于血常不足、气偏有余的状态。往往对外界的某种刺激极为敏感，尤以七情之中的怒、忧、思、恐影响较著；其次外感因素以寒、湿、（火）热之邪为主，尤以湿为多见；此外产伤、房劳、劳伤痼疾均可影响机体，导致阴阳失调、气血不和、脏腑冲任功能紊乱而不孕。其主要表现为：妇人素多抑郁或怒气伤肝，以致肝之疏泄功能失常而

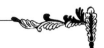

成肝气郁滞；日久化火，而形成肝郁化火症。肝气郁结，血行不畅，而成肝郁血瘀之证；肝郁不达，横逆犯胃，则形成肝郁脾虚之证；肝藏血，肝阴（血）不足，久病阴亏或失血伤阴，水亏火旺，可形成阴虚血热之证；寒邪凝滞肝脉，则形成寒凝血瘀之证；若脏腑功能不足、冲任血虚，也可形成虚寒证；若肝血不足、肾精亏虚，则形成肝肾不足之证；脾为后天之本、肾为先天之本，若脾虚后天失养，则不能补充先天；若肾精虚少、肾气不足，则不能促进后天，可出现脾肾两虚之证；脾肾两虚又可逐步引起脾肾阳虚证候，使胞宫失于温煦而冲任失养。上述诸因均能影响月经周期、经量及色、质而不孕。再是经期、流产、手术之后，湿热毒邪易乘机而入与瘀相合形成肝郁血瘀，湿热内蕴之证；素体不足，则成肝郁血虚，肝郁脾虚夹瘀夹热之证。这些证候所致的排卵功能障碍往往影响受精卵着床。综上所述，不论内伤、外感及其他因素，均可使脏腑功能失常，气血失调，直接或间接地损伤冲任，使胞宫胞脉发生病理性变化，而导致不孕症。其受累脏腑，主要是肝，其次是脾肾，病理产物为瘀血。

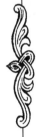

### 三、不孕症的辨证论治及典型病案分析

不孕症不只是一个独立疾病，临床以经病导致不孕者为多，由其他疾病所致者，治疗上亦应注重调经。若见带下病、癥瘕病者，或由其他痼疾而引起的不孕，可先行消癥、止带，治疗原发病，而后随证调经治之。本文分别从调经、止带、消癥和治病求源等方面分述而论之。

（一）求子之道 莫如调经

经病所致的不孕者，重在调经。月经正常才能孕育，这是最基本的条件。即《内经》所云："月事以时下，故有子。"月经正常反映了性腺卵巢以及子宫的生殖生理功能正常，所以月经不调是不孕症的主要原因之一。古有"调经种子"之说，调经是孕育的先决条件，是治疗不孕症的关键。《女科要旨》云："妇人无子皆由经水不调。经水所以不调者，皆由内有七情之伤，外有六淫之感，或气血偏盛，阴阳相乘所致。种子之法，即在调经之中。"朱丹溪谓："求子之道，莫如调经。"

月经失调包括月经先后不定期，月经先期（频发），月经后期（稀发），经量过多，经量过少，闭经，痛经，经间期出血，经期延长，崩漏，经前诸证等。

随吾师临床以月经后期、过少、月经先后不定期、闭经、痛经、月经前后诸证等为多见。

然而最影响孕育的是月经闭止、月经先后不定期、月经稀发，前二者的基础体温都呈单相型——无排卵，月经稀发患者的基础体温呈双相——有排卵，但不规则，亦往往伴发不孕。月经先后不定期的患者，表现周期不规律，但经期、经量均可，或者是经期、经量均不规则。西医谓之"无排卵型功血"，往往有短时间的闭经，行则如崩。有的先漏下不畅，过一段时间忽见经行如崩中，有的一开始就崩中，有的先崩而后漏下不止，甚至长达月余。治疗此类患者有些较为棘手，月经稀发的少数患者每年仅来经 3~4 次，但无规律，而经量及经期多在正常范围，可能有排卵的现象，但多数伴发不孕。

调经即调冲任，"冲为血海，十二经脉之海"。冲脉有调节十二经脉气血之作用。任司人身之阴脉，为"阴脉之海"，是精、血、津液的通道。由于冲脉上丽阳明胃，下属少阴肾，肝司血海，与任脉交会于曲骨穴，故调冲任实际上是滋肾健脾调肝之法，但重在调肝。

经者血也，血与气配，血随气行，气顺则经血运行正常，所以调经必先养血，调经必先调气，此气主要是指肝气而言，故有女子以肝为先天之说。肝气条达则气血流畅，月经亦按期而至。因妇女隐曲之情较多，往往容易出现一系列肝经郁滞症状，严重者影响月经周期。

**1. 疏肝理气　活血调经**

情志不畅，肝气郁滞，疏泄不利，失于调达，气滞不行，血液运行不畅，脉络受阻，冲任气血失调所致的不孕，临床可见经前乳胀、月经后期、量少、痛经、闭经等，常伴有胸闷胁胀、精神抑郁、时叹息、舌暗、苔灰、脉弦或沉弦等。治宜疏肝理气，活血调经。方用吾师自拟的验方调经Ⅰ号方。

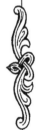

方药组成：见闭经。

脘腹胀、食少加川朴 9g、陈皮 9g 以开胃除满；

恶心呕吐者加半夏 9g、陈皮 9g 以和胃除痰；

小腹胀痛可选加枳实 9 克、青皮 9g、木香 9g 等，胀甚者加槟榔 12g 以理气消胀；

腰胀痛者可加乌药 9g、牛膝 9g 以理气活血；

偏于血滞者加桃仁 9g、红花 9g 以活血调经。

若在经期，刘师谓，经血以通利为顺，宜乘时活血佐以理气，方用吾师自拟的益母生化汤。本方活血调经，随经期服 3~5 剂。

方药组成：见崩漏。

案1：冯某，女，27岁，工人，门诊病历号2400。

初诊：1991年2月8日。

患者因自然流产1胎，清宫1次，至今2年未孕，月经量少，每至中期两乳胀痛，纳少，恶心，经前2天乳胀甚，腰腹胀。诊时正值经前，感乳胀，小腹胀痛不适，舌暗红，苔黄，脉弦软（80次/分）。

诊断：①经前乳胀；②月经量少；③继发性不孕。

治则：疏肝行气，活血调经。

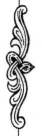

方药：调经Ⅰ号方加减：

> 柴胡9g　当归9g　赤芍9g　红花9g
> 白术9g　甘草3g　茯苓9g　川芎9g
> 郁金9g　白芍9g　牛膝9g　乌药9g
> 益母草15g　香附12g
> 5剂，水煎服。

二诊：1991年2月14日。

药后月经准时来潮，量中等，色暗红，无块，小腹胀痛，腰痛，舌红，苔黄，脉弦软（72次/分）。此肝气渐舒，血滞不畅，宜行气通经治腰腹痛。用益母生化汤加减：

> 川芎10g　当归24g　桃仁9g　牛膝12g
> 姜炭6g　益母草15g　甘草6g　乌药9g
> 4剂，水煎服。

三诊：1991年2月28日。

诉月经4天净。此次月经中期未见明显症状，惟舌暗，苔黄腻，脉弦（72次/分），法宜调经除湿清热，巩固疗效。方用调经Ⅰ号方加减：

> 柴胡9g　当归9g　白芍9g　川芎10g

茯苓 9g　甘草 6g　郁金 9g　香附 12g

白术 9g　陈皮 9g　云苓 15g　法夏 9g

黄芩 9g

6 剂，水煎服。

四诊：1991 年 4 月 10 日。

月经未至，于停经 40 天时开始呕吐，纳差，停经 50 天查尿 HGG（＋），诊为"早孕"。

按语：患者属于肝郁气滞、血行不畅、冲任失调、月经量少的不孕症。肝之疏泄不利，失于条达而乳胀；肝气横逆犯胃则恶心欲呕；小腹和胸胁，均为肝络循行之地，肝郁气滞则胀满生焉。肝经支别者与太阴、少阴之脉同结腰踝，故腰痛。初诊时正值经前，乳胀、腰腹胀痛均为气滞缘故，以疏肝理气为主，治心调经Ⅰ号方。经前宜理气，气行则血行也。腰腹胀故加乌药、牛膝。因平素月经量少，故再加红花一味与益母草、归、芍相伍，可促使血液之流通，希经量正常，共奏疏肝行气佐以活血之用。二诊时服上方 5 剂，果然月经按时来潮，量已中等，乳胀消失。此时小腹仍胀痛，腰仍痛，此肝气渐舒，血络尚未通畅之故，经期以活血为主，故予加减生化汤加乌药、牛膝以行气通经治腰痛，且增加主方生化之力。三诊时正值月经中期，未见明显胸乳胀痛，呈气顺血活之兆。此时舌仍暗红，苔黄腻，结合上二诊分析，应以经前论治，而去通经之益母草。见苔黄腻故加黄芩和二陈汤除湿清热和胃。6 剂后，及四诊时，喜见湿热得除，气血和，冲任调。月经停 40 天开始呕吐，已见妊娠反应，查尿 HCG（＋），诊为"早孕"。

## 2. 疏肝活血　化瘀止痛

气郁日久，由气及血，瘀血不行，以致胞宫闭阻。临床

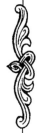

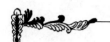

常见痛经，月经过少，色暗，或夹血块，闭经，癥瘕等，伴胸胁胀痛或刺痛，每遇情志拂逆而加重，小腹胀痛，拒按，舌紫暗或淡暗有瘀点，脉沉弦或沉涩。此宜疏肝活血，化瘀调经。方用血府逐瘀汤治之。

方药组成：见闭经。

若腹痛甚加蒲黄 9g、五灵脂 15g 以化瘀止痛，久痛加乳没各 20g 以行气逐瘀止痛；

有热加黄芩 g、蒲公英 30g 以清热。

案 2：陈某，女，23 岁，待业，门诊病历号 2620。

初诊：1991 年 3 月 8 日。

患者自月经初潮开始，即出现小腹疼痛，现已 10 年，已婚 3 年未孕。月经周期为 7/28~30 天，每痛甚 1~2 天，伴胸胁胀痛，不吐，量偏多，有块，色暗红，块下痛减。诊时为月经中期，一般情况好。舌淡暗，有瘀点，苔灰，脉沉弦（76 次 / 分）。

诊断：①原发性痛经；②原发性不孕症。

治则：疏肝活血，化瘀止痛，调理冲任。

方药：血府逐瘀汤加减：

当归 9g  柴胡 9g  赤芍 9g  生地 9g
川芎 9g  枳壳 9g  桔梗 9g  甘草 6g
牛膝 10g  红花 9g  桃仁 9g  蒲黄 9g
五灵脂 15g  乳没各 20g

5 剂，浓煎服。

二诊：1991 年 3 月 22 日。

月经如期来潮，已第 3 天，腹痛 1 天，较前轻，经量中等，色暗红，余无异常。舌淡暗，苔灰黄，脉弦。

继用活血通经法，方用益母生化汤加减：

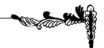

川芎 10g　当归 24g　桃仁 9g　赤芍 15g

姜炭 6g　益母草 15g　枳实 9g　红花 9g

甘草 6g　柴胡 9g　蒲黄炭 9g

4 剂，浓煎服。

三诊：1991 年 3 月 28 日。

药后 5 天经净，一般情况好，唯舌淡暗，苔灰，脉弦（78 次 / 分），于首方加干姜 6g，6 剂，浓煎服。后续诊，经期继用加减生化汤，经净后继用首方化裁。治疗 3 周期，经行腹痛减轻至消失，至 1991 年 6 月 29 日停经 40 天。检查怀孕。

按语：患者痛经 10 年，舌淡暗，有瘀点，量偏多，块下痛减，是典型的瘀血症状。其伴胸胁胀痛，乃肝郁不疏之象。因瘀滞每次经量偏多而失血，故血不华舌而舌质淡暗，是瘀血阻滞胞宫，肝郁不疏之不孕证。故治疗宜疏肝活血化瘀止痛。方用血府逐瘀汤加味，方中桃红四物汤活血兼养血，柴胡、枳壳疏肝理气，桔梗、牛膝一升一降，有升提肺气引血下行之意，甘草缓急调和诸药，达到气顺血活的目的。然患者痛经 10 年，瘀痼甚深，应以祛瘀为重点，故一诊在原方中加入失笑散、乳没等，以增加活血化瘀之力。二诊时月经如期来潮，已第三天，腹痛只 1 天，且较前轻，经量亦转为中等，药已见效。经期宜用加减生化汤再加蒲黄炭、红花、赤芍、柴胡、枳实等，以活血调经，此亦合血府逐瘀汤之意。为使血液之流通下行，故去生地之滞、桔梗之升提也。三诊药后 5 天经净，病情好转，唯舌淡暗苔灰，故于血府逐瘀汤中加干姜 6g 以温经散湿补脾，6 剂，煎服。继后于经期、经后用上二方化裁，治疗 3 个周期而孕。

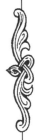

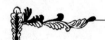

### 3. 疏肝清热　活血止痛

因忧思恚怒伤肝气，以致肝郁化火，火热下行，内伏冲任，冲任受损而不孕。热夹冲气上逆则经行吐衄，迫血下行则月经先期，量多，色鲜红。热灼胞络，血海气机不利，经血运行不畅，而行经腹痛。常伴心烦易怒，或经前乳胀，两胁胀痛，口苦咽干，尿黄，便结，舌红或暗红，苔黄，脉弦或数。此宜清热疏肝行气调经。刘师常用丹栀逍遥散治之。

方药组成：见癥瘕。

若热灼脉络，血随气升而经行吐衄者加黄芩 9g、生地 12g、白茅根 15g、牛膝 9g 以凉血清热，引血归经；

若月经量多，色鲜红，苔黄，加黄连 9g、黄芩 9g；

若热灼胞络，气血运行不畅，以致痛经而呕恶者，此肝气夹冲气犯胃，当佐和胃降逆之品，可于上方加吴茱萸 9g、黄连 9g、陈皮 9g、法半夏 9g，口苦溲黄，加黄芩 9g 以加强清热作用；

腰痛者加牛膝 9g、续断 12g 以调经补肾；

痛经可选加香附 12g、茺蔚子 9g、丹参 15g、川芎 9g、红花 9g、赤白芍各 15g 等以活血通络。

案 3：蔡某，女，23 岁，工人，门诊病历号 2148。

初诊：1992 年 5 月 10 日。

患者婚后 2 年未孕，伴痛经，以往月经周期准时，或提前而至，量中等，色红，有块，一般 5~7 天净。平素口苦小便黄，曾妇检亦未见异常。每经前 1 周乳胀，烦躁，经期第一天小腹疼痛较甚，舌暗红，苔黄，有瘀点，脉弦（80次 / 分）。诊时月经已净半月余。

诊断：①痛经；②原发性不孕症。

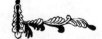

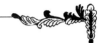

治则：疏肝清热，活血止痛调经。

方药：丹栀逍遥散加减：

柴胡 9g　　当归 9g　　赤白芍各 12g　　白术 9g

茯苓 9g　　甘草 6g　　炒栀子 9g　　益母草 15g

黄芩 9g　　香附 12g　　丹参 15g　　茺蔚子 9g

丹皮 9g　　生地 15g　　红花 9g　　　川芎 9g

8 剂，水煎服。

二诊：1992 年 5 月 30 日。

药后患者小腹疼痛减轻，经量略多，现一般情况好，便结，舌暗红，苔黄，脉弦（80 次 / 分）。上方去川芎、红花、益母草，6 剂，水煎服。此后经行腹痛消失，诸恙皆平，2月后于 1992 年 9 月 2 日查尿 HCG（＋），已停经受孕。

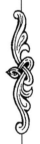

按语：本案为肝郁化火，气火郁阻胞宫，血滞不畅所致的痛经而不孕。

患者经前乳胀、烦躁是肝郁气滞、肝火内郁之象；经期小腹痛、舌有瘀点，为血滞胞宫；平素口苦苔黄为肝胆郁热。用丹栀逍遥散加黄芩疏肝清火而治烦躁，血滞腹痛加丹参、红花、茺蔚子、益母草等，以治腹痛、化脉络之瘀滞，再合香附、四物以行气养血，共奏清热化瘀调经种子之效。后按此法随证加减，气顺，热清，血活痛止，任通冲盛而孕。

### 4. 疏肝健脾　益气活血

肝郁乘脾，脾失健运，化源不足，血海不盈，且肝郁气滞，障碍血行，以致冲任气血失调，而不孕。临床常见月经先后不定期，量多少不定，经行乳胀，或闭经等，常伴有胸乳胀痛或少腹胀痛，脘闷不舒，时叹息，嗳气食少等症，舌红，或暗红，苔薄灰，或薄黄，脉弦或弦软。此宜疏肝健

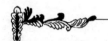

脾，调和气血，刘师习用逍遥散加味。

方药组成：柴胡 9g　当归 9g　白芍 9g　白术 9g
　　　　　　茯苓 9g　甘草 6g

若纳呆、脘闷胀，加厚朴 g、陈皮 9g 以疏气和胃；

头昏，便溏，气短，舌淡者加党参 15g、黄芪 18g 以健脾益气；

若肝郁血滞，经行不畅，量少，有块，轻度痛经，舌暗红，或输卵管通液欠畅者选加桃仁 9g、红花 9g、香附 12g、益母草 15g、丹参 15g、茺蔚子 9g 等，以助活血通络之力。

案 4：应某，女，25 岁，个体，门诊病历号 1665。

初诊：1993 年 4 月 3 日。

患者曾自然流产 1 胎，清宫 1 次，此后至今 2 年未孕。近半年来月经失调，每 20 天左右，或月余，甚至 2 月一潮，经前乳胀，量偏多，色暗红，有块，时痛经，5 天经净。此次月经 2 月余方来潮，诊时已净 3 天，感头昏、乏力、口干，白带不多，舌淡暗，苔薄黄，脉弦软数（96 次 / 分）。曾在本市某医院病理检查诊为"子宫内膜腺体分泌不足"，子宫输卵管通液示"左侧输卵管欠通"。

诊断：①月经先后不定期；②继发性不孕症。

治则：疏肝健脾，益气活血。

方药：逍遥散加减：
　　　　柴胡 9g　当归 9g　白芍 9g　　益母草 15g
　　　　茯苓 9g　甘草 6g　太子参 15g　黄芪 18g
　　　　白术 9g　茺蔚子 9g　香附 12g　丹参 15g
　　　　桃仁 9g　红花 9g　王不留行 24g
　　　　6 剂，浓煎服。

二诊：1993 年 4 月 10 日。

药后一般情况好，时胁痛，舌暗红，苔黄，脉弦软（84次/分），守上方加青皮9g，4剂，浓煎服。

三诊：1993年6月24日。

月经46天未潮，恶心欲吐，查尿HCG（＋），诊为早孕。

按语：本例为肝郁脾虚，化源不足，血海不盈，冲任失调，不能相资所致的月经先后不定而不孕。其治疗方法自然以疏肝扶脾为主，用逍遥散加味，再视其伴随症状作相应的处理。其头昏乏力，脉弦软数（96次/分），是里虚脉急之象，故加参、芪以益气，经行腹痛则加桃、红以活血。其"腺体分泌不足""输卵管欠通畅"是血流不畅，血海不盈，冲任失调的表现。故以益母草、茺蔚子配参、芪、术、草补脾。加丹参、香附、王不留行又具有活血理气通络之用。6剂后脉象缓和（84次/分），乃正气渐复之兆。有时胁痛，即加青皮以助前方疏肝之力。使肝气条达，血源充足，冲任相资而喜孕。

### 5. 养血活血　疏肝通络

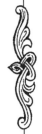

肝藏血（体阴而用阳），肝血充足，才能柔润条达。若肝血不足，肝木失养，亦可致肝气郁滞，而形成肝郁血虚之证。肝郁日久，而肝血不足。临床常见月经后期，量少，色淡暗，或痛经、闭经等，均为血海不盈，冲任失调所致的不孕症。常伴有头昏、舌淡红、苔薄、脉软或弦软等。此宜养血疏肝调经。吾师常用益母胜金丹（《医学心悟》方）。

方药组成：当归12g　川芎6g　熟地12g　益母草15g

丹参9g　白术12g　茺蔚子12g　香附12g

白芍9g

经行腰痛加牛膝9g、枸杞12g以通经补肝肾；

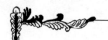

肝郁气滞胸乳胀痛加柴胡 9g、郁金 9g 以疏肝解郁；

血行不畅，胞脉郁滞不通加桃仁 9g、红花 9g、王不留行 24g 以活血通脉。

案 5：吴某，女，30 岁，务农。门诊病历号 1804。

初诊：1992 年 8 月 2 日。

曾大生一胎，女孩，因有生育指标，欲孕第二胎，近二年来未避孕亦未再孕，月经量少，经行腹略痛，经前乳胀。妇检：子宫后位，常大，活动，无压痛，双侧附件未见明显异常，宫颈轻糜。子宫输卵管通水试验示"通而不畅"。舌淡红，苔薄黄，脉软（72 次 / 分）。

诊断：①月经过少；②继发性不孕。

治则：养血活血，疏肝通络种子。

方药：益母胜金丹加减：

熟地 10g　川芎 12g　当归 12g　益母草 15g

白术 10g　香附 12g　丹参 15g　茺蔚子 9g

赤白芍各 12g　柴胡 9g　桃仁 9g　红花 9g

王不留行 24g

5 剂，浓煎服。

二诊：1992 年 8 月 14 日。

诉月经来潮，量多，色红，有块，小腹痛轻，乳胀减，5 天经净，继守上方 10 剂，此后月经正常，诸症消失，于 1992 年 9 月 10 日停经 40 天，查尿 HCG（＋）。

按语：本例为肝郁血虚、冲任失养、血液运行不畅的月经量少而继发的不孕症。治疗主方为益母胜金丹，是《医学心悟》调经求嗣的首选方剂。方中以四物汤养血活血，是主药。丹参破宿血，生新血，有"一味丹参饮功同四物汤"之称，故以为助。再以白术补脾增其血之化源。血随气行，故

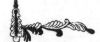

用香附以行气，是佐药，确保血液之充沛流利。取茺蔚子、益母草调经益精，令人有子，引该药力直入冲任，发挥其调经种子作用，故以为使。本方的组成对于血虚冲任不调的求嗣者，针对性强，效果好。但如有兼夹症状，还须加减，才能丝丝如扣。例如经前乳胀则加柴胡以疏肝，输卵管不通畅则加桃仁、红花、王不留行以通络。5 剂而各恙均减，再 10 剂而诸症消失。阴阳和平，天地氤氲而乐有子矣。

**6. 养阴清热　凉血疏肝**

肝血（阴）不足，或素体阴虚，久病阴亏，或失血伤阴，水亏火旺，热扰冲任，血海不宁，经血妄行，使月经提前而至。量多少不定，或经间期出血，或崩漏量多，影响排卵，以致不孕。常伴口干溲黄，舌红苔黄，脉弦数或弦滑数，此阴虚血热不孕。清《女科经纶·嗣育》载："妇人无子者，冲任脉中伏热也。"治宜养阴清热凉血。师常用清经汤。

方药组成：见崩漏。

若经来量多，经期延长，可选加地榆炭 9g、炒贯众 15g、紫草根 15g 等以清热止血；

舌干口渴可加玄参 15g、知母 9g 以清热养阴止渴；

五心烦热可加女贞子 15g、旱莲草 15g 以养阴清热止血；

经来量多、腰痛是血去肝肾亏损所致，可于本方中加续断 9g，阿胶 9g（兑），以补益肝肾止血；

若胸乳或胁下胀痛、口苦、脉弦是兼夹肝郁，可去青蒿，加柴胡 9g，以疏肝解郁散热；

若经来色暗有块或舌质暗有瘀点，或小腹痛，是兼夹血瘀的证候，可于本方中加入蒲黄 9g、茜草 9g 以活血止血

止痛。

案6：赵某，女，30岁，工人，门诊病历号2159。

初诊：1999年5月6日。

患者婚后三年未孕，近二年来经间期出血，量不多，每3天净，乳胀痛，周期准时，诊时诉此次月经提前半月至，净后月经中期复出血，量中等，色鲜红，小腹坠，有小块，血已净一天。二月来经用安宫黄体酮，效果不佳，已停药，现舌暗红，苔黄，脉弦软（78次/分），男方精液检查基本正常。妇检：外阴未产型，阴道畅，宫颈光滑，宫体后位，常大，活动，无压痛，双侧附件（－）。

诊断：①经间期出血（功血）；②原发不孕。

治则：养阴清热，凉血疏肝。

方药：清经汤加减：

　　　炒青蒿9g　茯苓9g　　黄柏9g　　　生地黄9g
　　　山药30g　地骨皮15g　白芍12g　　柴胡9g
　　　丹皮9g　　旱莲草30g　地榆炭12g　黄芩9g
　　　枸杞子15g

　　　6剂，浓煎服。

药后月经中期出血愈，月经正常，3个月后停经受孕。

按语：本案为肝郁血热，血海不宁，经间期出血，日久阴伤之不孕症。患者男女双方生殖系统均正常，虽婚3年不孕，但症状尚不复杂。《女科经纶·嗣育》载："妇人无子，冲任脉中伏热也。"傅青主月经先期条中亦云："子宫太热，亦难受孕。"患者的病因，重点是血热，血热甚，则迫血妄行，表现为中期出血，甚至月经半月而至。日久，自然肾阴有亏，故药以清热为主，兼以止血，养阴益精，取傅青主清经汤为主方。方中以青蒿清散血中伏热，黄柏随凉血药泻血中实火，生地、丹皮、地骨皮、白芍等均是清热凉血养阴之品，妙在茯苓一味既可健脾宁心，又可借其淡渗利湿之性，使热从小便出，具有育阴利湿之意。师以此方治月经先期，甚效。乳胀痛者以柴胡平肝散热，小腹坠是脾虚气陷，故加山药以扶脾强阴清虚热，其加黄芩、地榆炭、旱莲草、枸杞子等以加强清热凉血止血养阴之用，本方在祛邪之中，又寓扶脾补肾之意，故6剂而经间期出血止，再调养三月而孕。

**7. 温经散寒　证辨虚实**

经期或流产后寒邪乘虚而入，客于胞中，血为寒凝，阻滞经脉。或素体阳虚，寒自内生，以致阳气不运，影响生化功能，而冲任虚寒。临床上均可见月经后期，量少，痛经及闭经所致的不孕症。实寒者其小腹疼痛以冷痛为主，得热则减；虚寒者疼痛，以隐隐作痛喜温喜按为主。舌瘀暗或淡暗，脉沉涩或细软。实寒者刘师常用少腹逐瘀汤加味。

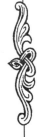

方药组成：见痛经。

若经行不畅者加桃仁9g、红花9g以增强活血化瘀之力；

腹胀者加香附12g、木香9g等以行气消胀；

小腹冷痛可选加吴茱萸9g、细辛3g、制附片6~9g以温经散寒止痛；

久不孕者加茺蔚子g、菟丝子15g、益母草15g以调经种子。

虚寒者吾师常用温经汤。

方药组成：见痛经。

若经来小腹冷痛合良附丸（良姜6g，香附12g）；

小腹痛甚合失笑散（蒲黄 9g，五灵脂 9g）；

腰痛加牛膝 9g、乌药 9g 以行气通络；

痛时冲气上逆犯胃呕恶，加陈皮 9g、砂仁 9g 以和胃止吐。

案 7：胡某，女，26 岁，务农，门诊病历号 1647。

初诊：1991 年 11 月 5 日。

既往月经正常，于婚后第一年孕二月余自然流产，未清宫，此后自觉小腹疼痛不适，加之又一次外地劳作，突遇暴风雨，即出现月经失调，每推迟 40 天，或 2 月一至，经行腹痛甚，经量明显减少，色暗红，年余来感小腹冷痛，精神不振，畏寒肢冷，二年余未再孕。妇查：宫颈 I 度糜烂，宫体后位，欠活动，无明显压痛，双侧附件轻压痛，无明显增厚。舌暗红，苔灰，脉沉软（72 次 / 分）。

诊断：①痛经；②月经后期；③经量过少；④继发不孕。

治则：温经散寒，活血祛瘀通经。

方药：少腹逐瘀汤加减：

干姜 6g　川芎 9g　当归 9g　益母草 15g

玄胡 12g　没药 15g　小茴香 9g　蒲黄 9g

赤芍 9g　肉桂 6g　制附片 6g　香附 12g

五灵脂 12g

二诊：1991 年 11 月 10 日。

服药 5 剂，精神振作，畏寒冷好转，小腹时见冷痛，舌脉如上，守上方 10 剂。

三诊：1991 年 11 月 20 日。

上症缓解，月经 35 天来潮，经量增多，继守上方化裁，后间断服药 2 月，少腹痛消失，月经通畅，应期而至，于

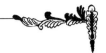

1992年3月6日停经45天查尿HCG（＋）。

按语：本例为寒凝胞宫、瘀血阻络之实寒不孕症，患者妊娠二月自然流产后，即小腹疼痛不适，又在农作时突遇暴风雨，更受外寒侵袭，以致月经推迟，甚至二月一潮，畏寒肢冷，小腹冷痛。经血瘀滞不畅，经行后期，经量少，舌暗，脉沉，属实寒无疑。治用少腹逐瘀汤加味。方中小茴香、干姜、肉桂温经散寒，通达胞络；玄胡、没药、蒲黄、五灵脂祛瘀利气止痛；川芎、当归、赤芍活血调经。以桂枝易肉桂，并加熟附子，乃增强辛温散寒之力，加香附、益母草等意在疏气开郁、行血调经也。上法化裁服药二月，寒祛、痛止、经调而孕。

案8：吴某，女，24岁，工人。门诊病历号2149。

初诊：1993年11月5日。

经行腹痛7~8年，继发不孕2年。患者13岁月经初潮，潮后约2年出现经期腹痛至今，曾自然流产1胎，清宫1次，此后经潮时仍痛经如故。痛时恶冷喜热敷，呕恶，出冷汗。每于经期第1~2天发痛，经量中等，周期可，经期4天，平时常有恶心，用力则气短心慌，胃脘按之不适，舌红有齿痕，苔灰，脉弦软数（90次/分），曾妇检未见明显异常。

诊断：①痛经；②继发性不孕。

治则：温经养血，散寒止痛，佐以和胃。

方药：温经汤加减：

　　　　吴茱萸9g　生姜3片　半夏9g　　川芎9g

　　　　白芍9g　当归10g　党参15g　香附12g

　　　　丹皮9g　甘草6g　肉桂6g　　良姜9g

　　　　砂仁9g　陈皮9g　阿胶9g（烊化）

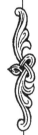

茯苓 9g

3 剂，浓煎服。

二诊：1993 年 11 月 10 日。

药后一般情况好，唯口干，舌淡暗，边有齿印，苔灰薄，脉弦软（84 次 / 分），继守上方仍加麦冬 4 剂。

此后经行腹痛消失，诸症随之而解，于 1994 年 2 月 25 日随访怀孕。

按语：本例为阳气虚弱，化源不足，冲任虚寒所致的痛经而不孕。患者经期腹痛、畏冷、喜热敷，为阳虚寒凝血瘀胞络。心慌气短、舌有齿痕、脉虚数（90 次 / 分），为气虚血不养心。平时恶心、胃脘不适，此乃冲气虚寒夹胃气上逆所致。方中桂枝、吴茱萸、生姜温经散寒止痛。当归、川芎、白芍、丹皮养血化瘀。阿胶、麦冬补血润燥。半夏和生姜降逆止呕。党参、甘草补益中气而治气短心慌，中气足则齿痕可起，脉象自然缓和。麦冬本为甘润养阴之品，未见干燥之象，故去之。加香附、良姜温经行气止痛。加砂仁、陈皮、茯苓和胃降逆止呕。是扶正养血温经化瘀并举之法。服药仅 3 剂病情即好转，唯见口干，故仍守上方加麦冬 4 剂，诸症治愈而孕。

### 8. 养血益精　调补肝肾

肝肾同源，精血互生，肝血不足不能充养肾精，而肾精匮乏，肾精亏虚则阴血不足，血虚精亏，以致冲任失养而不孕。临床常见月经愆期，量少色淡或后期，先后不定期，闭经等，且伴头昏目眩，面色萎黄，腰膝酸软，舌淡红或红，苔薄灰或薄黄，脉弦软或沉细无力等症。此宜养血补肾，调补冲任，刘师自拟验方益五合方治之。全方有养血填精种子的功效，使肾精充盛，肝血得养，气血通调，自能孕育。

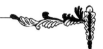

方药组成：见闭经。

若肾阳不足，性欲淡漠，小便清长，肢冷，便不实者加淫羊藿 15g、仙茅 9g、补骨脂 9g、巴戟天 15g、紫石英 30g 以温补肾阳；

气虚者加党参 15g、黄芪 18g 以益气健脾。

案 9：孙某，女，30 岁，工人，门诊病历号 1549。

初诊：1992 年 8 月 5 日。

继发不孕 6 年，伴月经后期。

患者于 1985 年、1986 年分别大生一胎，婴儿存活 3 天后死亡，此后至今 6 年余未再孕，月经常推迟 7～10 天一潮。量偏少，色暗红，无块，无痛经。诊时月经已净 3 天。诉：性欲低，白带少，腰痛，腿软，冬天怕冷。舌淡红，苔薄黄，脉弦软（78 次／分）。子宫输卵管造影 2 次示"通畅"。男方精液检查可。曾经西药治疗未见效。妇检：外阴产型，阴道畅，宫颈轻糜，宫体后位，常大，活动，无压痛，双侧附件未及明显异常。

诊断：①月经后期；②继发性不孕。

治则：养血益精补肾。

方药：益五合方加减：

　　　　益母草 15g　茺蔚子 9g　熟地 10g　　川芎 10g

　　　　紫石英 30g　白芍 10g　白术 10g　　菟丝子 15g

　　　　丹参 15g　　五味子 9g　枸杞子 15g　香附 10g

　　　　当归 10g　　覆盆子 10g　淫羊藿 15g　仙茅 12g

　　　　车前子 10g

　　　　10 剂，浓煎服。

服后月经一直未潮，在当地诊为"早孕"，于 1993 年 4 月 2 日孕 8 月时来我专科产检，"臀位"胎儿，发育与孕月相符。建议膝胸卧位，周后在当地复查。

按语：患者因大产两胎，精血亏乏，血海空虚，无血以下，而月经后期，来潮量少。久虚累及肾阳，肾阳不足，不能温煦下元，而冬日畏寒，腰痛，腿软。性欲低下，带下，皆为肾虚之故。肾虚胞宫失煦，血少胞宫失养而不孕。用益五合方，养肝血益肾精以种子，加二仙、紫石英，助温补肾阳之力，药症相合，随即喜孕。

### 9. 健脾补肾　益气生精

脾虚则生化之源不足，肾虚则精血不足。后天失养不能补充先天，先天不足，不能滋养后天，以致气血肾精匮乏，冲任血少而不孕。临床常见：月经后期，量少，闭经，或月经先期，并伴有腰酸痛，头昏，纳差，便溏等。舌淡红或红，苔薄灰或少苔，脉软或沉细。宜健脾补肾益精，刘师常用六君子汤（见胎漏胎动不安）合五子丸治之。

五子丸方药组成：菟丝子 15g　枸杞子 15g　覆盆子 9g
　　　　　　　　　　　车前子 9g　五味子 9g

若纳差，胃脘不适，恶心者，加木香 9g、砂仁 9g，无恶心者去半夏；

肾阳不足可加仙茅 9g、仙灵脾 15g；

倦怠气弱加黄芪 15~30g 以补益脾气。

案 10：何某，女，23 岁，工人。门诊病历号 1023。

初诊：1993 年 5 月 6 日。

患者婚后 3 年未孕，伴月经先期 7 年。周期为 5/20~23 天，量不多，色暗红，无块，诊时月经已净 8 天，感腰酸痛，食后即入厕，便时稀，头昏，舌淡红，苔薄灰，脉软（72 次 / 分）。妇检：阴道畅，宫颈略小，光滑，宫体平位，常大，活动，无触痛，双侧附件（－）。

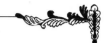

诊断：①月经先期；②原发性不孕症。

治则：健脾益肾。

方药：六君子合五子丸加减：

党参 15g　白术 12g　茯苓 9g　菟丝子 15g

陈皮 g　枸杞子 15g　车前子 9g　甘草 6g

覆盆子 9g　五味子 9g

6 剂，浓煎服。

二诊：1993 年 6 月 15 日。

诉月经推迟 12 天至，量极少，色暗，3 天净，感腰痛，两乳痛痒，泛酸水，舌淡红，苔薄黄，脉弦滑（84 次/分），考虑此次月经推迟来潮量少可能为孕后胎漏，建议查尿 HCG，报告为阳性。

按语：脾肾不足，脾虚血失统摄，使月经过频；脾虚运化无力，则食后入厕，便稀；化源不足，血虚，则头昏；肾精不足，冲任失养，则不孕；肾虚腰府失养则腰痛。用验方"六五合方"去法夏之燥，恐耗精血，以健脾益肾精，俾冲任得养，两精相搏而孕。

### 10. 辛温壮阳　温肾暖脾

肾为先天，主藏精，系命门，内寓真阴真阳。肾虚真阳不足，不能温煦冲任胞络，而宫寒不孕。脾为后天，为气血生化之源，脾之生化有赖肾阳之温煦，肾之精气，又赖后天之滋养，肾阳虚必损及脾阳，故补肾阳必顾及脾阳，显示脾肾相资之理。脾肾阳虚之证，临床常见：月经愆期，量少，色淡暗，下部冰冷，畏寒喜暖，腰膝酸软，带下多，质清稀，大便溏薄，小便清长，婚久不孕，舌质淡，脉沉弱。此脾肾阳虚，胞失温煦，不能摄精成孕。宜温肾暖脾法，刘师常用温胞饮。

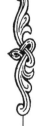

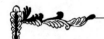

方药组成：

炒芡实 15g　炒白术 30g　炒杜仲 12g　炒山药 15g

炒菟丝子 15g　肉桂 6g　制附子 6g　炒巴戟天 30g

党参 15g　炒补骨脂 9g

本方温补脾肾两阳，暖胞宫，通盛冲任。若经期量少，色淡暗，腹痛，加当归 15g、川芎 9g、益母草 15、香附 12g、吴茱萸 9g 等。

案 11：常某，女，32 岁，工人，门诊病历号 2269。

初诊：1993 年 2 月 9 日。

患者婚后 9 年未孕，14 岁月经初潮，周期基本正常，经期 2~3 天，量少，色淡黯，本次月经仅潮 2 天，点滴即净，每于经前 1~2 天出现呕恶，腹泻，畏寒，小腹胀痛，阴部下坠，经净后呕吐、腹痛、腹泻均止，下部冰冷如故。常头昏，倦怠，带下量多，质清稀，舌淡红，有齿痕，苔灰薄，脉弦软（80 次 / 分）。妇检未见明显异常。

诊断：不孕症。

治则：温肾暖脾，温通胞络。

方药：温胞饮加减：

淫羊藿 15g　炒白术 30g　炒杜仲 12g　木香 9g

炒芡实 15g　肉桂 6g　熟附片 6g　吴茱萸 9g

炒补骨脂 9g　炒菟丝子 15g　炒巴戟天 30g

枸杞子 15g　炒山药 15g　香附 12g　党参 15g

二诊：1993 年 2 月 28 日。

服药 17 剂。诊时月经提前 4 天至，此次经潮未作吐泻，亦不畏冷，阴部下坠好转，小腹渐温，腹痛明显减轻，经量中等，舌淡暗，苔灰黄，脉同前。守温胞饮全方加吴茱萸 9g、香附 12g、当归 9g、川芎 9g、益母草 15g，4 剂，浓

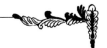

煎服。

三诊：1993 年 3 月 6 日。

服后一般情况好，小腹微现凉感，守温胞饮全方加黄芪 24g，升阳益气，6 剂，浓煎服。未诊已停经，诊为"早孕"。

按语：脾肾阳虚，胞宫失煦，不能摄精成孕，诚如傅青主所说"夫寒冰之地不生草木，重阴之渊不长鱼龙"。今胞宫既寒，何能受孕。此正合上述症状，用温胞饮。方中大部分药物炒后用，药炒入肾，方中党参、白术、山药、芡实健脾，杜仲、补骨脂、巴戟天、菟丝子补肾，肉桂、制附子温脾肾两阳。全方以补为主，温肾暖脾，通盛冲任，专主小腹、下肢冰冷不孕，加吴茱萸、淫羊藿、枸杞子、木香、香附，加强温肾作用，且助温通胞络之力，诸症逐渐好转。再诊时值经期，量增多，加用温经活血调经之药，使经血调畅。药后一般情况好，仅小腹微现凉感，用温胞饮全方巩固疗效，加黄芪升阳益气以助药力，故诸恙皆平而喜孕。

### 11. 辨证调经　分期治疗

（1）经前以理气为主

以上论述调经重在调肝，妇人因情志拂逆，善郁人多，常易气滞，气滞则血行不畅，往往导致瘀阻胞络，而月经失调，或前或后，或多或少，或经期延长，痛经，闭经，以致不孕。上述诸症在行经之前，血欲行而肝气不应，临床以胸乳腰腹胀痛等症状最为常见，以胸乳胀痛为主者，用自拟的调经 I 号方（见闭经）。

（2）经期以活血为主

若经期腹痛拒按，经血有块，舌暗，脉弦，即以活血祛

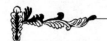

瘀为主，佐以理气为治，务使经行通畅，血液正常运行，以达到祛瘀生新之目的，常用自拟的益母生化汤（见崩漏）。

（3）经后则视其脏腑气血之盛衰，及其疾病癥结之所在按法调治之

临床常伴有头昏，腰酸痛，精神差，脉软或弱，月经后期，量少。治宜养血调肝滋肾，常用验方"益五合方"（见闭经）。

月经净后第一天配服妇科丸1瓶（我院自制药），一般连服3周期，具有温通经脉、理气种子之效。

案12：蒋某，女，29岁，个体户，门诊病历号2757。

初诊：1991年8月13日。

患者既往自流1胎，至今5年未孕，伴月经量减少3年，经前乳胀，月经每次提前5天至，量少，色红，无块，痛经轻，经当地诊治无效。诊时一般情况好，现值经前，时便结，两乳胀痛，舌苔黄，脉弦软（88次/分）。妇检：外阴已婚未产型，阴道畅通，轻度充血，内有少许黄带，宫颈光滑，宫体后位，略小，无压痛，活动，双侧附件未及异常。

诊断：①月经过少；②继发性不孕。

治则：疏肝清热，调和气血。

方药：调经Ⅰ号方加味：

　　　　柴胡9g　当归12g　白芍15g　炒栀子9g
　　　　香附12g　甘草6g　郁金9g　益母草15g
　　　　川芎9g　丹参18g　生地12g　茺蔚子9g
　　　　白术9g　云苓9g

5剂，浓煎服。

二诊：1991年8月24日。

月经来潮第二天，量略多，腰腹胀痛，舌暗红，苔黄，脉弦软（78 次 / 分）。方用益母生化汤加味。

当归 24g　　川芎 g　　桃仁 9g　　　五灵脂 15g

甘草 6g　　香附 12g　　益母草 15g　　姜炭 6g

蒲黄 9g　　丹参 15g

3 剂，浓煎服。

三诊：1991 年 9 月 4 日。

月经已净 6 天，现腰痛，舌淡红，边有齿印，苔薄黄，脉弦软（72 次 / 分），方用益五合方 7 剂。

四诊：1991 年 9 月 21 日。

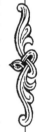

月经提前 3 天，量适中，3 天净，乳胀轻，无痛经，现一般情况好，舌脉如上。仍守益五合方加党参 20g、黄芪 20g、制何首乌 20g，方内菟丝子 30g，7 剂，浓煎服。妇科丸 3 瓶，每次 3 片，1 日 3 次，1 天 1 瓶。每月在经净后服 1 瓶，分 3 次服完。

五诊：1992 年 1 月 5 日。

药后经量复有增多，色红，无块，3 天净。按上法调治 2 周期，随之喜孕。

按语：此病人分三阶段治疗而受孕。经前以肝郁气滞为主，故以理气为主。此例兼有热象，用验方调经 I 号方疏肝行气调经，佐生地、炒栀子、茺蔚子、丹参以清热活血。经期以活血化瘀为主，用益母生化汤加丹参、蒲黄、五灵脂以增强化瘀之功。经后据临床症状拟养血补肾法，用验方益五合方，后加党参、黄芪、制何首乌，以益气养血。方内菟丝子为 30g，加强补肾之作用。伍妇科丸，温通胞络，以助受孕。

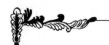

## （二）湿热下注　任带不固　止带种子

女子不孕重在调经，若因带下病影响受孕者，当先治好带下病，再根据病情加以调治。

带下病影响受孕，其病机吾师认为是湿浊内停，带脉失约，任脉不固所致。它包括了现代医学的阴道炎、宫颈炎、宫颈糜烂、部分盆腔炎等。其湿浊来源，多因经期、流产后，忽视卫生，或房事不禁，以致湿毒内侵，蕴结下焦所致。内湿者多因脾失健运，湿浊内阻，流注下焦而病。内外之湿郁久，多从热化，吾师临床所见以湿热带下为多。不论湿浊流注下焦，或湿热蕴结下焦，均可损伤任带二脉，影响受孕。

### 1. 清热利湿止带

临床常见，带下色黄，稠黏腥臭或阴痒，舌红，苔黄，或厚，脉弦或滑数。妇检：阴道充血，或宫颈糜烂，黄色分泌物多。白带常规检查：见脓球（＋～＋＋＋），清洁度Ⅲ度至Ⅵ度，或有滴虫、霉菌。此宜清热除湿解毒。吾师常用止带汤加减。

方药组成：见带下病。

若外阴痒有虫毒者可选加苦参 15g、苍术 9g、百部 9g、蛇床子 30g、白鲜皮 9g 等以燥湿止痒；

痒甚者可配合外用药熏洗，用自制的妇科外洗药；

有霉菌用妇安泡腾片（我院自制药），作阴道上药，有滴虫配合灭滴灵使用；

宫颈糜烂，加黄芪 15～30g，以托毒生肌；

湿热蕴结阻滞气机，出现小腹胀痛或掣痛加枳实 9g、白芍 15g 以和血止痛。

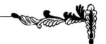

## 2. 健脾燥湿止带

临床常见带下色白或淡黄，无臭味，如涕如唾，面色萎黄，食少，便溏，四肢乏力，舌淡红，苔薄灰，脉沉缓或沉弱。妇检：阴道无明显充血，分泌物色白，如水样，或宫颈糜烂。此宜健脾疏肝，升阳除湿，吾师用完带汤。

方药组成：见带下病。

若白带质清量多如注，可选加乌贼骨 9g、煅牡蛎 30g、芡实 15g、赤石脂 30~60g 等以固涩止带；

白带色黄可加黄柏 9g 以佐清热除湿。

带下治愈或好转，则根据病情的演变加以调治。一般用养血益肾调经种子之益五合方加味，资助受孕。

带下好转，若湿热之邪缠绵，阻滞气机，气血不和，症见小腹隐隐作痛，带下减少，小便不利，舌暗红，苔灰，脉软。妇检：附件增厚，压痛不显。

此宜调肝和血，健脾利湿，吾师常用当归芍药散。

方药组成：见产后恶露不净、产后腹痛。

若小腹痛显者，加玄胡 9g、川楝子 15g 以清热活血止痛；

小腹按痛，带下色黄者，加蒲黄 9g、五灵脂 15g、蒲公英 30g、黄柏 9g 以佐活血化瘀清热之力；

小便短黄加车前子 9g；

小腹绵绵作痛加白芍 30g、甘草 9g 以缓急止痛；

气虚者加黄芪 15~30g。

案 13：罗某，女，23 岁，工人。门诊病历号 21266。

初诊：1992 年 5 月 6 日。

患者婚后 2 年未孕，白带量增多年余。带下色绿，带多时外阴略痒，小腹时胀痛，月经每提前 1 周来潮，量适中，

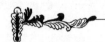

色暗红，无块，5天净，经行腰腹略痛。诊时经净6天，舌红，苔黄，脉弦有力。妇检：外阴未产型，阴道轻度充血，中等黄带，宫颈充血，Ⅱ度糜烂，宫体后位，常大，欠活动，无压痛，双侧附件（－）。查白带：脓球（＋＋＋），清洁度Ⅲ度。

诊断：①带下（阴道、宫颈炎）；②原发性不孕。

治则：清热利湿止带。

方药：止带汤加减：

  茵陈15g 车前子9g 猪苓9g 泽泻9g

  炒栀子9g 丹皮9g 牛膝9g 白芍15g

  茯苓9g 枳实9g 黄柏9g 蒲公英30g

  12剂，煎服。

二诊：1992年6月3日。

诊时月经已净10天，白带色绿，量少，有气味，小腹时掣痛，胀气，阴痒。查白带常规：霉菌（＋），脓球（＋＋＋），清洁度Ⅳ度。此复感毒邪。守上方加苦参30g、地肤子30g、蛇床子30g，6剂，煎服。配妇安泡腾片阴道上药，日1次，7天1疗程。

三诊：1992年6月12日。

经以上治疗后，白带少，色白，无气味，腰腹不痛，舌红苔黄，脉弦软。复查宫颈Ⅱ度糜烂，守止带汤加黄芪18g，5剂，浓煎服。

四诊：1992年7月6日。

白带色白，量少，阴痒未作，诉少腹时掣痛，隐隐不适，小便短黄，舌红偏淡，苔薄黄，脉弦软（78次/分）。妇检：宫颈Ⅰ度糜烂，子宫正常，双侧附件略厚，左侧轻压痛。B超示：双侧附件炎。时月经已净5天，舌暗红，苔黄，

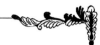

脉弦软（80 次 / 分）。治宜调肝和血、健脾利湿、清热止痛。方用当归芍药散加减：

车前子 9g　川芎 9g　白术 9g　蒲公英 30g

泽泻 9g　玄胡 9g　川楝子 15g　黄柏 9g

茯苓 9g　甘草 9g　赤白芍各 18g　当归 9g

5 剂，浓煎服。

五诊：1992 年 7 月 14 日。

左小腹时隐痛，白带不多，舌暗红，苔薄黄，脉弦软（78 次 / 分），守上方去车前，赤白芍各为 30g，加黄芪 30g，丹参 30g，7 剂，浓煎服。

六诊：药后隐痛消失，白带正常。此后月经未再潮，出现时有恶心之反应，脉滑数，查晨尿 HCG（＋），诊为"早孕"。

按语：此症乃湿热下注，气血不和所致。带下色绿、阴痒系湿热下注，虫毒侵袭之故。腰腹胀为气血不和之象。胞宫为湿热困阻，自然无以化精成胎。用止带汤加蒲公英清热利湿，佐枳实、白芍调和气血，复感虫毒时加重清热利湿杀虫之药，后继用止带汤加黄芪以托毒扶正。带症逐渐好转，但湿热未净，阻滞气机，气血不和，胞脉不利，用当归芍药散，调肝和血，加玄胡、川楝子、黄柏、蒲公英、甘草、赤白芍、车前子佐以平肝，加强清热止痛之力。湿邪渐去故去车前子，小腹隐痛加重赤白芍的剂量，黄芪 30g、丹参 30g 以加强益气活血止痛之力。白带正常，腹痛消失，而喜孕。

案 14：雷某，女，23 岁，工人。门诊病历号 2131。

初诊：1991 年 8 月 6 日。

患者婚后 2 年未孕，伴白带量多年余，色白，质清稀，

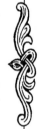

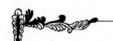

时如水样，每天需换内裤，外阴不痒，月经对月，周期为5~7/30天，量偏多，色红，无块，经行腰腹略痛。诊时月经已净5天，白带量多，色白，质稀，肢软乏力，舌淡红，苔薄黄，脉弦软（78次/分）。妇检：阴道畅，宫颈充血，Ⅱ度糜烂，无接触性出血，宫体前位，略小，活动，无压痛，左侧附件增厚，无压痛，右侧（－）。

诊断：①带下（宫颈糜烂Ⅱ度）；②原发不孕。

治则：健脾疏肝，升阳除湿止带。

方药：完带汤加减：

    白芍15g  柴胡9g   苍术9g   车前子9g

    党参15g  白术30g  山药30g  甘草6g

    陈皮9g   炒荆芥9g  芡实15g  黄柏9g

    10剂，浓煎服。

二诊：1992年9月10日。

经净后第三天，诉带下好转，腰酸痛，舌红苔薄黄，脉弦软（80次/分）。妇检：宫颈无充血，糜烂较原轻，带下渐愈，改用养血益肾、调经种子法。

方用益五合方加续断12g，黄芪24g，12剂，浓煎服。1月后受孕。

按语：此乃脾虚湿邪下注所致的带下，首用完带汤以健脾疏肝、除湿止带，加芡实、黄柏，加强清热收敛止带之力，带下好转，感腰酸，妇检未见明显异常，系肾虚腰府失养、精血亏、胞府失滋而不孕。用验方益五合方，养血补肾、调经种子，加续断、黄芪佐以补肾益气，其中续断一味在此既可补肾，又可养血通利血脉，配之黄芪而使气血相生补而不滞，故冲任通盛而孕。

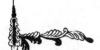

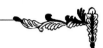

### （三）瘀热夹湿互结成癥，化瘀清湿热消癥调冲

产伤是继发不孕的主要原因。根据流产后瘀滞、虚损的程度不一，禀赋素质差异，精神因素等病情各异。临床上可表现出各自突出的症状，如月经失调（包括不排卵或不正常排卵）、闭经、痛经。主要的并发症是生殖器官的损伤，如宫腔粘连，生殖道炎症，输卵管不通或梗阻，以及其他全身性反应。

其生殖系统方面的炎症又属中医杂病范畴，杂病中的癥瘕又是引起不孕症的主要因素。癥瘕范围广，它既包括子宫肌瘤、子宫内膜异位症、附件囊肿，又包括了大部分盆腔炎病（如子宫体炎，双侧附件炎，盆腔结蒂组织炎，包块，盆腔积液，以及宫颈、宫腔粘连，输卵管增粗阻塞等）。

临床表现以小腹疼痛为主，或带下。B超示：附件增粗，或有包块。其病机主要是瘀血，或瘀与湿热内结，阻滞胞宫，影响肝之疏泄；或肝郁邪热乘之；或肝郁血瘀，脾虚湿盛，湿浊与瘀蕴结而成癥，导致胞宫孕育失常，不能摄精成孕。（癥瘕所致原发性不孕较少见）

从病史及临床表现，刘师常分肝郁血瘀、热（湿）毒内蕴、肝郁脾虚等型进行论治。尤以瘀热夹（湿）毒内蕴者为多见。

### 1. 疏肝逐瘀　清热消癥

刘师仍拟血府逐瘀汤（见闭经）加味，血瘀积久者，加土鳖虫 9g、水蛭 9g 以祛瘀血；有热者加黄芩 9g、蒲公英 30g 以清热。

案 15：方某，女，35 岁，门诊病历号 2839，教师。

初诊：1993 年 5 月 6 日。

患者因自然流产后，子宫腔粘连而不见经潮，经数次扩宫及上环后，月经每月可潮，但量少，一天即净，通液检查提示"通畅"。至今3年未孕。感两小腹疼痛已年余，按之痛显，经前半月乳胀，全身起红硬节，纳差便结，诊时值经前，舌暗，苔灰黄，脉弦软（66次/分）。妇检：双侧附件增厚，压痛。

诊断：①癥瘕；②月经过少（宫腔粘连、附件炎）；③继发不孕。

治则：疏肝活血、逐瘀清热。

方药：血府逐瘀汤加减：

柴胡9g　当归10g　赤芍15g　香附12g
水蛭9g　桔梗9g　甘草3g　蒲公英30g
红花9g　牛膝12g　枳壳9g　生地黄9g
川芎10g　土鳖虫6g　桃仁9g　黄芩9g
6剂，浓煎服。

二诊：1993年5月15日。

药后一般情况好，小腹按之痛，腰酸胀坠，便调，倦怠，舌暗苔薄，脉弦软（74次/分）。继用上方去黄芩，6剂，浓煎。

三诊：1993年7月10日。

诊时已停经40天，查尿HCG（＋），诊为"早孕"。

后产一男婴。

按语：此乃手术导致胞宫有瘀，积于胞宫久滞不下，胞脉胞络瘀阻，肝气郁滞，冲任气血运行不畅，影响胞宫修复，使孕卵不能着床，瘀血久积化热。用血府逐瘀汤疏肝活血，增加香附加强疏肝作用，加水蛭、土鳖虫化瘀之功甚猛，可下死血痞结，伍黄芩、蒲公英，清热燥湿解毒，药后

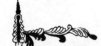

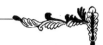

热势渐退，故于上方去黄芩，此后月经来潮量多，诸症缓解而孕。

**2. 疏肝化瘀　清热解毒消癥**

素体肝气郁结，气血不畅，复因流产后湿热邪毒袭入，与瘀血互结，阻滞胞中，形成癥瘕，阻碍精卵在生殖道的运行和摄纳，以致不孕。临床常见：小腹疼痛，带下，痛经等，常伴大便干结，舌暗红，苔黄或厚腻，脉弦软滑或数。妇检：子宫压痛，或附件增厚增粗压痛。B超提示：附件包块。刘师自拟验方柴枳败酱汤。此方具有疏肝化瘀、清热解毒之功。

方药组成：见产后恶露不净、产后腹痛。

若热显痛甚者，加蒲公英 30～60g、乳没各 20～40g；

高热则合五味消毒饮之属；

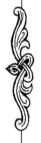

日久瘀积难化，可加虫类药，如炮甲 9～12g、土鳖虫 9g 等；

包块偏大，囊性感强可加昆布 15g、海藻 15g 以软坚消癥；

湿热甚者选加滑石 30g、黄柏 9g、苡米 15～30g；

痛经者加蒲黄 9g、五灵脂 15g 以化瘀止痛。

案 16：贺某，女，26 岁，工人。门诊病历号 1270。

初诊：1991 年 6 月 3 日。

患者曾人流 1 次，后即出现经期小腹疼痛，经净痛止，月经量少，周期可，随又孕 1 胎，过期流产而清宫。现 2 年未孕，经行腹痛加重，平时小腹亦痛，大便不调，便前小腹痛显，舌暗，苔灰黄，脉弦（80 次 / 分）。妇检：外阴未产型，阴道畅，宫颈中度糜烂，子宫后位，常大，欠活动，无触痛，右侧附件增粗（＋＋），左侧增粗轻触痛。

诊断：①痛经（双侧附件炎，内膜异位症待诊）；②继发不孕症。

治则：疏肝、活血化瘀、清热解毒、消癥止痛。

方药：柴枳败酱汤全方，5剂，浓煎服。

二诊：1991年6月11日。

药后小腹疼痛有所减轻，大便调畅，白带不多，腰时痛，舌暗红，苔黄，脉弦（78次/分），上方加乳没各15g、蒲公英30g，6剂，浓煎服。

三诊：1991年6月22日。

诉月经来潮量仍少，小腹疼痛减轻，欲解大便，舌暗红，苔黄，脉弦软（72次/分）。守上方去大黄，加蒲公英9g、五灵脂12g，12剂，浓煎服。

四诊：1991年7月12日。

月经量中等，经行腹痛减，平时小腹略痛，胃脘按之不适。守上方加陈皮9g，6剂，煎服。

五诊：1991年8月2日。

诉月经未潮，小腹略胀不适。妇检：子宫略大于正常，偏软，双侧附件未及明显异常。查尿HCG（＋），诊为早孕。

按语：此患者因两次人流手术，金刃所伤，胞宫受损，湿热毒邪乘虚而入，与血相合，瘀阻胞中，不通则痛，故小腹疼痛。经期血海满盈，经行血流阻滞，故经期腹痛甚，经量少。大便不调，舌暗红，苔灰黄，均属瘀热之象，用柴枳败酱汤，疏肝化瘀、清热解毒、消癥止痛。方中柴胡枢转气机，透达郁热，枳实配柴胡升清降浊，调理气机，赤白芍敛阴和血，甘草和中，与芍药同用，缓急舒挛，三棱、莪术破血行气消积，红藤、败酱草清热解毒行瘀，香附散郁行

气，大黄凉血行瘀，合之牛膝、丹参活血祛瘀，引诸药直达病所。诸药合用，起到疏肝、活血化瘀、清热解毒、攻坚消积，而达到祛痛之效。药后小腹疼痛有所减轻，大便调畅，于上方加乳没、蒲公英，加强活血逐瘀、清热解毒作用。再诊月经来潮量仍少，小腹疼痛减轻，欲解大便，故去大黄，加蒲公英、五灵脂加强活血止痛调经作用。药后气血调和，热毒清而腹痛缓解，经量正常，胃脘不适时加陈皮以和胃，继续调理，临床症状消失而孕。

案17：李某，女，25岁，工人。门诊病历号1654。

初诊：1992年2月8日。

患者因跌仆后自然流产1胎，清宫1次，至今2年余未孕。近半年来出现两少腹疼痛，呈隐痛或掣痛象，白带时多，色黄，大便常结，月经正常，未经检查治疗，面色红润，舌暗红，苔黄根厚，脉弦滑（80次/分）。妇检：双侧附件增厚增粗，压痛，宫颈轻糜。B超示：双侧附件炎。

诊断：①癥瘕（双侧附件炎）；②继发性不孕。

治则：疏肝行气，活血化瘀，清热除湿消癥。

方药：柴枳败酱汤全方10剂，浓煎服。

二诊：1992年2月25日。

药后两少腹痛有所好转，压痛减轻，白带色黄，大便调，舌暗红，苔黄，脉弦滑（78次/分），守原方加黄柏9g、蒲公英30g，共24剂，浓煎服。

三诊：1992年4月5日。

两小腹痛完全消失，妇查无明显异常，B超无异常，通液示"通畅"。2月后停经喜孕。

按语：本案乃湿热内蕴、血瘀成癥、气机不利所致。患者因手术金刃之器损伤胞络，胞脉空虚，湿热之邪乘机而

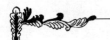

入。湿热与瘀相合，久积成癥，故见小腹痛，白带异常，用柴枳败酱汤疏肝化瘀、清热解毒消癥。药后唯白带色黄，守上方加黄柏、蒲公英，以增强清热、燥湿、解毒之力，此后临床症状消失，妇检、B超均无异常，双侧输卵管通畅，而停经受孕。

案18：张某，女，21岁，工人，住院号36773。

患者曾人工流产1次，未避孕，至今2年未孕，近半年来感小腹疼痛，腰痛，肛门下坠，带下时多时少，色黄，B超发现附件包块入院。入院时诉：大便干结，小便黄，平时口苦。舌暗红，苔黄，脉弦（80次/分）。妇检：外阴未产型，阴道畅，宫颈光滑，宫体后位，常大，质中，活动欠佳，右侧附件可及3cm大小包块，质略硬，压痛（+++），左侧附件（-）。B超示：右侧附件包块。

诊断：①癥瘕（右侧附件炎性包块）；②继发性不孕。

治则：疏肝化瘀，清热消癥。

方药：柴枳败酱汤化裁

　　　　柴胡9g　枳实9g　赤白芍各15g　甘草6g

　　　　败酱草30g　红藤20g　牛膝12g　酒大黄9g

　　　　三棱9g　莪术9g　香附10g　丹参15g

　　　　蒲公英30g　连翘30g　苏木9g　蜈蚣1条

配水蛭内金片10片口服，日2次。住院服药月余，上症消失，B超未见包块回声，随即停经怀孕。

按语：患者因人流术后，宫室敞开，湿热之邪袭入，阻滞胞脉，瘀积成癥，小腹为肝经循行之地，湿热瘀积肝脉则腹痛，湿热阻于腰府故腰痛，湿热下注肛门故见下坠，便干、口苦、小便黄、带下量多色黄均为湿热之象。湿热之邪瘀阻胞宫，胞脉失其滋养故无子。药用柴枳败酱汤疏肝活血

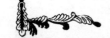

化瘀，清热除湿消癥。加蒲公英、连翘增强清热解毒之力，苏木、蜈蚣、水蛭内金片等系化瘀消癥之药，药后肝平瘀化癥消而喜孕。

### 3. 疏肝健脾　活血清热消癥

肝气郁滞，血不畅行，以致血瘀，肝木克土，脾虚不能运化水湿，瘀与湿浊互结，或外感邪热合而成癥，以致不孕。临床常见小腹胀痛不适，经前乳胀，头昏乏力，舌淡红或红，苔薄灰或黄，脉软或弦软。妇检、B超均提示附件有包块。此宜疏肝健脾消癥法，吾师常用逍遥散（见前）加味或当归芍药散（见产后恶露不净、产后腹痛）。配服自制的水蛭内金片，加强化瘀消癥作用。

包块有囊性感加昆布 15g、海藻 15g 以软坚消癥；

腹胀痛加枳实 9g 以行气止痛；

附件有积液加昆布、海藻各 15g，软坚以利水；

有寒加桂枝 9g 以通阳化气；

包块质硬加三棱 12g、莪术 12g 以化瘀消癥；

带黄加苍术 9g、黄柏 9g 以清热除湿；

热痛加红藤 15g、败酱草 30g、蒲公英 30g 以清热解毒止痛；

气虚者加党参 15g、黄芪 18g，益气健脾以助药力。

案 19：罗某，女，23 岁，工人。门诊病历号 2173。

初诊：1993 年 12 月 6 日。

患者婚后 3 年未孕，夫妻同居，感情好，性生活正常，月经量中等，色红，有块，轻度痛经，诊时月经刚净，感小腹隐痛不适，舌淡暗，苔黄，脉弦软（72 次/分）。爱人精液检查成活率 70%。诊前 B 超示：左侧附件囊性包块为 3.2cm×2.5cm 大小。

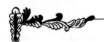

诊断：①癥瘕（左侧附件包块）；②原发性不孕症。

治则：疏肝健脾清热化瘀消癥。

方药：逍遥散加味：

柴胡 9g　当归 9g　茯苓 9g　蒲公英 30g

丹参 30g　白术 9g　红藤 15g　甘草 6g

败酱草 30g　川芎 9g　赤白芍各 15g

10 剂，浓煎服。

水蛭内金片 5 瓶，一次 10 片，1 日 2 次。

二诊：1993 年 2 月 4 日。

癥瘕消散，月经过期未至，感胸闷，倦怠思睡，舌苔黄，脉滑数（90 次／分），随即查尿 HCG（+），诊为"早孕"。

按语：此乃肝郁脾虚，瘀热内结而不孕，其癥瘕（包块）乃新起，属急性，体虚感染邪热所致，用逍遥散加红藤、败酱草、蒲公英、川芎、丹参活血清热。伍水蛭内金片加强化瘀消癥作用，故包块消散而喜孕。

### 4. 治癥调经　分期治疗

癥病久不孕者，亦可采用调经法分三个阶段进行治疗，即经前以疏肝理气为主，用调经Ⅰ号（见闭经），热则佐以清热；经期以活血为主，用益母生化汤（见崩漏）加味，佐以清热；经后（平时）疏肝化瘀与清热并举，方用柴枳败酱汤（见产后恶露不净、产后腹痛）加味。

案 20：张某，女，25 岁，门诊病历号 1860。

初诊：1993 年 5 月 8 日。

患者人流 1 胎，至今 2 年余未孕，常腰痛，小腹略痛，白带色黄，经前乳胀，月经周期为 3~4/35~36 天，经行腹痛，量适中。色暗红，有块。诊时月经已净 5 天，舌暗红，

苔薄黄，脉弦（80次／分）。妇检：宫颈Ⅰ度糜烂，子宫大小正常，双侧附件增厚，右侧压痛。B超示：右侧输卵管炎，子宫输卵管通液提示"双侧输卵管不通"。

中医诊断：①癥瘕；②不孕症。

西医诊断：①右侧附件炎；②双侧输卵管阻塞；③继发不孕。

治则：疏肝化瘀，清热除湿解毒，佐以通络。

方药：柴枳败酱汤（方见前）加乌药9g、续断12g、炮山甲9g、王不留行15g、乳没各15g、黄柏g，14剂，浓煎服。

二诊：1993年5月28日。

值经前，诉药后腰痛减，无腹痛，白带一般，乳胀，舌暗红，苔黄，脉弦（78次／分），继宜疏肝活血清热通络，用调经Ⅰ号方加蒲公英30g、败酱草30g、山甲珠15g、王不留行24g、牛膝9g、乌药9g，5剂，浓煎服。

三诊：1993年6月6日。

月经来潮，小腹略痛，色暗红，有小块，量中等，拟益母生化汤加红藤15g、牛膝9g、炮甲15g、乳没各20g、蒲公英30g，4剂，浓煎服。此后以上药调理3周期。再行子宫输卵管通液检查，提示"通畅"，月经按期来潮。

1993年11月5日停经45天，诊为怀孕。

按语：此乃肝郁血瘀，湿热之毒内蕴所致癥瘕而不孕。小腹肝经病变，往往连及腰背，故常腰痛。用验方柴枳败酱汤，疏肝化瘀、清热解毒消癥，加白芍、续断、炮山甲、王不留行、乳香、没药、黄柏，增强化瘀燥湿通脉作用。药后腰痛减，感乳胀，舌暗，苔黄，此肝气仍未调畅。时值经前，用验方调经Ⅰ号方继续疏肝活血，佐以清热解毒、通

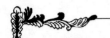

脉之味。经期用益母生化汤，配化瘀清热通络之药，因势利导。此后按上法调治 3 周期，做子宫输卵管通液检查，提示"通畅"。后月经按期来潮而受孕。

**5. 治癥调经　分步治疗**

一般不孕症属气血不调者，刘师常采用调经法治疗。若先有癥病，经治愈，而不孕者，又当养血益精，以助受孕。若月经病已愈，途中衍变成癥病者，即当治癥病，此乃依据病情先后调治，分步治疗。

（1）先治癥病后养血益精种子

案 21：谢某，女，27 岁，工人。门诊病历号 1075。

初诊：1993 年 9 月 6 日。

患者既往人流 1 胎，至今 2 年未再孕。右侧小腹疼痛 3 月余。3 月前突感右下腹疼痛甚，当时妇检和 B 超检查，提示"右侧附件炎性包块"。用西药抗炎治疗月余，有所减轻，现患处压痛较明显，腰胀痛，口渴，便结，月经周期可，量较多，经行腹痛，诊时月经已净 5 天。舌红苔黄，脉弦（84次／分）。妇检：宫颈Ⅰ度糜烂，前位，常大，活动，质中，无触痛。附件：右侧增粗增厚，触痛（++），未触及明显包块，左侧附件（-）。

诊断：①癥瘕；②继发不孕症。

方药：柴枳败酱汤加蒲公英 30g，10 剂，水煎服。

二诊：1993 年 9 月 23 日。

小腹已不痛，经来量适中，痛经未作，口渴，大便调，舌暗红，苔薄黄，脉弦软，继守上方以巩固疗效。

三诊：1993 年 10 月 5 日。

妇检未见明显异常，通液检查提示"通畅"，但未孕。拟养血调肝、补益肾精法，方用益五合方加柴胡 9g、丹皮

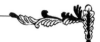

9g、炒栀子9g，15剂，浓煎服。妇科丸1瓶，1天服完。
1993年12月11日查HCG（＋）。

按语：此患者诊为癥瘕（附件炎）、继发性不孕，乃肝郁气滞，湿热内蕴胞中，不能摄精成孕，首用柴枳败酱汤加蒲公英以化瘀清热消癥，服药后临床症状消失，检查无异常，但不孕，考虑瘀血已化，湿热已清，直以调经种子以助受孕。用益五合方，养血益精种子，加柴胡、丹皮、栀子助清余热，防热复扰，再佐妇科丸通经，以助受孕之力。

（2）先调经后治癥。

婚久不孕，气血失和，吾师多采用调经法，若经病已愈，又衍成癥病者，又当治癥病，方可受孕。

案22：张某，女，34岁，农民。门诊病历号1945。

初诊：1994年3月8日。

患者婚后10年余未孕，曾妇检、子宫输卵管造影检查均未见异常，月经周期为4~6/28天，量中等，经行小腹轻度疼痛，近年来常感全身胀痛。诊时值经前，感乳胀，小腹胀气，腰痛，舌暗红，苔黄，脉弦软数（96次/分）。

诊断：①经前乳胀；②原发性不孕。

治则：疏肝行气，调和气血。

方药：调经Ⅰ号加乌药9g、牛膝9g，8剂，水煎服。

二诊：1994年4月3日。

药后月经来潮，乳胀减，腰痛减轻。此次经行小腹下坠，经量不多，畏寒，无鼻塞、咳嗽等。舌暗红，苔黄干，脉软数（88次/分）。经期宜以活血为主，因气血不足，宜活血养血调经，佐以益气疏表，方用益母生化汤合四物汤加红花9g、党参15g、白术9g、苏叶9g，5剂，浓煎服

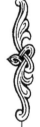

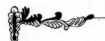

三诊：1994 年 4 月 10 日。

经净后惟腰痛，以益五合方加柴胡 9g、牛膝 9g、桑寄生 15g，12 剂，浓煎服。妇科丸 3 瓶，分 3 周期服用。此后依上法调治月余。

四诊：1994 年 7 月 5 日

诉小腹间疼痛，腰痛，师建议病人作妇科检查。妇检：右侧可触及桃核大小包块，压痛（＋）。B 超示：右侧附件包块为 4.0cm×3.0cm 大小。舌暗红，苔灰黄，脉滑数（90 次／分）。法当行气化瘀、清热祛湿消癥。方用柴枳败酱汤加山甲珠 9g、乳没各 20g、蒲公英 30g。水蛭内金片 10 片，日 2 次。

治疗月余，B 超示右侧附件包块明显缩小，为 1.5cm×2.5cm 大小，腹痛消失。此后感腰痛，略坠，背部略胀，舌红苔黄，脉弦软（80 次／分），继以化瘀清热为治，佐以补肾。

方药组成：当归 12g　　川芎 9g　　赤芍 15g　　菟丝子 12g
　　　　　　牛膝 12g　　乳没各 20g　　狗脊 12g　　川断 12g
　　　　　　枸杞 12g　　黄芪 30g
　　　　　　12 剂，浓煎服。

于 1994 年 10 月 12 日停经 40 天，恶心欲吐，查尿 HCG（＋），诊为早孕，以后顺产一女婴。

按语：此乃肝气郁滞，血行不畅所致，经前以理气为主，用验方调经 I 号方加味，经期以通利为顺，且伴上感之症，以活血化瘀为主，佐以益气疏表。经净后，惟腰痛，用益五合方养血益精种子，配合妇科丸通经以助受孕。调治月余后，患者诉小腹疼痛，腰痛，作妇检、B 超提示附件包块，此为湿热内侵，阻滞气机，复影响血行致成癥瘕，法当

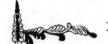

行气、化瘀、清热、祛湿、消癥，方用柴枳败酱汤加山甲珠、乳香、没药、蒲公英，配合水蛭内金片，以助药力。服药后，腹痛消失，包块缩小，但感腰痛，略坠，背部略胀，此余热未全净，肾气尚虚，故在化瘀清热的基础上佐以补肾益气，服药 10 余剂，后停经怀孕。

（四）治病求原　澄源治本

刘师强调整体观念，辨证论治，若因内科病而旁及妇科者，当先治内科病，即针对原发疾病（宿疾）进行治疗，往往原发疾病向愈而受孕。

**1. 治头痛继发不孕案**

案 23：张某，女，28 岁，工人。门诊病历号 2297。

初诊：1992 年 3 月 20 日。

头痛 1 年余，继发不孕 2 年。患者自然流产 2 胎，末次流产于 2 年前，此后逐渐出现头痛，近年余痛势递增，伴上半身及四肢麻木，恶风，自觉低热，口唇发麻，小腹冷痛，白带量不多，色黄，月经周期可，量适中，无明显痛经，诊时月经已净 15 天，舌红苔薄黄，脉弦软（70 次 / 分）。

诊断：①头痛；②继发性不孕。

方药：头痛方加味（自拟验方）：

　　　　川芎 9g　当归 30g　赤芍 15g　防风 9g

　　　　羌活 9g　荆芥 9g　　柴胡 9g　蔓荆子 9g

　　　　半夏 9g　陈皮 9g　　茯苓 9g　　甘草 3g

　　　　黄芩 9g　葛根 24g　苍术 9g　　黄柏 9g

　　　　5 剂，浓煎服。

二诊：1992 年 3 月 28 日。

药后头痛、上半身及四肢发麻均好转，惟感脐周痛连及

胃脘，痛时略胀，头昏，月经正常来潮，现已净 7 天，舌红苔薄黄，脉弦软（78 次/分）。于上方去苍术、黄柏，加枳实 9g、白芍 30g 以行气和血止腹痛，10 剂，浓煎服。

三诊：1992 年 4 月 12 日。

头痛缓解，腹痛消失，继以上方调治巩固疗效，又服药 11 剂，风寒湿邪得除，气血调和，头痛缓解，胞脉通畅而喜孕。

按语：此头痛始于自然流产之后，屡耗其血，风寒湿之邪乘机而入，阻滞血脉，清空受扰，血脉不畅，头痛乃作。为湿热郁久，流注下焦所致的继发性不孕症。吾师用自拟头痛方疏风散寒、除湿化痰、活血通络，并加葛根、苍术、黄柏等佐清热除湿活血之力，药后见有气滞血瘀、气机不通之症而去苍术、黄柏加枳实、白芍以行气和血止腹痛，药后寒湿尽除，气血调和，头痛缓解，胞脉通畅而喜孕。然细究本症其不孕与头痛皆有共同之源，即流产后气血耗伤，血脉不通，因胞脉阻滞不通和风寒湿滞不通，分别见有不孕与头痛之症，吾师据"整体观念，治病求因"之论，而抓住其共同根源，以安内攘外并举，外攘而头痛得除，正安气血得和，虽未言治不孕而气血得和，已使胞脉通畅，为受孕创造了条件，后又重调气血而孕。此是一源二流之问题，吾师抓其源而具一举二得之妙。

**2. 治淋症、月经后期及原发不孕案**

案 24：陈某，女，25 岁，外来临时工。门诊病历号 1369。

初诊：1993 年 5 月 10 日。

婚后 6 年余未孕，伴小便间下坠，时发时治有好转，但未能根治。月经周期为 3/30～50 天，后期而至多见，经量

少，色红，无块，经行小腹略痛，近来小便频痛，下坠，月经已净 10 天（于 50 天来潮，量少）。查小便常规：蛋白（±），红细胞少许，脓球 5~8/HP。妇检：外阴未产型，阴道畅，无充血，白带不多，宫颈光滑，宫体后位，常大，活动，无压痛，双侧附件（–）。舌暗红，苔黄，脉弦软（78次/分）。

诊断：①泌尿系感染；②月经后期；③原发性不孕。

治则：清热利湿，养血活血。

方药：局方五淋散加味：

当归 12g　白芍 12g　甘草 9g　炒栀子 9g
茯苓 9g　牛膝 9g　升麻 9g　白茅根 30g
金银花 15g　车前子 9g　鱼腥草 30g
5 剂，浓煎服。

二诊：1993 年 5 月 18 日。

小便频痛好转，略有下坠，舌红苔黄，脉弦软（72 次/分），守上方加黄芪 18g 益气以助药力，又 5 剂，浓煎服。

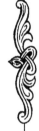

三诊：1993 年 5 月 26 日。

小便好转，时下坠，再守上方 10 剂，巩固疗效。药后小便正常，月经 35 天来潮，量增多。

四诊：1993 年 9 月 20 日。

停经 2 月余，轻度恶心。妇检：子宫鸭蛋大，质软。诊为"早孕"。

按语：湿热久稽，蕴结膀胱，气化不行，日久正气亏虚，故反复发作。气机不畅，冲任胞脉不利，影响受孕。故用局方五淋散，清热利湿、养血活血，加白茅根、牛膝、升麻、鱼腥草、银花、车前子加强清热利尿作用，且有凉血之功。再诊小便频痛好转，略有下坠，为气虚下坠，故加黄芪

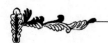

益气以助药力，巩固疗效，上方随证加味治疗，使热清湿祛，气血调和，正气恢复，故痛愈而孕。

## 四、小结

本文所论之不孕，不包括先天性生理缺陷者，论述的是病理性不孕。导致病理性不孕的原因很多，从西医的角度看，主要有三个方面，一为卵巢无排卵，二为输卵管阻塞，三为子宫内膜改变不能为受精卵着床提供条件。吾师认为以七情内伤、外感淫邪、流产等为主要因素，然七情之中以怒思忧恐为著，外感以寒热湿邪为主，尤以湿热为多见。流产手术常导致瘀热为病。这些因素均可引起经、带、杂病，影响冲任气血失调，或冲任虚损而不孕。临床辨治，师循"郁者疏之，结者散之，寒者热之，热者寒之，虚者补之"之理，使其冲盛任通，月事以时下，基础体温恢复双相，冲任气血调畅（管通）则能孕育。

临床治疗经病以调经为主，分10型进行论治，10型之中以肝气郁结导致不孕者为多。再加一个辨证调经，分期治疗，经前以理气为主，经期以活血为主，经后以补虚为主，亦随胞脉气血的盛衰，按法调治之。

带下病以湿热为多，带愈或好转，继以调肝和血、补益肝肾法治之。

流产是继发性不孕的主要病因，除月经失调（包括无排卵或不规则排卵）、闭经外，主要是并发炎症、生殖器官的损伤，其生殖道炎症以癥瘕病为主，师分3型论治，3型之中以肝郁血瘀、湿热内蕴为多见。同时说明，继发不孕（因流产等因素）多为癥瘕病所致。

以上论治可用一方而受孕，若不孕者，气血不和，或瘀

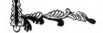

热不净，则使用调经法，分3个阶段逐步调治。经前以理气为主，热则佐以清热。经期以活血为主，佐以清热。经后以疏肝活血化瘀、清热消癥为主，随胞脉气血盛衰，按法调治之。使气血调畅，冲任得养，经（管）通癥消而受孕。若癥病已愈而不孕者又可养血调肝补肾，以助种子受孕。若经病气血不和又衍成癥病者，则由治经病转为治癥病，方可受孕。

若因（内科）病累及妇科所致不孕者，当先针对原发宿疾进行治疗。以上列举案方中均书有活血之药，除治"宿"疾外，亦具通调月经之双重作用，故利于受孕。

女方不孕，以月经病为多，癥瘕次之，吾师治疗月经病所致的不孕，重在调肝，补肝肾次之。癥瘕病所致的不孕重在调肝化瘀与清热并举。由此可以看出，吾师治疗女方不孕侧重调肝，并有肝肾并调及化瘀、清热的经验。实践证明：吾师"调经先治肝，疏肝经自调"以及"治病先祛邪，邪去则正自安"的论点是有临床依据的。

近年来内分泌研究表明，紧张、焦虑、抑郁、恐惧等不良情绪刺激（来自社会、家庭环境、人事、工作等因素的促发），并通过大脑皮层－下丘脑－垂体前叶通路，影响神经介质产生，阻碍性腺素的释放，从而抑制卵巢的排卵活动。

以上调肝药物，可调和气血，调畅情志，从而可减轻其对大脑皮层的刺激，使丘脑－垂体－卵巢性腺轴功能正常，而恢复排卵。使月经周期、量、色、质均正常，故阴阳合即有子。

若肝肾不足占主要地位，肝气郁结占次要地位，则宜先调补肝肾。吾师对肝肾不足所用的益五合方，乃平补平调

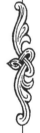

之方。用于脾肾阳虚的温胞饮，加活血调经药寓补中有通之意。

现代研究显示：调肝化瘀清热药物能使瘀血吸收，粘连软化，促进炎症渗出物的吸收，使包块缩小，疼痛减轻，冲任气血流畅，胞宫局部血流量增加，促使精卵相会，而利于受精卵着床。

吾师在临证中还强调，除以上药物治疗外，还需辅以思想上的疏导和精神上的安慰，正确面对社会现实、家庭环境，对外来的舆论要泰然处之，不要过于计较和自卑，对不孕不要长期留置于心中，以免造成心理矛盾冲突，应正确对待自己和生育，保持心理平衡。通过疏导和安慰，从而减轻肝郁的心理因素，使患者配合治疗以增进疗效。

同时应注意经期、产后（流产后）卫生，房事有节，尽量避免人流及手术操作，宣传性与生育的知识。

# 不 育 症

男性不育又称"绝子""无子""无嗣"等，它既是一个独立的疾病，也是其他疾病或各种因素所导致的结果。而对于先天器质性疾病（即"五不男"）非药物所能奏效的不在此论述中。下面从导致不育症的原因，吾师对男子生育的认识及吾师对男子不育病因病机的探讨，来总结和探讨部分性机能障碍性疾病，生殖系炎性疾病，精子异常引起的不育症的治疗。

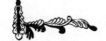

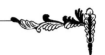

# 一、不育的原因

## 1. 精液异常

（1）无精子：指睾丸生精细胞缺如，不能制造精子（此无治愈希望）。再指睾丸有生精功能，但因精道阻塞，不能将精子排出，影响受孕。

（2）精少症：精子数少，密度低于 $60 \times 10^9/L$；精液量少与不孕亦有关，因为精液的 pH 值一般偏碱，而阴道的 pH 值则是偏酸，精液量少则不能中和阴道的酸性，阴道过酸则使精子在阴道的存活时间过短而影响受孕。

（3）精子动力异常及畸形：精子的质量包括精子的成活率、运动情况及形态是否正常。一般认为正常精液中 60% 以上的精子为活泼精子，畸形精子不能超过 20%，如果死精子过多，畸形精子过多，则大多数精子活动不良，即影响受孕。也有的精液中精子的成活率并不低，但精子的运动速度较差，虽成活率较高，仍无受孕能力。

（4）精液不液化：在正常情况下，精液排出体外 30 分钟左右即自行液化，若 60 分钟以上不液化，则称为精液不液化。精液不液化影响精子的活动能力，阴道内的酸性环境不适合精子的存活，在阴道内停留的时间越长精子死亡率越高，受孕机会就减少。

## 2. 生殖系统感染

如腮腺炎，上呼吸道感染，结核菌感染，细菌感染，G– 淋病双球菌感染，霉、滴虫感染，均可影响附睾炎而波及睾丸，导致睾丸生精功能障碍以及附睾、输精管、射精管部分或完全阻塞。

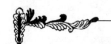

### 3. 性机能障碍性疾病

压抑、急躁、烟酒过度、营养不良和维生素缺乏、性生活习惯不良（手淫）均影响生殖功能，以致性欲减退、阳痿、早泄、遗精等，从而导致不育。

## 二、吾师对男子生育的认识

吾师认为男子生育取决于肾气，与肝脾有关。

（1）因肾主藏精气，为先天之本，生命之根。肾所藏之精，一为生殖之精，禀于父母，二藏水谷之精（后天之精），是人体生长、发育和生殖的根本。古云："男子二八肾气盛，天癸至，精气溢泻，阳阴和故能有子。"男子只有在肾气充盛，精气能正常溢泻的情况下，才具有生育能力。肾气分肾阴、肾阳。"阳得阴助而生化无穷，阴得阳升而泉源不竭。"阴阳相互滋生以维持人体正常的生长发育生殖功能，因此肾阳虚衰，肾阴亏损，都会使肾气失充。肾气不足，精气不得溢泻，就不可能生育。

（2）脾主运化，以充肾精，为后天之本。饮食入胃，化生水谷精微，由脾之运输，滋养先天，贮藏于肾中，又供应五脏六腑，以维持人体的生命活动。先天之精藏于肾中，由后天不断充实，故称后天之精养先天。

（3）肝藏血，血能生精。肝藏血，司疏泄，肝气条达，肝血充沛则血能生精，以不断补充肾精，精血充足，茎得滋养，感传自如，精关开合有度，精液因时而泄。所以肝脏既有助肾生精之功能，又为泄精之枢纽，并能协调脏腑之间的功能，使脾肾更好地发挥其藏化肾精的作用。

综上所述，其肾的盛衰与生殖有着密切的关系，气血调畅使精道通畅亦至关重要。

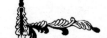

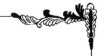

### 三、吾师对男子不育病因病机的探讨

（1）肾气不足：因禀赋不足，或少年误犯手淫，过早损伤肾气，或早婚纵欲，房事过度，以致肾气亏虚，精之化生失常，出现精液精子异常。如肾阳虚常致精子活动力差，成活率低，肾阴虚常致精子数少等。且肾阳（气）虚衰，封藏失固，统摄无权，故交合时精液不能自约，常过早泄出。若肾气竭绝，肾虚不荣阴器则阳事痿而不举，影响生育能力。若阴亏火旺，火扰精室，故性交时迫精早泄。肾精亏虚，精室不固，封藏失司则精液脱泄以致不育。若肾气虚弱无力开启精关，"精不射出"，也可导致不孕。

（2）脾气虚弱：脾（胃）气虚弱，不能运化水谷精微，以充养肾精，以致肾精减少，而影响孕育。

（3）肝气郁滞：若因精神因素，所愿不遂，情曲不伸，抑郁伤肝，肝气郁结，血行不畅，瘀血阻滞精道以致不育。疏泄太过或不及，可致精关开合失灵，不及则精液不射而无子，太过则精关不固，遗泄频作。若郁而化火，扰动精室则精液外溢不约。久郁血虚，脾虚则肾精化源不足。故七情过度均可影响性功能及精液变化，以致不育。

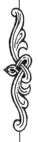

（4）湿热蕴结：乃禀赋不足，营养不良，抵抗力低下，或欲念放纵，以致六淫之邪乘虚（机）而入，盘踞下焦，或嗜好烟酒、辛辣助阳之品以致邪热蕴结下焦，影响精子的成活或湿热瘀阻精道而致不育。

不论何种原因，导致不育的发病机理不外三个方面：一是精气衰弱，不能受孕成胎；二是精室损伤，精关开合失灵；三是精道阻塞，精液不能射出而受胎。主要以肾虚肾气衰弱为主。

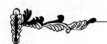

### 四、不育的辨证论治及典型病案分析

在临床中，吾师根据引起不育的原因，表现的证候（尤重舌脉），检查结果，辨证与辨病相结合论治。常分 4 个类型进行治疗。

**1. 滋阴清火养精**

临床常见腰膝酸软，或腰酸痛，遗精；早泄，头昏，口干，咽部不适，小便短黄，或灼热，大便干结，或性欲偏强。舌红，苔黄或少苔，脉弦软或细数。查精液常规：活动力偏低或不良，数目减少，或有少许脓细胞（或白细胞）。此宜滋补肾阴（精），清泻相火，刘师常用知柏地黄丸合五子丸（见不孕症）论治。

知柏地黄丸方药组成：

知母 9g　黄柏 9g　熟地 15g　山萸 12g

山药 15g　泽泻 9g　丹皮 9g　　茯苓 9g

有热去熟地，加生地 15g；

若火扰精室，迫精外溢，精关不固而致遗精、早泄者，可选加芡实 15g、莲须 9g、龙牡各 30g、金樱子 15g 等以固涩精关；

因肾气不足者加党参 15g、黄芪 18g、韭子 9g 以补肾益气摄精；

热邪偏重，苔黄，精液内有脓球或白细胞，加蒲公英 30g、败酱草 30g 以清热解毒；

舌暗者乃血滞不畅，常加丹参 15g 以养血活血；

溲黄不利者加白茅根 30g 以凉血清热。

案 1：张某，男，34 岁，干部，门诊病历号 1759。

初诊：1991 年 3 月 20 日。

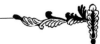

患者婚后 10 年余未育，有前列腺炎病史，经治好转，现略有早泄，小便时灼热，腰痛，舌红，苔黄厚，脉弦软（74 次 / 分），平时嗜好烟酒。查精液液化时间正常，白细胞 0～4/HP，精虫活动力 50%。

诊断：①精虫动力差；②原发性不育症。

治则：滋养肾阴（精），清泻相火，佐以益气固精。

方药：知柏地黄丸合五子丸加味：

龙牡各 30g 黄柏 9g 熟地 15g 山茱萸 12g

山药 15g 泽泻 9g 覆盆子 9g 车前子 9g

茯苓 9g 菟丝子 15g 五味子 9g 丹皮 9g

枸杞子 15g 黄芪 18g 党参 15g 韭子 9g

知母 9g 金樱子 15g 芡实 9g 白茅根 15g

以上药出入治疗 4 月余，戒烟酒。药后精神尚好，已无腰痛、早泄。小便时灼热，舌红苔黄，脉弦软（78 次 / 分）。1991 年 7 月 25 日精液复查：精子成活率 80%，脓球少许或（＋）。继以滋肾养阴（精）、清热降火为治，守知柏地黄丸合五子丸，加蒲公英 30g、败酱草 30g、丹参 15g、韭子 15g、核桃仁 15g、白茅根 30g。巩固疗效，再服药 1 月余。

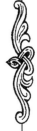

1991 年 9 月 5 日随访，其爱人喜孕。

按语：此乃湿热病后余热未净，久病及肾，加之房事所伤，阴精耗损，阴亏火旺，烟酒过度灼伤阴精，以致相火妄动，虚热内扰，精室受损，精化不良。精亏则肾气不足，又摄精无力，以致射精不能自约，提前而出。方用知柏地黄丸清相火补肾水，合五子丸补肾益精。又因肾气不固，精失固涩，故加黄芪、党参以益气固精，加韭子、龙骨、牡蛎、金樱子、芡实涩精止早泄，白茅根清邪热。药后诸症减轻，肾精渐充，热邪未净，故用蒲公英、败酱草清邪

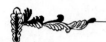

热，茅根用量加倍以助药力，核桃仁补肾生精，合之丹参，清、补、通三者并进而疗效益增。用药4月，药到病除，其妻喜孕。

**2. 补肾生精**

腰疼痛或腰膝酸软，精神疲乏，头晕耳鸣，记忆力减退，发落目昏，面色不华，或遗精早泄，或婚后多年不育，有的则毫无症状，舌红或淡红，体胖大，苔灰或薄黄，或少苔，脉沉软弱，或细软，或弦软。精液量少，或量多而稀薄。查精液常规：或数目偏低，活动力差，或精子稀少，或无精虫，或不液化，或液化差。此乃肾精亏虚所致，宜补肾添精，吾师常用六味地黄丸合五子丸（见不孕症，即六五合方）治疗。

六味地黄丸方药组成：

熟地18g　山药15g　山萸9g　云苓9g

泽泻9g　丹皮9g

偏于肾阳虚，阳痿射精无力者加阳起石30g、淫羊藿15g、巴戟天15g、肉苁蓉5g以温补肾阳；

肾精亏虚，精关不固，去车前子、泽泻，合金锁固精丸，加金樱子15g，以补肾涩精。

舌暗，液化时间长，加丹参15g，桃仁9g，红花9g，以活血化瘀；

气虚者加党参15g、黄芪18g以辅助肾气。

案2：舒某，男，28岁，门诊病历号2135。

初诊：1992年3月12日。

患者继发2年余未育，女方月经周期正常，为5～6/28～30天，量中等，无痛经。通液检查示"通畅"。男方倦息，疲乏，思睡，腰酸痛，舌暗红，苔灰，脉弦软（74次/

分）。近期查精液：计数 $34 \times 10^9/L$，活动率30%，液化较差。

诊断：①精少症；②继发性不育症。

方药：六味地黄丸合五子衍宗丸加味：

仙灵牌15g　山药15g　山萸9g　车前子9g

菟丝子30g　泽泻9g　丹皮15g　枸杞子15g

熟地18g　五味子9g　覆盆子9g　丹参15g

云苓9g

8剂，浓煎服。

二诊：1992年3月25日。

药后腰痛减，精神增强，略感疲倦，舌红，苔薄黄，脉弦软（80次/分），守上方加肉苁蓉12g、楮实子12g，8剂，浓煎服。

1992年4月7日精液复查已在正常范围，不久爱人怀孕。

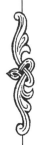

按语：此乃肾精匮乏，阳气不足之证。患者倦怠、疲乏、思睡系气虚不足之故。肾阳不足，无以生髓化精，故腰酸痛精少，精液活动之力不足。药用六味地黄丸合五子丸补肾益髓生精，加仙灵牌补命门之火，鼓励肾阳使阴得阳生，阳得阴化。佐用丹参养血活血，在肾气的推动下，缓解稠度，缩短液化时间。此药用在此时意味深长，值得研究，瘀化后舌质由暗转红，诸症减轻。效不更方，加用肉苁蓉、楮实子补肾益精。药后精液复查正常，其妻怀孕。

**3. 疏肝活血通精**

精神抑郁不振，胸怀不畅，喜叹息，胸胁疼痛，口苦咽干，睾丸胀痛，或阳痿早泄，甚至精聚不射，小便短黄，舌暗红，或瘀暗，苔黄或薄，脉弦或涩。精液常规检查可出现无精虫，或精虫稀少，或活动力差，精虫数目偏少，或精液

中有脓球、白细胞，液化时间长等。此乃肝气郁滞，血不畅行，精室受阻而不充，精道不畅所致。宜疏肝活血，通利精窍。吾师常用血府逐瘀汤。

方药组成：见闭经。

精虫偏少，少精症，阳痿，早泄，此肝之疏泄太过和不及，精室受阻而不充，可加菟丝子 30g，枸杞 15g，以补益肾精；

有脓球或白细胞者加蒲公英 30g、败酱草 30g、红藤 15g 以活血清热解毒；

小便短痛，加白茅根 30g、鱼腥草 30g、红花 9g 以活血化瘀；

气虚者加党参 15g，黄芪可用至 30g，益气以助药力。

案 3：陈某，男，24 岁，门诊病历号为 2887。

初诊：1993 年 10 月 20 日。

患者婚后 2 年未育，精神不振，胸胁胀满，纳食不佳，舌暗，苔黄，脉弦软（84 次 / 分）。查精液：黏稠度一般，精子活动不良，存活率 40%，计数 $54 \times 10^9$/L。

诊断：①精子动力异常；②原发不育。

治则：疏肝化瘀，通利精窍，佐以补精。

方药：血府逐瘀汤加减：

柴胡 9g　枳实 9g　赤芍 15g　　甘草 6g
桃仁 9g　红花 9g　当归 9g　枸杞子 15g
川芎 9g　牛膝 9g　桔梗 9g　菟丝子 15g
生地 9g
15 剂。

二诊：1993 年 11 月 13 日。

复查精液属正常范围，不久其爱人受孕。

按语：此乃肝郁血瘀，精通不畅之症。足厥阴肝经布两胁，下绕阴器。今肝郁不舒而胸胁胀痛，肝横犯脾胃而纳食不佳，肝郁气滞，气滞血瘀，阴器之脉道不通，精关不利，故精液异常。然精液之化生又赖肾气之充养，故治宜疏肝化瘀，通利精窍，佐以补肾益精，方用血府逐瘀汤加菟丝子、枸杞补肾养精，药症相合，药后其爱人怀孕。

**4. 清利湿热通精**

小便短黄，阴囊下坠，或有白色或黄色分泌物流出，双下肢软，周身困倦，胸闷，纳差，口干，欲饮，或有梦遗、寐差等症，嗜好烟酒、辛辣之味，舌暗红，苔灰黄或腻，脉沉软或弦软。精液检查见精液色黄，有脓细胞，或白细胞（＋～＋＋＋），或液化时间长，活动力偏低，数目偏少，此乃湿热蕴结下焦，阻滞气机，气滞血瘀，湿热与瘀相合阻滞精道，损伤精室所致。宜清热利湿化瘀法。吾师常用前列腺炎方（验方）：

方药组成：

蒲公英 30g 枸杞子 12g 炮甲 9g 赤芍 15g

石韦 15g 败酱草 30g 泽兰叶 9g 红花 9g

桃仁 9g 丹参 15g 没药 20g 王不留行 24g

若小便短黄欠畅者加白茅根 30g、鱼腥草 30g 以清热利尿；

精虫数目少加菟丝子 30g；

气虚者加党参 5g、黄芪 18g 益气以助药力。

案 4：吕某，男，25 岁，门诊病历号为 2102。

初诊：1991 年 5 月 6 日。

婚后 3 年未育，有时腰痛，小便略坠痛，有早泄病史，余无不适。近期查精液常规：液化约 1 小时 30 分，活动力

可，成活率 72%，脓球（＋），计数 $63 \times 10^9$/L。舌暗红，苔黄，脉弦软（78 次／分）。

诊断：①前列腺炎；②精液液化不良；③原发不育症。

治则：清热利湿，活血化瘀通脉。

方药：前列腺炎方全方加白茅根 15g、黄芪 18g。16 剂，浓煎服。

此后精液复查，脓球消失，液化时间正常，不久其爱人怀孕。

按语：此乃湿热下注，瘀血阻络所致，湿热阻于腰府经脉而腰痛，湿热侵犯肾府，阻碍肾气之通利，久积成瘀，湿热瘀互结为患，肾之开阖失常则早泄，湿热侵入则精液异常，小腹坠痛系湿热下注使然，用前列腺炎方（验方）以清热利湿，活血化瘀通脉，加用茅根、黄芪，以清热利尿，益气以助药力，湿热得化，热毒得清，精室得畅，而其妻得孕。

## 五、小结

男性不育病因颇多，刘师临床分以上四型进行论治，一般以辨证（尤重舌脉）辨病（着重检查结果）相结合进行治疗，有时重于证，有时则重于病。如肾阴（精）亏虚，火旺者，宜滋养肾精，清泻相火；若检查精液中有少许脓球或白细胞时，师谓邪热内侵，宜加清热解毒药。其肾精亏损，宜补益肾精，精亏常阳气不足，往往与补肾阳药相配，即阴得阳生，阳得阴助而精血化生无穷；若舌暗，液化时间长，又在补肾药中伍活血之味，使精血充足而流畅；若无症状，舌脉辨证最关键，精少而舌脉不足者，即施补益肾精法。精少，舌暗或瘀暗，苔黄，脉弦，并结合以往治疗史，此乃血

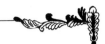

行不畅，精道受阻，宣疏肝化瘀，佐以生精之味。湿热者精液内有脓球（＋～＋＋＋），液化时间长，舌暗红，苔黄或厚腻，此乃湿热瘀阻无疑，宜清热利湿活血。此证病具全，若舌脉无明显变异，惟据检查结果，仍以上法治疗，此重于辨病也。总之四型在治疗之中相互间有一定的联系，只要抓住主要矛盾，把握好证病相结合的治疗方法，临床上就能达到预期的效果。

四型之中，以肾精不足，阴（精）虚火旺，肾精亏损者为多见。刘师治男性不育以肾虚为多（重在肾），其六味地黄丸合五子衍宗丸（六五合方）、知柏地黄丸合五子衍宗丸，使用频率最高。同时说明肾脏精气的盛衰对男性的生殖机能有着重要影响，现代医学也证明，补肾类药具有雄激素及助性腺激素样作用，能提高精子的数量和活动力。

故吾师强调房事有度，宜戒烟酒，生活有规律，调畅情志，加强营养，以保持精气溢盛，气血流畅，对孕育亦较重要。

从男女方临床统计资料说明，男方不孕（不育）约占女方的 1/3，不孕症以女方为主。

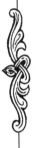

# 妇科常用调肝十一法

刘老认为，妇科临床见证，总以肝病居多，其所以如此，是因为肝藏血而冲为血海，主疏泄而性喜条达。肝脏功能正常，则气顺血和，经孕产乳无恙。若肝脏功能失调，则气血失调，变症百出。因此，妇科疾病多责之于肝。《灵枢·五音五味》篇曰：妇人之生，有余于气，不足于血，以其数脱血也。妇女经、孕、产、乳期间，易使机体处于血常不足，气偏有余的状态，尤其在经产之时，血液易于耗失，更易形成这种特殊状况。冲为血海，十二经之血皆注于冲脉，而冲脉又隶属于肝。肝主藏血，有调节血量的作用。妇女以血为本，若血虚肝脏功能失常，则变生妇科诸疾。故妇科疾病治肝十分重要，肝主疏泄，性喜条达，有疏通发泄的功能。肝脏功能正常，则气血流畅，机转协调。若肝失疏泄，气血失调，亦常衍成妇科疾患。妇女经受数千年封建压迫，情志抑郁，多愁善感，特别是中年患者，所处人事环境复杂，情志怫逆为多，故临床气滞最多见。因此，治疗妇科疾病，当以疏肝为先。赵氏《医贯》亦有以逍遥散治木郁而诸郁皆愈的说法，刘老先生用调肝法治疗妇科疾病常收良效，现将常用调肝十一法分述于下。

## 一、疏肝开郁法

刘老认为，妇女肝气郁结在临床上所表现的经前症状，常见的有两种类型，一是以胸乳胀痛为主，或兼腰腹胀痛者；一是以腰腹胀痛为主者。属胸乳胀痛者，用自拟调经Ⅰ号方加减；若属腰腹胀痛者，用自拟调经Ⅱ号方加减。所拟二方，均以疏肝开郁行气为主，少佐活血药味，以助血液之流通。

调经Ⅰ号方组成：见闭经。

调经Ⅱ号方组成：

乌药 9g　木香 9g　香附 12g　槟榔 12g

甘草 3g　川芎 g　当归 9g　益母草 15g

牛膝 9g

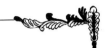

案1：张某，女，30岁，已婚，沙市市水瓶厂工人。

初诊：1977年10月19日。

患者以往月经正常，近年来月经周期尚准，但经量不多，经后十余天白带中仍混有血性分泌物。经前一周感胸乳胀痛，腰胀痛，痛甚时不能坚持工作。末次月经9月23日，刻值经前，感胸胁乳房胀痛，腰胀痛，白带较多，脉弦软，舌质红，舌苔薄。

诊断：月经前后诸症。证属肝郁脾虚。

治则：疏肝扶脾，理气调经。

方药：调经Ⅰ号方加减：

柴胡9g　当归9g　白芍9g　香附12g

茯苓9g　甘草3g　郁金9g　白术9g

川芎9g　益母草15g　乌药9g　牛膝9g

4剂。

二诊：1977年10月24日。

患者服上方后，经前胸乳胀痛较前大减，但仍有腰痛，白带多。昨日月经来潮，经量少，经色一般，感小腹胀痛，脉弦软，舌质淡红，舌苔少。经期以活血为主，佐以行气。治宜活血调经镇痛。用生化汤加减：

川芎9g　当归15g　甘草3g　五灵脂9g

牛膝9g　蒲黄9g　乌药9g　益母草15g

香附12g

3剂。

随访：1978年4月访问，患者云，经以上治疗后，经前不再感到胸乳胀痛，只是有时腰部略有疼痛，经行顺畅，行经时小腹未再疼痛。经净后白带不多，已不夹红色血性分泌物。

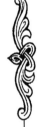

按语：本案是肝郁脾虚，而以气滞为主。患者初诊时即诉经前胸乳腰部胀痛，这是肝气不舒的主要表现，肝气郁结，克伐脾土，脾虚湿注，则见带下，所以治疗当以疏肝为主，肝气得疏，脾不受伐，则病自愈。选调经Ⅰ号方加减，方中用柴胡、当归、白芍条达肝气。郁金、香附疏肝气以治胸乳胀痛，乌药散肝郁以治腰部胀痛，共同疏肝行气、开郁散结。经前治法以行气为主，但需少佐活血药味，使气血调和，故用川芎、益母草活血调经，牛膝活血又配乌药以治腰部胀痛。肝木不舒，脾土受克，所以在开郁散结之时，辅以扶脾药味如白术、茯苓、甘草等。二诊时，患者称服上方后胸乳腰部胀痛大减，但月经来潮仍感小腹痛，腰略痛。经期疾病当以治血调经为法，若属血虚以养血调经为主；若为血瘀则应以活血化瘀为治。本例经来腰腹疼痛，病属气滞血瘀为患，治疗应以活血祛瘀为主，用川芎、当归、牛膝、益母草、蒲黄、五灵脂活血调经镇痛，活血需气行顺畅，因此加乌药、香附以行气，气行则血行，气顺血活则月经自调。

案2：程某，女，33岁，已婚，沙市市纺织厂工人。

初诊：1977年3月9日。

患者以往月经基本正常，每33天左右行经一次，3天干净。平时服避孕药避孕。末次月经2月4日，因经期饮冷，血行不畅，7天后方才干净，色淡红，经量不多，现已停服避孕药3天，未见月经，感腰痛，小腹胀痛，睡眠多梦。脉弦滑，舌质暗有瘀点，舌苔黄浊。

诊断：经行腹痛。证属气滞血瘀。

治则：行气活血调经。

方药：调经Ⅱ号方加减：

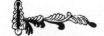

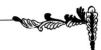

乌药 3g　　槟榔 9g　　木香 9g　　　吴茱萸 9g

甘草 3g　　香附 12g　　蒲黄 9g　　五灵脂 9g

川芎 9g　　当归 9g　　丹皮 9g　　　益母草 15g

共 3 剂

二诊：1977 年 3 月 12 日。

患者服上方后，月经未潮，仍感腰痛，少腹坠胀，又现胸乳胀痛。脉弦，舌质暗红，有瘀点，舌苔黄。守上法继续行气活血调经。方用调经Ⅱ号方加减：

乌药 9g　　槟榔 12g　　木香 9g　　吴茱萸 9g

甘草 3g　　蒲黄 9g　　香附 12g　　五灵脂 9g

细辛 3g　　柴胡 9g　　当归 g　　　川楝子 18g

白芍 3g

3 剂。

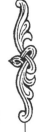

随访：一年后信访，患者称服上方 6 剂后，月经得通，病情好转，一年来，月经基本正常，每 33 天左右行经一次，经前未再出现腰腹疼痛。

按语：本例患者以往月经正常，因经期饮冷，经行不畅，月经延至 7 天后方净，属血为寒凝，此次停服避孕药 3 天，未见月经，而现腰痛，小腹胀痛，又是肝郁气滞的证候，所以初诊时以温散肝寒、行气开郁为法，选用调经Ⅱ号方加减。方中乌药、吴茱萸温散肝肾之气，木香、香附、槟榔疏解肝郁，以芎、归之辛温走窜活血行气，再加蒲黄、五灵脂、丹皮、益母草等活血调经镇痛，用药 3 剂，月经未行，是寒未温化，郁气未解，所以二诊时又见乳胀，故于前法之中加柴胡、白芍、川楝子之属，以增强疏达肝气之力，兼治胸乳作胀，佐细辛辛窜开滞，温散血分风寒。初诊因见舌苔黄浊，是寒郁热伏的征象，故加丹皮活血清热。二

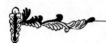

诊避其性寒，故舍去不用。服药 3 剂后，腰腹胀痛止，月经来潮。

## 二、疏肝散结法

刘老认为，妇女肝气郁结所致的乳房肿块，其临床表现为乳房胀痛，乳房一侧或两侧有一至多个大小不等的肿块。其形如梅李、鸡卵，或呈结节状，质硬，界限清楚，不与周围组织粘连，推之可移，其消长与喜怒等情志变化有关。《素问·至真要大论》曰："结者散之。"治疗宜疏肝开郁，化痰散结，方用自拟疏肝散结汤加减：

方药组成：柴胡 9g　当归 9g　白芍 9g　金银花 15g
　　　　　　青皮 9g　陈皮 9g　海藻 15g　山甲珠 9g
　　　　　　昆布 15g　连翘 15g　瓜蒌 15g　甘草 3g
　　　　　　郁金 9g　香附 12g

案 3：庄某，女，54 岁，已婚，住本市便河东路。

初诊：1978 年 7 月 12 日。

患者已绝经 5 年。近 30 年来，经常感到胸乳胀痛。近日全身作胀，尤以胸乳为甚，同时发现右乳左下方有一小枣大包块，质软。在本市某医院作穿刺检查，认为"脂肪瘤可能性大"。脉沉弦软（80 次/分），舌质暗红，舌苔黄。

诊断：乳癖。证属肝郁气滞，痰湿结块。

治则：疏肝解郁，开胸散结。

方药：疏肝散结汤加减：

　　　　昆布 15g　白芍 9g　甘草 3g　金银花 15g
　　　　海藻 15g　陈皮 9g　瓜蒌 15g　山甲珠 9g
　　　　连翘 15g　郁金 9g　制香附 12g　柴胡 9g
　　　　青皮 9g　酒当归 9g

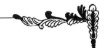

5 剂。

二诊：1978 年 7 月 17 日。

患者服药后，乳房胀痛减轻。现感口苦，咽干，有时咳嗽。脉沉弦软（78 次 / 分），舌质红，舌苔黄。

守上方加减：

柴胡 9g　当归 9g　赤芍 9g　制香附 12g

陈皮 15g　川芎 9g　青皮 9g　厚朴花 9g

郁金 9g　瓜蒌 15g　黄芩 9g　炒枳实 9g

杏仁 9g

5 剂。

三诊：1978 年 7 月 26 日。

患者服完上方后，乳房包块消失，但有时仍觉乳胀，现感全身发痒。脉沉弦软（78 次 / 分），舌质略暗红，舌苔黄。证属肝气渐舒，兼见风湿郁阻肌表。治宜疏肝开郁，活血散风为法。

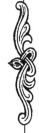

方用逍遥散加减：

柴胡 9g　赤芍 9g　鸡血藤 15g　制香附 9g

瓜蒌 15g　郁金 9g　丹皮 9g　稀莶草 15g

甘草 3g　黄芩 9g　茯苓 9g　酒当归 15g

4 剂。

随访：患者云，经以上治疗后，乳房硬块消失，饮食增加，精神转佳，心情舒畅，告愈。

按语：本例患者常感胸乳胀痛，为肝气不舒所致。肝气未得及时疏利，郁结三十余载，日久逐渐形成乳房肿块。欲散肝郁，当服辛散疏通之味，故治以理气散结为法。方用自拟疏肝散结汤加减。方中柴胡、当归、白芍、青皮疏肝解郁，郁金、香附调肝散结，瓜蒌开胸散结，山甲珠活血通

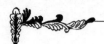

络，昆布、海藻化痰软坚，二花、连翘清热解毒，陈皮、甘草和中调气，全方疏肝散结之中，又有活血通络之味。服药5剂，症状得以减轻。二诊时，肝气虽得渐疏，然又感口苦、咽干、咳嗽，证属气火上逆所致。乃于疏利肝气药中加入杏仁、黄芩等宣肺清热之品。三诊乳房包块消失，但有时仍乳胀，又兼全身发痒。是气血尚未完全流通，又兼风湿阻滞肌表。其治以疏肝开郁、理血散风为法，用逍遥散加丹皮、鸡血藤、豨莶草等4剂而愈。

## 三、疏肝扶脾法

刘老认为，妇女肝郁脾虚，临床常表现为胸乳腰腹胀痛，食少，便溏，头晕肢软，或月经后期，或经闭，或不孕等。治宜开其郁而补其虚，方选逍遥散加减。

方药组成：见不孕症。

案4：石某，女，30岁，已婚，沙市市棉纺织印染厂工人。

初诊：1978年7月14日。

患者已婚5年，4年前曾因早孕伴发急性肾盂肾炎而导致流产一胎，以后一直未孕，从此月经后期而潮，每37天至48天行经一次。经前半月胸乳胀痛拒按，经来腰腹胀痛，量少色暗。末次月经1978年6月20日。现值经前，胸乳胀痛，小腹及腰亦胀，胸中如物阻塞，纳食差，白带较多。脉沉弦软（72次/分）。舌质淡红，舌苔薄黄。

诊断：月经后期，继发性不孕，经前乳胀。证属肝郁气滞，冲任失调。

治则：疏肝解郁，理气调经。

方药：逍遥散加减：

柴胡 9g　当归 9g　白芍 9g　香附 12g

白术 9g　茯苓 9g　甘草 3g　郁金 9g

益母草 12g　川芎 9g　牛膝 9g　乌药 9g

4 剂。

二诊：1978 年 7 月 18 日。

患者服药后，胸乳胀痛消失，但小腹仍胀，腰仍痛，月经于 7 月 17 日来潮，经来量不多，色暗红。脉沉弦滑（74次 / 分），舌质红，舌苔薄黄。

证属肝气渐舒，瘀血未去。治宜继续活血祛瘀，佐以理气，方用生化汤加味：

川芎 9g　当归 24g　桃仁 9g　制香附 12g

甘草 3g　益母草 12g　姜炭 6g　川牛膝 9g

3 剂。

妇科丸（为我院自制药）3 粒。经净后第一天分 3 次服完。

三诊：1978 年 7 月 25 日。

患者服完上方，月经于 7 月 21 日干净，经期小腹及腰部疼痛减轻，血块亦较前减少，现仍有时感胸闷阻，叹息后减轻。白带有时仍多。脉沉弦（72 次 / 分），舌质红，舌苔薄黄。证属瘀血渐去，肝郁尚需疏解。治宜继续疏肝开郁，方用逍遥散加味：

柴胡 9g　当归 9g　白芍 9g　益母草 12g

茯苓 9g　甘草 3g　郁金 9g　制香附 12g

炒白术 9g　川芎 9g　茺蔚子 9g

3 剂。

妇科丸 3 粒。每次 1 粒，一日 3 次，经净后一天服完。

四诊：1978 年 10 月 26 日。

患者服药后，月经于 8 月 17 日来潮，经行顺利，小腹及腰不痛。现月经 2 月未潮，查尿 HCG 阳性，诊断为早孕。现感小腹坠痛、腰痛。脉软滑（74 次 / 分），舌质淡红，舌苔薄黄。证属脾肾虚弱，胎元不固。治当双补脾肾，固摄冲任以载胎，方用安奠二天汤加减：

党参 30g　白术 30g　扁豆 9g　山药 15g

续断 9g　甘草 3g　熟地 30g　杜仲 12g

枸杞 12g　升麻 9g　柴胡 9g　白芍 15g

桑寄生 15g

5 剂。

随访：患者经以上治疗后，胎孕正常，足月顺产。

按语：心情舒畅，肝气条达，气顺血和，是孕育的条件之一，若平素情志郁闷，导致肝气不舒，气血失调，则难以孕育。

本例患者自流产后，一直心情抑郁，以致肝失条达，气行不畅，临床表现以经前胸乳胀痛、叹息为主。气滞则血行不畅。瘀血留阻经脉，不通而痛，故经来小腹及腰疼痛。初诊时正值经前，感胸乳胀痛拒按，小腹及腰亦胀，白带多，纳食差。证属肝气郁结无疑，经前以行气为治，故用逍遥散舒肝理脾、行气活血调经。方中柴胡、当归、白芍疏肝开郁，郁金、香附理气治胸乳胀，乌药、牛膝行气活血治腰胀痛，川芎、益母草活血调经，白术、茯苓、甘草扶脾，全方调气活血之中，又有扶脾之味，是治疗经前诸症的常用方剂。二诊时正值经期，又当以活血为主，佐以行气。用生化汤祛瘀生新，加香附行气消胀，牛膝活血镇痛，以使气血调和。三诊时诸症均减，仍以疏肝开郁为法，继续调理气血，并佐以妇科种子丸，以温通胞脉。四诊时气顺血调，胞脉通

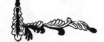

畅,遂有子。但因平素肝气横逆,日久克伐脾土,导致脾虚。后天不足,又常影响先天,以致脾肾俱虚。证见腰痛,小腹坠痛。此时治法,又当以补虚固胎为主。用安奠二天汤加减,使冲任脉盛,胎元固,则胎孕正常。

## 四、清肝和胃法

刘老认为,肝火犯胃常见于妊娠恶阻症,临床以胸闷,呕吐酸苦水、脉弦滑、舌质红、舌苔黄为其主要特征。治宜清肝和胃,常用左金丸合温胆汤加味。方药组成:

黄连 6g　半夏 9g　陈皮 9g　吴茱萸 3g

茯苓 9g　甘草 3g　枳实 9g　竹茹 9g

案 5:王某,女,27 岁,已婚,沙市市东风印染厂工人。

初诊:1978 年 10 月 11 日。

患者末次月经 1978 年 8 月 11 日,现停经 60 天,10 余天前开始恶心呕吐,在本市某医院诊为"早孕""妊娠呕吐",服中西药效果不显,近来胸胁满闷,呕苦吐酸日益加重,水入即吐,不能进食,口干口苦,大便干结,小便黄,小便酮体试验(＋)。脉沉滑数(112 次／分),舌质红,舌苔黄腻。

诊断:妊娠恶阻。证属肝火犯胃,胃气上逆。

治则:清肝和胃,降逆止呕。

方药:左金丸合温胆汤加减:

黄连 6g　半夏 9g　陈皮 9g　吴茱萸 3g

茯苓 9g　甘草 3g　枳实 6g　乌贼骨 9g

苏叶 9g　竹茹 9g

4 剂。

随访：半年后访问，患者称服药后呕恶渐平，饮食渐增，口已不苦，大便畅通，查小便酮体（－），以后妊娠正常。

按语：素性肝郁之人，或者妊娠之后，阴血下聚以养胎，阴血不足，肝失血养，肝阳偏旺，夹冲脉之气上逆犯胃，胃失和降，发为呕恶。

患者妊娠后呕吐酸苦，伴胸胁满闷，显为肝火犯胃，冲气上逆使然。即《女科经纶》"妊娠呕吐属肝夹冲脉之火冲上"之谓。加之饮食不进，呕吐不止，致阴液有伤而口干便结，小便酮体阳性。刘老用左金丸清肝火、平冲气，使其不致犯胃；以温胆汤加苏叶和胃降逆，清热止呕；用乌贼骨入肝经以制吐酸。服之果然肝火得清，冲气得平，胃得和降，恶阻得除。

## 五、疏肝清火法

刘老认为，肝郁化火，迫血妄行，常致月经先期量多，常伴有经前胸乳胀痛，脉弦数，舌质红，舌苔黄等症。火邪伤阴则兼口干，五心烦热，治法宜疏肝清火凉血，兼有阴伤者，则应佐以养阴之味，清经汤是代表方剂。

方药组成：见崩漏。

案6：刘某，女，26岁，已婚，江陵县第一机械厂工人。

初诊：1976年8月13日。

患者月经周期自初潮以来，一直比较正常。去年夏天因月经来潮时，冒暑热参加劳动。此后每次行经均提前7天左右，经来量多，色红，经期小腹及腰疼痛。

末次月经7月20日来潮，5天干净，本次月经8月12

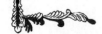

日来潮，经量多，色暗红，有血块。这次月经来潮前烦躁易怒，现感头晕，口干，恶心欲吐，大便干结。脉弦软滑（70次/分），舌质红，舌苔黄色。

诊断：月经先期。证属冲任血热，肝胃不和。

治则：清热凉血，平肝和胃。

方药：清经汤加减：

柴胡 9g　黄柏 9g　茯苓 9g　地黄炭 12g

丹皮 9g　白芍 12g　半夏 9g　地骨皮 9g

陈皮 9g　黄芩 9g

4 剂。

随访：患者云，服完上方 3 剂，月经即净。下次月经过期未来，妇科检查为妊娠，于 1977 年 5 月 19 日足月顺产一婴，以后月经正常。

按语：由于妇女生理上的特殊性，因此要做好妇女的"四期"保健工作。妇女经、孕、产、乳期正气常现不足，此时外邪容易乘虚而入。得病以后，又较一般时期为重，难以恢复。本例患者行经期间未注意"四期"保护，冒暑热参加体力劳动，暑热之邪乘虚侵入血分，迫使血液妄行，因而导致月经先期来潮。热邪侵犯心肝两经，故烦躁易怒。热邪犯胃，胃失和降，则见恶心欲吐。火性上行，故有头晕。火热之邪灼伤津液，故见口干，大便干结，舌质红，舌苔黄色等症状。治疗应以清热凉血、平肝和胃为法，拟清经汤加减。方中黄芩、黄柏、丹皮苦寒泻火。地骨皮、丹皮合用养阴清热凉血。白芍养血敛阴，地黄炭养血止血。半夏、陈皮、茯苓和胃降逆止呕。本方去青蒿加柴胡，是取其疏散热邪的作用，且柴胡、黄芩、半夏合用更具有清热降逆之功。全方清热而兼顾阴液，是治疗冲任血热月经先期的有效

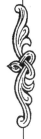

方剂，服药 3 剂，热邪得以清解，阴液得以护养，故经调而孕育。

## 六、养血舒肝法

刘老认为，妇女肝血不足，又兼情志所伤，临床常表现为月经后期，经来量少色淡，或婚久不孕。脉多较弱，舌质淡红，舌苔薄。其治宜养血舒肝，方用益母胜金丹加减。

方药组成：见不孕症。

案 7：吴某，女，30 岁，已婚，江陵县机械厂工人。

初诊：1977 年 1 月 20 日。

患者婚后 6 年未孕，月经周期 28～30 天，每次经来量少，色淡红，末次月经 1976 年 12 月 30 日。此次经来两天即净，量少色淡红。患者面黄体弱，心慌，心悸，失眠，纳差，白带较多，清稀如水。脉沉弱（70 次 / 分），舌质淡，舌苔薄。

妇科检查：子宫小于正常，附件（一）。

诊断：不孕症。证属血虚肝郁气弱，胞脉失养。

治则：养血益气调经种子。

方药：益母胜金丹加味：

炒白术 9g　白芍 9g　川芎 9g　熟地黄 9g

丹参 15g　党参 15g　制香附 12g　当归 9g

茺蔚子 g　益母草 12g　党参 15g

3 剂。

二诊：1977 年 1 月 28 日。

患者服药后，心慌、失眠较前好转，带下减少。月经于昨天来潮，经量较前增多。脉沉软滑（74 次 / 分），舌质淡

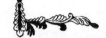

红，舌苔薄。继续养血益气活血，益精种子。方用益母胜金丹加味：

　　茺蔚子 9g　白芍 9g　川芎 9g　　益母草 12g

　　丹参 15g　党参 15g　制香附 12g　炒白术 9g

　　当归 9g　熟地黄 9g　菟丝子 9g　　枸杞子 9g

　　5 剂。

　　妇科丸 3 粒，嘱月经干净，当天分 3 次服完。

　　三诊：1977 年 2 月 1 日。

　　患者月经于 1 月 30 日净。现一般情况好，无特殊不适感。脉舌同上。

　　方药：继守上方 5 剂。

　　随访：患者服上药后精神好转，随即停经。在本市某医院做妇科检查时，诊为"早孕"。以后胎孕正常，足月顺产。

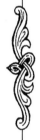

　　按语：女子到了 14 岁以后，生殖机能逐渐发育成熟，任脉通畅，太冲脉旺盛，血海满溢，月经就按期来潮，并可以孕育后代。若血虚，冲任胞脉失养，则往往胎孕不成。

　　本例属血虚不孕，临床症状是经量少，经色淡，头昏，心慌，肢软，纳差，所以治疗以养血益气调经种子为法，方以益母胜金丹加味为治。其中四物汤养血活血补血虚，党参、白术补脾气之虚，益生化之源，香附疏肝开郁理气，丹参养血活血通瘀，茺蔚子活血益精种子，益母草活血祛瘀生新。枸杞、菟丝子益肝肾，养冲任，妇科丸温通胞脉。全方以补为主，补中有通，使肝脾得养，气顺血生，冲任通盛，血海满溢，经调而毓麟，6 年之苦仅 13 剂得除。

　　总之，血虚不孕，应以养血调经种子为治。临床可据不

同兼夹症状，随症加入补益肝脾肾药味，以增强补血益精种子之效。

## 七、调补肝肾法

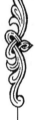

刘老认为，妇女肝肾亏损，冲任不固，可见月经过多、崩漏等症。临床常伴有腰痛、头昏、耳鸣、心慌、失眠。精不足者，补之以味。常用调补肝肾方，以补肾精，养肝血，固冲任。

方药组成：见崩漏。

案 8：李某，女，16 岁，学生，专家门诊号 1018。

初诊：1998 年 4 月 10 日。

月经来潮 35 天未净。患者 14 岁月经初潮至今，月经一直不正常，一般半月左右一潮，10 天至 30 天干净。曾经诊治一段时间，经期 8~10 天可净，但始终未正常。此次月经来潮 35 天未止，量时多时少，色红无块，小腹及腰有时隐痛，头昏倦怠，纳差心慌，口干，舌红苔薄黄，脉弦细数无力（100 次 / 分）。

诊断：崩漏。证属肝肾不足，气阴损伤，冲任不固。

治则：调补肝肾，益气固冲。

方药：调补肝肾方加味：

熟地 30g　白芍 15g　枸杞 30g　地黄炭 10g

枣仁 12g　黄连 6g　山药 15g　太子参 15g

女贞子 15g　旱莲草 15g　阿胶 12g　（烊化）

续断 9g

7 剂，浓煎，一日 1 剂。

二诊：1998 年 4 月 18 日。

患者血止 2 天，腰腹已无疼痛，余症减除，舌红苔黄，

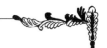

脉弦细（88/分）。守上方7剂。

随访：诊治后月经周期26~28天，经量中等，5~7天净。

按语：傅青主谓"经水出诸肾"。女子青春时期，为肾气旺盛之年，此时天癸至，任脉通，太冲脉盛，月经则以时下。若肾气不足，肝血不充，冲任脉虚而不固，则月经不能按时来潮，甚至发为崩漏。

本例患者年过二七，尚未建立正常月经周期，经期长而量时多，显然是肝肾不足，冲任不固。阴虚生内热，热扰血海，进而发展成崩漏。由于长时间出血，气随血耗而兼气虚，气虚不摄故而失血月余不止。刘老用调补肝肾方加味，重用熟地和地黄炭、二至丸、续断补养肾阴益任脉，重用枸杞和白芍、阿胶滋养肝血固冲脉；用黄连、枣仁在滋肾水之中以清心火，宁心神，使水火既济，心火不致下迫胞脉而血止经调；以太子参、山药益脾气以摄血，使其得以循经不致溢于脉外。如此澄源复旧并施，一举而收止崩调经之功。

## 八、养血清肝解毒法

刘老认为，妇女素体血虚，又加郁怒伤肝，肝经湿热内炽，下乘脾土，临床常见赤白带交替而下，气味极为腥臭，妇科检查多为晚期子宫颈癌或子宫体癌。此种疾病以老年妇女为多，治宜"清肝火而扶脾气"，再加解毒药味，方用清肝止淋汤加减。此病目前虽无特效方药，若按本法治疗，可冀缓解症状、延长生命。

方药组成：

酒当归30g　炒白芍30g　生地15g　黄柏6g

阿胶 9g （烊化）牛膝 6g　丹皮 9g　沙参 30g

黑小豆 30g　红枣 10 枚　制香附 3g

案 9：魏某，女，63 岁，已婚，住沙市市中山路人民银行。

初诊：1979 年 1 月 7 日。

患者绝经 15 年，1977 年 1 月份阴道出血，开始量不多，至 9 月份出血量增多，在武汉市确诊为"宫颈癌"。来我院服加味"清肝止淋汤"后阴道出血减少，腹坠胀减轻，纳食增加。血止后，白带多，解大便时阴道仍出血，但量不多，口干欲饮，小便频数，右脉沉弦软，左脉沉弦（70 次 / 分），舌质淡红略暗，舌苔薄黄。

诊断：崩漏。证属肝血不足，湿热毒邪下注。

治则：养血清肝，解毒止带。

方药：清肝止淋汤加减：

　　　　甘草 3g　白芍 30g　熟地 15g　女贞子 15g

　　　　黄柏 9g　牛膝 6g　旱莲草 15g　当归 30g

　　　　香附 6g　丹皮 9g　沙参 30g　小黑豆 30g

　　　　阿胶（兑）12g　大枣 9g　白花蛇舌草 30g

　　　　5 剂。

二诊：1979 年 1 月 24 日。

患者服上方共 15 剂，大便时阴道已不出血，近日觉小腹膨胀，纳食后尤甚，面部微肿，白带仍多，大便三天一次，干结。脉沉弦软，舌质淡红，舌苔黄。继续清肝活血，解毒止带，佐以理气消肿。方用清肝止淋汤加减：

当归 9g　白芍 18g　香附 9g　小黑豆 30g

丹皮 12g　牛膝 9g　黄柏 9g　大腹皮 9g

甘草 3g　木香 6g　槟榔 15g　五加皮 9g

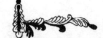

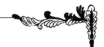

陈皮9g　茯苓皮9g

3剂。

三诊：1979年2月5日。

患者一月来阴道未出血，但白带仍多，小腹胀，现感口干，喜冷饮，恶心呕吐，面部仍肿，纳食无味。脉沉弦软（70次/分），舌质淡红，舌苔薄黄，舌边有齿印。证属脾虚湿肿，胃失和降。治宜健脾和胃，利水消肿。

方用六君子汤合五皮饮加减：

党参12g　白术9g　陈皮9g　茯苓皮15g

沙参30g　甘草3g　砂仁3g　女贞子12g

半夏9g　山药30g　生姜皮9g　桑白皮9g

大腹皮9g　旱莲草12g　白花蛇舌草30g

5剂。

随访：一年后访问，患者云服上方后症状减轻，停药后病状加重，乃于症状加重时又服上方，延续至现在。

按语：子宫颈癌、子宫内膜癌为妇女生殖器最常见之恶性肿瘤，其中晚期均以出血、排液、腹痛为主症。属中医之阴疮、癥瘕、五色带范畴。多由七情郁结，气滞血瘀，外因湿热，毒邪内侵，积聚胞中而成。《医宗必读》谓"积之成毒，正气不足，而后邪气踞之"。

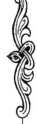

患者为63岁老年妇女，确诊为子宫颈癌，阴道出血达两年之久，并表现出肝血不足，热毒下侵等候。刘老以加味清肝止淋汤中之当归、白芍、生地、丹皮养血凉血平肝；阿胶、沙参、二至丸养阴止血；黑豆、黄柏、甘草、白花蛇舌草清热解毒；牛膝引药下行直达病所，而且活血；香附舒理肝气使全方补而不滞；大枣、沙参、甘草益气驱邪而扶正。药后肝火渐清，毒邪得挫，出血得止。而中虚气滞之象显露，在继续清肝解毒的同时，施以理气之药，逐步过渡到以调理脾胃为主，扶正驱邪以巩固效果。清肝止淋汤乃傅青主治赤带之方，傅氏谓"此方之妙，妙在纯于治血，少加清火之味，故奏功独奇"。刘老在此方养血清肝的基础上加入沙参30g，白花蛇舌草30g，以加强养阴解毒之功，名为加味清肝止淋汤，用于妇科恶性肿瘤，可收止血止带、缓解症状之功。

## 九、泻肝利湿法

刘老认为，妇女带下疾病有因肝郁化火，湿热内郁，肝火与湿热互结而发生者，临床以带下色黄，质稠黏，气臭，口苦咽干，或胁下痛，发热，或外阴瘙痒为其主要特征。治法宜泻肝火而清利湿热。方用龙胆泻肝汤，取其一派清凉之品，泻利肝经湿热。

方药组成：见带下病。

案10：王某，女，38岁，已婚，渔民，专家门诊号为1158。

初诊：1999年8月20日。

患者外阴瘙痒，带下增多，反复发作2年余。1997年5月开始出现带下增多、阴痒。当时检查为"滴虫性阴道炎"，用"甲硝唑"内服及阴道内上药治疗后阴痒止。此后时有发作，均自用"甲硝唑"数日，痒止停药。丈夫未治疗。近来养鱼较忙，经常下水作业，阴痒带下复作，月余未止。用甲硝唑也不见效。伴有小便频数，小腹疼痛，口苦，心烦易怒。月经常提前3~5天，最多8~9天，末次月经8月6日至8月15日。上"O"型节育器3年。舌红苔黄腻，脉弦数。

妇检：外阴产型，略红肿，阴道畅通，充血，内有较多黄绿色分泌物，有少许小泡沫，宫颈中度糜烂，充血，子宫后位，常大，不活动，触痛（＋），双附件（－）。白带常规检查：滴虫（＋），脓球（＋＋＋），清洁度Ⅲ度。

诊断：带下病（滴虫性阴道炎），月经先期，经期延长（子宫体炎）。证属肝经湿热下注，虫毒侵扰阴中。

治则：清利湿热，杀虫止带。

方药：龙胆泻肝汤加减：

龙胆草 6g　百部 12g　木通 9g　炒栀子 9g
车前子 9g　泽泻 9g　柴胡 9g　白鲜皮 12g
蛇床子 12g　生地 12g　当归 9g　滑石 30g
黄柏 9g　赤芍 15g　甘草 6g
5 剂。

水煎，每剂 2/3 内服，1/3 坐浴。

二诊：1999 年 8 月 26 日。

患者用上药后带下明显减少，阴痒已止，小便通利，心烦口苦、腹痛等已不明显。舌红苔黄，脉弦。

守上方 5 剂，用法如前。

三诊：1999 年 9 月 2 日。

以上诸症悉除。妇检：外阴（－），阴道（－），宫颈中度糜烂，子宫后位，常大，不活动，触痛（－），双附件（－）。复查白带常规：滴虫（－），脓球（＋），清洁度Ⅱ度。停药，为其丈夫开上方 7 剂内服、坐浴。

四诊：1999 年 9 月 17 日。

阴痒未作，有少量白带，月经如期于 9 月 4 日来潮，量中等，5 天净，无何不适。妇检未见异常，白带常规检查无明显异常。

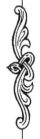

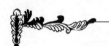

按语：带下一病，病因与湿有关，内生或外感湿邪停留于体内，伤及任带二脉，致使任脉不固，带脉失约，发为带下。

患者从事渔业，长时间作业于淋露雾水之中，伤于湿气，湿邪困脾，运化失司，形成湿郁之体。滴虫邪气，趁虚直犯阴中，而成带下阴痒。由于治不彻底和配偶未治，导致滴虫病反复发作。又因经营之难，愁产愁销，加之长期病痒困扰不堪，情志不宁，肝郁化热，与体内湿气相合而肝经湿热下注，损伤冲任带脉，以致血海不宁而月经先期，经期延后而量多；任脉不固，带脉失约而带下缠绵。如是更有利于滴虫毒邪入侵、繁殖，加之未行正规治疗，产生耐药，故而反复不愈。虫蚀阴中故阴痒难忍。湿热下注影响膀胱气化而小便频数不畅。伤于肝脉而小腹疼痛。肝热上犯则口苦心烦易怒等。龙胆泻肝汤是为对证之方，对妇科病属肝经湿热首，刘老恒以黄柏易黄芩意在清下焦之热。用蛇床子、百部、白鲜皮旨在杀虫止痒。加赤芍活血调肝治腹痛，配生地、当归、柴胡等以调经。时值夏暑之季，患者多在野外劳作，外伤暑热，其心烦、尿短是也。加滑石配甘草以"清心利小便"，正为治暑之法。泻肝热利湿邪旨在清利肝经湿热，冲、任、带脉得固能约，经调带止，以除虫毒生长繁殖之所。刘老很重视配合外治和治其配偶，以杜绝滴虫传染之源，如是，两年难堪之苦，得以痊愈。

## 十、疏肝清热活血法

刘老认为，妇女以血用事，血赖气以运行，气行通畅则无病，气滞则血瘀。若肝气郁结，气机受阻，则血行不利，日久或成癥瘕瘀阻经络，不通则痛。临床常表现为少腹一侧

或两侧疼痛拒按，或腰腹胀痛，或经期疼痛加重，或经行先期，脉沉弦，舌质红暗或见瘀斑，治用柴枳败酱汤加减。开郁散结清热，活血化瘀，以开之发之。

方药组成：见产后恶露不净、产后腹痛。

案11：陈某，女，36岁，已婚。专家门诊号1510。

初诊：1994年5月7日。

患者9年前出现少腹两则疼痛，曾经某医院诊断为右侧附件炎性包块，屡经中西医治疗，腹痛时轻时重，疗效不显。近半年来病势日重，月经量少。现月经已净2日，右侧少腹疼痛，黄带多，口渴便结，舌暗红，苔薄黄，脉弦。

妇检：外阴（－），阴道通畅，宫颈轻度糜烂，子宫后位，常大，活动差，压痛（＋）。附件：左侧（－），右侧可触及一约3cm×2cm大小包块，质软，压痛（＋＋）。B超探查：子宫右后上方见一3.5cm×2.4cm大小暗区回声，边界模糊，壁厚。提示：右侧附件炎性包块。

诊断：癥瘕。证属热郁血瘀，积久成癥。

治则：疏肝清热，活血消癥。

方药：柴枳败酱汤加味：

柴胡9g　枳实9g　赤白芍各15g　甘草3g
三棱12g　莪术12g　败酱草30g　红藤15g
丹参15g　香附12g　酒大黄9g　生内金9g
玄胡12g　乳没各15g　生水蛭6g　牛膝9g
煎服，一日1剂。

加红藤液（为我院自制药）100mL保留灌肠，每日1次。治疗1个月，共服药25剂，诸症消失。妇检：子宫后位，常大，无压痛，右侧附件稍粗，无压痛，左侧附件

（一）。B超复查：右侧附件未见异常。

按语：盆腔炎性包块，属中医"癥瘕"范畴，多见于已婚妇女，一般有急性盆腔炎史或妇科手术史。证见：少腹疼痛，按之明显，或伴有月经失调、痛经、不孕、带下等症。妇科检查：一侧或两侧附件增粗增厚，可触及包块，压痛明显。B超检查可见炎性包块回声。本病之形成，与气血痰湿有关，但不论气滞痰湿，终归于瘀血互结于少腹而成。而瘀血又多因肝郁气滞，或经期、产后血室已开，感染邪毒，或手术金刃损伤，房室不节（洁），损伤冲任所致。《三因极一病证方论》云："多因经脉失于将理，产褥不善调护，内伤七情，外感六淫，阴阳劳逸，饮食生冷，遂致营卫不输，新陈干忤，随经败浊，淋露凝滞，为癥为瘕。"盖少腹乃肝脉所过之地，"冲脉隶属于肝"。血室亦与肝相关联。故刘老认为，本病以肝郁不舒、瘀血内结和冲任损伤为病理基础，治疗当疏肝活血。

本例属肝郁化热、瘀热内结之癥瘕，用柴枳败酱汤加味治之，方中柴胡、枳实、甘草、赤白芍、香附疏肝理气；水蛭、内金、三棱、莪术、丹参、牛膝活血化瘀消癥；玄胡、乳没活血止痛；败酱草、红藤、大黄清热解毒。同时可配合红藤液100mL保留灌肠，内外合治更有利于癥瘕消散，故1个月即愈。

## 十一、温肝通络法

平素肝经血虚，又感寒邪，常发为月经后期，痛经。其临床表现以手足厥寒，小腹寒痛，或周身疼痛，脉沉细，舌质淡，舌苔薄白为主要特征。肝有寒邪，即宜温肝，治宜温肝通络之法。方选当归四逆散加减。若寒凝血瘀之证，郁

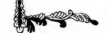

久化热，此时寒邪未去，热象又现，其症阴阳错杂，寒热混淆，寒凝血瘀，又兼口干喜饮，大便秘结，或带下黄色等热证。可用温肝通络之当归四逆汤佐以清热之味，如黄连、黄柏等，此乃辛温苦寒之复法。

方药组成：见痛经。

案 12：李某，女，39 岁，已婚，棉纺织厂干部。住院号 29166。

初诊：1979 年 3 月 3 日。

患者 1978 年 12 月 8 日，因陈旧性宫外孕在本市某医院手术，术中发现盆腔内组织粘连，术后阴道出血淋漓不尽，持续 26 天，至 1979 年 1 月 2 日方止。但小腹疼痛，阵发性加剧，痛剧时伴尿频，腰痛。平时带下色白量多，门诊以"盆腔炎"收入医院。妇科检查：外阴已婚经产型。阴道通畅，子宫颈光滑，横裂。子宫后位，活动受限，压痛（＋）。右侧附件（－），左侧附件增厚，压痛（＋＋）。住院医生用四逆散加活血化瘀药，共服 9 剂，效果不佳。患者诉昨晚腹痛较剧，继而月经来潮，伴腰痛如折，小腹坠痛，左肩如冷水浇浸疼痛。脉沉细（72 次／分），舌质紫暗，有瘀点，舌苔灰色。

诊断：痛经。证属寒凝肝脉，瘀血阻滞。

治则：温肝散寒，祛瘀镇痛。

方药：当归四逆汤合生化汤加减：

酒当归 24g　　川芎 9g　　桃仁 9g　　姜炭 6g
炙甘草 6g　　桂枝 6g　　细辛 3g　　五灵脂 9g
炒白芍 18g　　大枣 9g　　蒲黄 9g　　木通 6g
川牛膝 9g

3 剂，煎服。

二诊：1979 年 3 月 6 日。

患者服药后，月经量明显减少，色淡红略暗，仍感腰痛，有时心慌。脉沉弱（76 次 / 分）。舌质暗，舌苔薄。守上方加丹参 15g，以助其养血之力。再服 3 剂。

三诊：1979 年 3 月 10 日。

患者月经已净两天，现阴道有黄绿水液流出，伴口干，时感右下腹挛急疼痛，脉沉弦软（82 次 / 分）。舌质暗，舌苔灰色。

刘老认为，此乃寒凝血瘀，日久化热，寒热错杂之厥阴肝病，治当温经祛瘀止痛，佐以清热。方用当归四逆汤加减：

酒当归 15g　桂枝 6g　炒白芍 18g　细辛 3g

炙甘草 6g　木通 9g　吴茱萸 9g　酒黄连 6g

酒黄柏 9g　生姜 9g　大枣 9g　败酱草 15g

4 剂。

四诊：1979 年 3 月 14 日。

患者服药后仍感右下腹疼痛，口干喜饮，脉沉弦软。舌质紫暗，苔灰白。守上方去黄柏，3 剂。

红藤液 100mL，保留灌肠，每天 1 次。

患者仍感腰腹疼，阵发性胃脘部隐痛，纳食少，脉沉弦软（72 次 / 分），舌质暗，瘀斑渐退，舌体胖，舌苔灰白色。

治疗继续温经化瘀，少佐清热止痛之品。

当归 15g　桂枝 6g　乳没各 6g　细辛 3g

甘草 6g　木香 9g　败酱草 15g　黄连 6g

生姜 9g　大枣 9g　吴茱萸 9g　白芍 18g

4 剂。

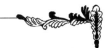

六诊：1979 年 3 月 20 日。

患者腹痛略有好转，白带减少，脉沉弦软（68 次 / 分）。舌质淡暗，有齿印。守上方去黄连，4 剂。

七诊：1979 年 3 月 24 日。

患者右下腹仍感坠痛，大便后尤甚，白带减少，左肩似冷水浇浸疼痛的十年宿疾，现已好转，脉沉弦细（72 次 / 分），舌质淡暗，有齿印。守 3 月 17 日方，桂枝加至 9g，4 剂。

八诊：1979 年 3 月 28 日。

患者白带较前明显减少，腹部疼痛减轻。

妇科检查：外阴经产型。阴道通畅有中等量脓性白带。宫颈光滑，宫体偏右水平位，正常大小，欠活动，压痛（ – ），双侧附件（ – ）。脉、舌同上。

继守上方加减，停止灌肠。

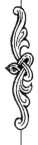

九诊：1979 年 4 月 10 日。患者经以上治疗后，症状基本消失，月经于 4 月 1 日来潮，3 天即净，经来较畅，脉沉弦软（72 次 / 分），舌质淡略暗，边有齿印。

守上方 5 剂，带药出院。

按语：刘老指出，肝脏功能失常所致的妇科疾病，多由肝气郁结而引起，病多属实。若因肝血不足而致病者，则多属于虚。本例为肝经虚寒，初诊用当归四逆汤合生化汤加味，主治血虚血瘀，寒入经络，三诊时由于血瘀日久化热，证见口干喜饮，阴道有黄绿水液流出，此时虽兼热象，然辛温通络，仍为治疗原则。证见寒热错杂，药即寒温并进，故于当归四逆汤中加黄连、黄柏、败酱草等以清热，为虚实并调之法。六诊时白带减少，热象渐去，故去黄连。以后数诊均以当归四逆汤为主方，辛温通络大法不变。

刘老在长期临床实践中深刻地体会到，妇科疾病由肝病所致者，临床上最为多见，特别是月经疾患，往往由肝郁所引起，故欲求调经，必当行气，而欲求行气，则必须以疏肝为先。因此，疏肝开郁是常用之法，尤其是治疗中年妇女疾患，以调肝为诸法之首。

临床上凡肝气郁结而致病者，应当疏肝开郁为治。肝气得疏，气机条达，其病自愈。例如，经前诸症，临床表现为经前胸乳胀痛和腰腹胀痛两类，虽为两类，但其病理机转一致，只是病变部位不同。凡表现在胸乳胀痛者，用调经 I 号方为治；凡表现在腰腹胀痛者则用调经 II 号方加减。两方均以疏肝开郁为主，活血调经为辅，气顺血和则经行顺畅。

刘老在临床中总结出，妇科肝病实者居多，虚者为少。属实者多因气郁致病；属虚者往往由血虚所引起。临床辨证，审其为寒为热，参照调肝十一法，辨证施治可收到较好的治疗效果。

# 妇科常用治脾九法

中医学认为，脾脏能化生水谷精微，温煦肌肤，滋养脏腑，是人体赖以生存的后天之本。脾与胃相表里，胃为五脏六腑之海，而脾为胃行其津液。二者相互协调，共同完成它的生理功能。因此，通常言脾，多概括有胃在内。

脾主运化。在正常的生理状况下，脾的运化功能包括运化水谷精微和运化水湿两个方面。饮食进入胃中，经过胃气

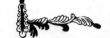

的腐熟消磨，再由脾脏运化输布，使水谷精微上送于心肺，散布滋养全身，并在肺的协同作用下，将多余的水分外散于皮毛，下输于膀胱，排出体外。正如《素问·经脉别论》所说："饮入于胃，游溢精气，上输于脾。脾气散精，上归于肺，通调水道，下输膀胱。水精四布，五经并行。"脾的运化功能正常，则营养的吸收转送和水液代谢就能正常地循环往复。若脾胃虚弱，不能受纳或纳而不化，或不能运化水湿，则脾虚诸疾在各个方面表现出来。

脾主统血，使血液循常道而行，不致溢于脉外。脾气健旺，才能统摄血液，维持血液的正常运行。若脾虚失其统摄之权，血液就会由脉络外溢，出现各种出血疾患。

老年妇女疾患，因于脾虚者为多，故有老年治脾的说法。《素问·上古天真论》说："五七，阳明脉衰，面始焦，发始堕。六七，三阳脉衰于上，面皆焦，发始白。"是说妇女中年以后，脏腑功能逐渐减弱，后天之脾亦随之而虚，脾虚则运化和统摄失权，常常变生脾虚诸疾，是以老年妇科疾患，多从脾论治，这是指治疗妇科疾病的一般规律。亦有中青年患者，或因先天不足，或因后天失调，或因罹病日久而导致脾虚衍成妇科病者，临床上也不鲜见。因此，脾胃虚弱者应有舌脉症状为据，不可仅凭年龄用事，只有辨证施治，药随病转，方为万全之计。现就临床常用治脾诸法，举例分述于下。

## 一、补脾止带法

脾虚所致带下疾病，临床以带下色白或淡黄，无臭味，如涕如唾，面色㿠白，食少便溏，肢软乏力，脉软缓或沉弱，舌质淡，舌苔薄白为特点，其治宜补脾除湿止带。完带

汤是代表方剂。

方药组成：见带下病。

案1：刘某，女，37岁，已婚，工人。

初诊：1978年12月20日。

患者月经正常。近来白带量多，质如清水，伴腰酸痛，小腹胀，身畏冷，纳食尚可，大便正常，小便频，色黄。脉沉软，舌质淡，舌苔灰色。

诊断：带下。证属脾虚兼有郁热。

治则：补脾止带，兼清膀胱湿热。

方药：完带汤加减。

  陈皮9g  白芍12g  党参12g  苍术9g

  白术30g  荆芥6g  山药30g  柴胡6g

  甘草3g  车前子9g  木通9g  竹叶9g

  5剂。

二诊：1978年12月25日。

患者服上方后，白带量大减，腰痛明显减轻，但每天午后仍觉腰痛，小便频数。脉沉软，舌质淡红，舌苔薄白。

方药：继进前方4剂。

随访：半年后随访，患者云服药后又抄服上方4剂，白带治愈，再未复发。

按语：《傅青主女科》曰："夫白带乃湿盛而火衰，肝郁而气弱，则脾土受伤，湿土之气下陷，是以脾精不守，不能化荣血以为经水，反变成白滑之物由阴门直下，欲自禁而不可得也。治法宜大补脾胃之气，稍佐以舒肝之品，……方用完带汤。"此带下之虚多责之于脾，脾虚带脉不固，湿土之气下陷而成此证，其带下特点为色白或淡黄，质稀，绵绵不断，无明显外阴瘙痒，或兼有其他脾虚之证。治宜用完

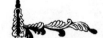

带汤。方中重用白术、山药以补脾填精，人参、甘草益气，苍术健脾燥湿，车前子利湿，使湿从小便而去。另用白芍柔肝，稍佐柴胡、芥穗疏肝，以助脾气之升腾，陈皮理气燥湿，共奏健脾化湿、止带功效。临床用之多验。本案为脾虚带下，兼有膀胱湿热，湿热下注，膀胱气化不利，则腰酸痛而小便频，用完带汤加入木通、竹叶通利小便，数剂而愈。

## 二、燥湿和胃升清降浊法

带下疾患由于痰湿内阻，脾胃失调，清阳不升，浊阴不降所致者，临床常见带下色白或黄，胸闷阻，恶心欲呕，纳差，小腹或小便坠胀。脉软滑，舌质淡红，舌苔白腻。此类患者，可用苍白二陈汤加减以升清降浊，燥湿止带。

方药组成：见带下病。

案 2：定某，女，28 岁，已婚，沙市市印染厂工人。

初诊：1979 年 3 月 9 日。

患者于今年元月行人工流产术。术后病带下，色白，量多，感恶心欲吐，纳差，小腹及下阴坠，腰及小腹两侧疼痛，二便尚可。脉沉弦软（72 次 / 分），舌质红，舌苔薄黄。

诊断：带下。证属痰湿内阻，升降失司，肝脾失调。

治则：燥湿和胃，升清降浊，调理肝脾。

方药：苍白二陈汤加减：

苍术 9g　白术 9g　半夏 9g　槟榔 12g
香附 12g　甘草 3g　升麻 6g　柴胡 6g
茯苓 9g　牛膝 9g　陈皮 9g　五灵脂 9g
共 4 剂。

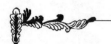

随访：患者服药后，白带治愈，未再复发。

按语：脾主升清，胃主降浊，脾胃升降功能正常，气机乃治，脾胃升降失常，清阳不升，浊阴不降，痰湿内阻。在上则胸闷、呕吐，在下则带下量多，小腹或小便坠胀，药用苍白二陈汤升清降浊，燥湿止带。此患者为人流术后白带量多，并呕吐，小腹下坠，兼有腰腹疼痛。辨证为痰湿内阻，升降失司，肝脾失调。药用苍白二陈汤，加入五灵脂以活血止痛，加入牛膝止腰痛，加入槟榔以增强行气消胀之力。

## 三、健脾和胃法

脾胃虚弱所致的妊娠呕吐症，临床表现在妊娠以后，恶心呕吐，甚至终日呕吐不止，不进饮食，常伴脘腹胀闷，倦怠乏力。脉虚，舌质淡。其治宜健脾和胃，降逆止呕为法。方用六君子汤加减。

案3：赵某，女，26岁，已婚，沙市市染料厂工人。

初诊：1979年6月4日。

患者于去年结婚，婚后曾自然流产一胎。平素心慌，乏力，口干，大便稍结。末次月经3月21日，现已孕两月余。近来头昏，胸闷阻，呕吐甚，或呕吐食物，或呕吐酸苦水。右脉沉弦滑数，左脉沉细软（120次/分），舌质红暗，舌苔灰黄，舌边有齿印。

诊断：妊娠恶阻。证属脾虚湿阻，日久化火伤阴。

治则：健脾和胃，佐以清热益阴。

方药：六君子汤加减：

党参9g　白术9g　茯苓9g　甘草3g
半夏9g　陈皮9g　麦冬9g　竹茹9g

苏梗 9g　黄连 6g　石斛 12g

共 2 剂。

伏龙肝汤频服。

二诊：1979 年 6 月 6 日。

患者服上方后，呕吐较前略减，仍觉口干，头昏，睡眠差。脉沉软数（110 次 / 分），舌质红暗。

方药：守前方加减。即：

党参 9g　白术 9g　茯苓 9g　甘草 3g

半夏 9g　陈皮 9g　麦冬 9g　竹茹 9g

苏梗 9g　黄连 6g　石斛 12g　黄精 9g

4 剂。

继服伏龙肝汤。

三诊：1979 年 6 月 11 日。

患者服上药后，呕吐较前大减，现已能纳食，仍有时头昏，心慌，喜冷饮。脉沉软数（108 次 / 分），舌质红略暗。

治法：证属脾胃之气渐强，冲逆之气渐平。治宜继续健脾和胃、清热养阴以恢复脾之运化功能。

方药：守上方 4 剂。

随访：一年后随访，患者云经以上治疗后，呕吐即治愈，孕产正常。

按语：妊娠以后由于冲气旺盛，冲气上逆犯胃，致胃失和降，多有呕吐现象。若平素脾胃气虚，则呕吐较甚，亦有因呕吐日久损伤脾胃，致脾胃气虚，呕吐更甚者。此患者平素即心慌乏力、口干、便结，存在脾虚，气血不足，失于濡养。孕后又冲气上逆，呕吐伤阴，而出现口干、头昏、舌质暗、脉数等气阴双亏兼内热之象。故用六君子汤以健脾和胃止呕。黄连、竹茹清胃热养阴止呕。苏梗降气，麦冬、石

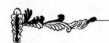

斛滋养胃阴，并用伏龙肝汤频服以降逆止呕，药后脾胃之气渐强，冲逆之气渐平，热清阴复，遂治愈。俗有妊娠忌服半夏之说，而在临床上刘老对孕后常用六君子汤以半夏降逆止呕，未见不良反应，故可放胆用之。

## 四、健脾利水法

脾虚所致的水肿疾患，因脾虚不能运化水湿，水湿停聚，浸渍于四肢肌肉，故面目、四肢浮肿。因湿性重浊，故每以下肢肿为甚，常见于经前、经期或妊娠期间。临床多伴小便不利，纳食差，肢软无力。脉沉或软滑，舌质淡红，舌苔薄。治宜健脾行气，利水消肿为法。五皮饮是代表方剂。

案4：刘某，女，27岁，已婚，江陵县机械厂工人。

初诊：1979年3月19日。

患者于14岁月经初潮，每30天行经一次，色量一般，末次月经1978年6月27日。现已孕八月余。近来颜面、下肢肿甚，腰痛，每日上午头昏，平素血压正常，近几天血压偏高（150/96mmHg），查小便未发现异常。脉沉弦滑（88次/分），舌质红，舌苔黄。

诊断：子肿。证属脾虚水湿停聚。

治则：健脾利水消肿。

方药：五皮饮加减：

　　陈皮9g　茯苓皮15g　大腹皮9g　桑白皮12g
　　生姜皮9g　续断9g　桑寄生15g
　　3剂。

二诊：1979年3月24日。

患者服上方后，颜面、下肢浮肿均日渐消退，头昏亦较

前减轻，现血压基本正常（110/80mmHg），但有时仍偏高。脉沉弦滑，舌质红，舌苔黄。

方药：守上方 5 剂。

三诊：1979 年 4 月 1 日。

患者服上方 5 剂后，颜面下肢浮肿基本消失，但每日下午或站立过久后，下肢仍有轻度浮肿，血压已正常，纳食、二便尚可。脉沉弦略滑，舌正苔薄。

方药：继守上方 5 剂。

随访：半年后访问，患者云服药后只感有时下午足跗轻度浮肿，足月顺产一婴，现母子健康。

按语：患者妊娠 8 月，胎儿渐大，阻碍脾之运化，脾虚失运，水湿不化，外溢肌肤以致颜面、下肢肿甚，痰湿内阻经隧，阴血输送受阻，则头昏，腰疼仍为孕后肾虚之象，药用五皮饮健脾理气行水，续断、桑寄生补肾安胎去腰痛，服药后水肿明显减轻，头昏消失，血压降至正常并足月顺产一婴。妊娠水肿其本在脾肾之虚，其标乃水湿外溢于头面四肢，治疗之时常须利水渗湿以治其标，刘老常用五皮饮以五药之皮，散肌肤之湿，健脾理气，化湿消肿，并用续断、桑寄生消水中兼收安胎之效。

## 五、益气养血法

脾虚气血失其生化之源，常导致月经后期，月经过少，甚至月经停闭，临床多伴有心慌气短，肢软乏力，脉虚舌淡等症。治宜补脾益气养血，常用八珍汤加减。若症兼虚寒者，则用十全大补汤加减，可冀收效。

方药组成：见闭经。

案 5：朱某，女，25 岁，未婚，沙市市服装厂工人。

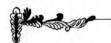

初诊：1978 年 6 月 30 日。

患者于 14 岁月经初潮，每 25 天左右行经 1 次。6 年前月经量开始减少，经色亦渐变淡，身体日渐消瘦，有时面肿，经前烦躁，小腹痛甚，以前白带多，现量一般。末次月经 6 月 13 日，2 天干净。脉沉弦（70 次 / 分），舌淡红，舌苔黄色。

诊断：月经过少。证属气血两虚。

治则：益气养血。

方药：八珍汤加减：

党参 9g  白术 9g  茯苓 9g  香附 12g

当归 12g  川芎 9g  白芍 9g  熟地 9g

甘草 3g  牛膝 9g  益母草 15g

5 剂。

二诊：1978 年 7 月 14 日。

患者服上方后，精神好转，症状减轻。末次月经 7 月 6 日，3 天干净，经量较前增多，经色亦较前为红。脉弦缓，舌质淡红，舌苔薄。

方药：守上方 5 剂。

三诊：1978 年 8 月 11 日。

患者以前每次月经提前 7 天，经前腹痛，经服以上方药后，月经只提前 3 天，经前腹痛亦大减。经量亦较前明显增多，纳食增加。末次月经 8 月 3 日，3 天干净。脉沉弦软。舌质淡红，舌苔少。

方药：守上方去牛膝 5 剂。

随访：半年后访问，患者云经治疗后，现月经基本正常。

按语：月经需赖肾之充盛，天癸的泌至，更需后天脾

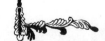

之滋养，气血充盈，月经方能按月而至。此患者因脾虚，气血亏少，故经来量少色淡，2天即净。脾虚肌肤失养，则形体消瘦，脾虚水溢则面肿，脾虚肝郁则经前烦躁、腹痛等。治宜益气养血，方用八珍汤，更加牛膝、益母草以活血养血使气血充盈，血量增多诸症消失，三诊后月经恢复正常。

## 六、健脾养心法

脾虚血少，心失血养而见心悸、失眠者，是心脾两虚的征象。此类患者，由于脾虚血少，临床既可表现为月经后期、月经过少、闭经；由于脾虚不能统血，又可表现为月经过多或崩漏下血不止。治宜健脾养心、益气补血为法。归脾汤是代表方剂。

案6：李某，女，35岁，已婚，沙市市塑料五厂工人。

初诊：1978年6月21日。

患者于15岁月经初潮，平素月经先期，常22~26天一潮。每次行经10天左右，量特多，色暗红。末次月经是1978年6月18日，现经量多，伴头昏，心慌，纳差，寐不安神，精神欠佳。脉弦软，舌质正，舌苔黄。

诊断：月经过多。证属心脾两虚，冲任不固。

治则：健脾养心，固摄冲任。

方药：归脾汤加减：

  牡蛎30g 党参15g 黄芪18g 当归9g
  甘草3g 茯神9g 远志6g 夜交藤30g
  白术9g 龙骨15g 陈皮9g 炒栀子9g
  丹皮9g
  4剂。

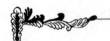

随访：一年后随访，患者服上方 4 剂后，月经即净，头昏心慌减轻，睡眠好转。后又抄服上方 4 剂，经来正常。

按语：患者脾虚失摄，兼有郁热，致每次经行先期，经期延长，量多。诊时正为经期，经量过多，为气不摄血，冲任不调所致。气血双亏，心神失养则头昏、心慌、失眠，其舌苔黄为内有郁热之证，脉弦软为气血亏虚之象。方用归脾汤健脾养血，加龙、牡重镇安神，并固摄冲任止血，加栀子、丹皮清热止血，夜交藤养阴安神，用药 8 剂后经行正常。

## 七、益气升阳法

脾气虚弱，中气下陷的患者，孕后多见胎动胎坠。如血随气陷，则常见月经先期，月经过多，以及崩漏等症。如平素气虚，无力升提子宫，亦可见子宫脱垂之症。以上诸症，临床均以小腹或下阴坠胀为其主要特征。脉常虚大无力，舌质淡，舌苔薄白，舌边有齿印。治以益气升阳为法。脾气健，清阳升，下陷之症自愈。方用补中益气汤加减。

案 7：李某，女，48 岁，已婚，沙市市纺织器材二厂工人。

初诊：1978 年 8 月 21 日。

患者于 14 岁月经初潮，每二十六七天行经一次，经量多，色暗。末次月经 8 月 7 日，至今已 14 天仍未净，现经量特多，色红暗，感小腹坠胀略痛，肢体麻木，有时心慌，纳食及二便尚可。脉沉弦软（94 次 / 分），舌质暗红，苔薄，舌边有齿印。

诊断：崩漏。证属脾虚气陷，兼有瘀热。

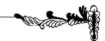

治则：益气升阳，清热化瘀。

方药：补中益气汤加味：

党参 9g　甘草 3g　白术 9g　　紫草根 15g

陈皮 9g　黄芪 24g　升麻 9g　　炒贯众 12g

蒲黄炭 9g　茜草 9g　　柴胡 9g　　当归 9g

3 剂。

二诊：1978 年 8 月 25 日。

患者服上方后，月经于昨天干净，小腹下坠明显好转，现仍感头昏，四肢乏力，腰痛，白带多。脉沉弦软（84 次/分），舌质淡红，舌苔薄黄，舌边有齿印。

方药：继守上方加减，巩固疗效。即：

党参 9g　甘草 3g　白术 9g　　当归 9g

陈皮 9g　黄芪 18g　升麻 9g　　柴胡 9g

白芍 18g　黄柏 9g　　紫草根 15g

3 剂。

随访：患者云经以上治疗后，阴道出血止，行经数次，经期较前缩短，已绝经。

按语：患者平素月经量虽多，但周期尚准，此次行经 14 天未净，考虑为患者年已届七七，月经欲绝。老年妇女多脾虚，脾虚气陷故经量多、小腹坠胀痛，色暗红为兼有瘀热之象，血虚失养则肢体麻木、心悸，其舌质暗红，边有齿痕，脉沉弦软数，均为脾虚气弱，兼有瘀血之证。方用补中益气汤益气升阳，加蒲黄炭、茜草化瘀止血，紫草根、炒贯众清热止血，共奏益气升阳、清热止血之效。

## 八、健脾坚阴法

阴道下血属脾虚阴伤者，临床常见口干，喜冷饮，纳

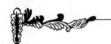

差，脉数，舌质红而干。其治以健脾坚阴、止血固冲为法。脾健阴复，冲任得固，则阴道下血自止。加减黄土汤是代表方剂。

案8：何某，女，48岁，已婚，沙市市便河路水果店营业员。

初诊：1978年7月5日。

患者以前月经正常，每月一至，每次行经3~4天，色红，量中等。末次月经半月以前净，此次月经7月2日来潮，现经量特多，色暗有块，感头昏、心慌、纳差、口干喜饮，脉沉（78次/分），舌质淡略暗，舌苔黄色。

诊断：月经过多。证属脾虚阴伤，冲任不固。

治则：健脾坚阴，固涩冲任。

方药：健脾固冲汤加味：

  黄芩9g 白术9g 阿胶（兑）9g 姜炭6g

  熟地9g 甘草3g 白芍15g  赤石脂30g

  茯神9g 棕榈炭9g 地榆炭9g

  4剂。

二诊：1978年7月10日。

患者服上方后，月经于昨天干净。现感小腹隐痛，头昏，心慌，四肢乏力，纳差。脉沉弦（78次/分），舌质淡红，舌苔黄。

治法：证属冲任渐固，脾肾虚弱未复，治宜健脾补肾善后。

方药：六君子汤加减。即：

  党参15g 白术9g 茯苓9g 甘草3g

  半夏9g 陈皮9g 枸杞12g 姜炭6g

  砂仁6g 熟地12g 白芍12g 菊花9g

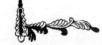

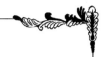

4 剂。

随访：半年后访问，患者云经以上治疗后，头昏、心慌渐好，纳食增加，经行正常。

按语：脾虚失统，阴虚生热，迫血妄行，冲任失固，故崩漏下血，经来量多。年老之人多脾虚阴伤，易发此证。本例患者，48 岁，经来量多如崩，血出过多，失于濡养则头昏、心慌，纳差为脾虚之象，阴虚则口干喜饮，舌质淡暗、苔黄、脉沉均为脾虚阴伤之证。方用健脾固冲汤之白术、甘草健脾益气，赤石脂涩血固冲，黄芩苦寒坚阴，阿胶、白芍养血滋阴止血，姜炭、棕榈炭、地榆炭三炭涩血止血，地榆炭兼有清热之功。共奏健脾坚阴、固涩冲任之效，后用健脾补肾善后，使经行正常。

## 九、补气固脱法

气虚统摄失权，血随气脱，冲任不固，常发大崩下血不止。临床常见两目昏暗或眩晕，脉虚大无力，舌质淡。治宜大补脾气、摄血固脱为法。常用固本止崩汤加减。

案 9：张某，女，50 岁，已婚，工人。

初诊：1979 年 3 月 19 日。

患者以前每月行经一次，经期 4 天，色红，量中等。近二月月经周期紊乱，2 月份行经两次，末次月经 2 月 17 日，行经 20 天。本次月经 3 月 17 日，现经量特多，色暗红，伴头晕、心慌、气短、肢软乏力。脉弦软（76 次 / 分），舌质淡，舌苔黄色，舌边有齿印。

诊断：崩漏。证属气虚血脱，冲任不固。

治则：大补气血，固涩冲任。

方药：固本止崩汤加减：

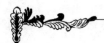

　　白术 30g　地黄炭 9g　党参 15g　黄芪 18g

　　姜炭 6g　赤石脂 30g　棕榈炭 9g

　　4 剂。

二诊：1979 年 3 月 23 日。

患者服上方后，经量大减，但仍未干净。心慌较前减轻，现仍头晕，肢软乏力，纳食差。脉弦软（70 次 / 分），舌质淡，舌苔薄，舌边有齿印。

方药：守上方加熟地 30g，共 3 剂。

三诊：1979 年 4 月 6 日。

患者服上方后，经量续减，但仍未干净。脉舌同上。

方药：守上方（缺熟地），加阿胶 12g（烊化），甘草 3g。共 2 剂。

四诊：1979 年 4 月 9 日。

患者服上方 2 剂后，阴道出血于 4 月 7 日止。心慌减轻，纳食稍增，现感头晕，面肿，下肢乏力。脉沉弦软（70 次 / 分），舌质淡，舌苔薄白。

治法：证属脾肾两虚。治宜补脾益肾善后。

方药：五味异功散加减。即：

　　　党参 15g　白术 9g　茯苓 15g　甘草 3g

　　　陈皮 9g　枸杞 12g　菊花 9g　黄芪 18g

　　　姜炭 6g　地黄炭 9g　赤石脂 30g

　　　4 剂。

半年后随访，患者云服药后阴道出血即净。后两月行经基本正常，惟经量较少，现已数月未潮，自称已绝经。

按语：老年妇女脾肾双亏，脾虚失统，肾虚失固，故经来量多如注，急拟益气固脱，用固本止崩汤加减。方中重用白术补脾，用党参、黄芪益气固脱，赤石脂涩血，兼用三

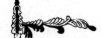

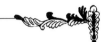

炭止血，后方中加入熟地养血补肾，血止后用五味异功散善后，以资其化源，加枸杞、地黄炭、赤石脂补肾，继续固涩冲任。

案7、案8、案9均为更年期妇女，出现经来量多如崩，经期紊乱、延长等症，为更年期功血。3例均用补脾法取效，使患者安全过渡至绝经。但案7中以脾虚气陷为主，用补中益气汤加味，案8以脾虚阴伤为特征，以健脾固冲汤加味，而案9乃脾肾两虚，气虚血脱，则用固本止崩汤治疗。临床需灵活辨证，方能取得良好疗效。

妇女以血为本，以气为用，气血是经、孕、产、乳的物质基础，全赖后天之脾以化生。若脾脏功能失常，或运化无力，或统摄失权，则变生妇科诸疾。因此，治疗妇科疾病，治脾也是重要的一环。因脾脏疾患，临床多为虚象，很少为实证，故应以扶脾补虚为要。

补脾以益气为主，党参、黄芪、白术、甘草等为益气要药，因此，治脾皆以参、芪、术、草为君，待气旺脾健，其病自可痊愈。脾虚固然以益气为法，但因临床症状表现形式各有不同，其治即需在益气的基础上有所侧重。或加除湿止带之味，或兼和胃降逆之品，或以升清降浊为治，或以益气升阳为法，或偏于利水消肿，或侧重益气固脱，或气血并调，或养血宁心，兼阴伤者需养阴，兼有火者应泻火。总之，应灵活机变，随证遣方用药。

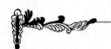

# 妇科常用补肾五法

《素问·六节藏象论》说："肾者主蛰，封藏之本，精之处也。"指出肾脏的主要生理功能是藏精，精是人体生命的基本物质，其含义有两个方面。一是指先天之精，如《灵枢·经脉》谓："人始生，先成精。"此精禀受于父母，是人体赖以生存的根本。一是指后天之精，此精来源于其他脏腑。《素问·上古天真论》说："肾者主水，受五脏六腑之精而藏之"。先天之精主要依赖后天之脾的不断滋养。由此可见，肾精是先天之精与后天之精的有机结合

肾为先天之本，是机体活动的原动力。肾脏的盛衰，关系到人体各脏的生理活动及病理变化。如《素问·上古天真论》说："女子七岁，肾气盛，齿更发长。二七而天癸至，任脉通，太冲脉盛，月事以时下，故有子。……七七，任脉虚，太冲脉衰少，天癸竭，地道不通，故形坏而无子也。"由此可见，肾精足，肾气盛，则经、孕、产、乳正常，若先天之肾不足，肾精虚，肾气弱，则常衍成或崩或闭，或坠胎，或不育等妇科疾病。

女子青春时期，正当肾气旺盛之年，肾脏功能正常，就能激发和推动其他脏腑的功能活动，以维持机体的正常发育。此时若罹患妇科疾病，其因多系肾之不足，故少年女子的妇科疾病，其治主重在肾。但中年或老年亦有因肾虚而致病者，其治仍以补肾为法，不可胶柱鼓瑟。

治疗妇科疾病，一般在青春时期主重在肾，中年时期主

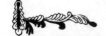

重在肝，老年时期主重在脾，这是妇科疾病在生理病理方面三个不同阶段发病的一般规律。有其常，必有其变。常是一般规律，变是特殊情况，故临床既需注意常规治疗，更需观察其病理变化，机动灵活，才能效若桴鼓。

现将妇科常用补肾法简叙如下：

## 一、养血补肾法

妇女肾虚血少所致的闭经证，临床或见从未行经，或行经后又经闭不行，或行经后经量逐渐减少以至于经闭，以腰痛、头昏耳鸣、下肢酸软、脉沉弱、舌质淡红、舌苔薄为其特征，治以养血补肾为法，方用四二五合方以补肾养血，使肾气充，肾精足，俾经水有源，月经自潮。

案1：杨某，女，23岁，未婚，沙市市土产公司职工。

初诊：1977年4月20日。

患者月经初潮尚属正常，后月经渐渐后期以至于闭经，每用"黄体酮"月经方潮，经多方医治，屡服中西药仍不能正常行经，特来我处求治。

现经闭5月未行，感腰痛，头昏，耳鸣，腰以下酸软，乏力，睡眠多梦。脉沉细（68次/分），舌质淡红，舌苔薄。

诊断：闭经。证属肾虚血少经闭。

治则：补肾养血调经。

方药：四二五合方加减：

仙灵脾9g　川芎9g　白芍15g　菟丝子9g
补骨脂g　地黄9g　牛膝9g　枸杞子15g
当归9g　覆盆子9g　杜仲12g　五味子9g
仙茅9g　车前子15g
共5剂。

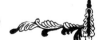

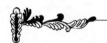
二诊：1977年4月25日。

患者服药后腰痛、头昏略减，精神较前好转，月经仍未潮，其他无特殊变化。脉沉细较前有力，舌质淡红，舌苔薄。

方药：守前方5剂。

随访：2年后访问，患者诉服上方6剂月经即来潮，后继续服药30余剂，月经按时而潮，现经行正常。

按语：患者月经渐渐后期至闭止，为虚证，乃肾虚血亏所致，肾精亏虚，肾气不足，血虚失养以致经水无源，经闭不行。肾精亏虚则头昏耳鸣。腰为肾之外府，腰酸乏力，血虚心神失养则睡眠多梦。舌质淡红、舌苔黄、脉沉细数为肾虚血虚之证。方用四二五合方，方中四物汤以养血活血，五子补肾填精，二仙补肾温阳，加补骨脂、杜仲以补肾强腰脊。共奏补肾养血调经之效。服药6剂后月经即潮，续服30余剂后经行正常。

## 二、调补肝肾法

崩漏疾患，发于少女者多为肝肾阴虚，冲任不固所致。临床以阴道下血量多、腰痛、口干、头昏、心慌、脉急数、舌质红少津、舌苔薄黄为其特征。治宜大补肝肾之阴，以涵上亢之阳，使阴平阳秘，冲任得固，则血崩自止。方用调补肝肾方加减。

案2：钟某，女，15岁，未婚，住沙市市胜利街185号。

初诊：1978年1月10日。

患者初潮即经期延长，每经行10~30天方止，经净数日又复行，经来量多如注。现行经已34天仍未净，量多，色红。感腰痛、口干、头昏、心慌、纳差、小腹有时隐痛，

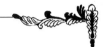

脉弦数（100次/分），舌质红，舌苔黄。

诊断：崩漏。证属肝肾阴虚，冲任不固。

治则：调补肝肾，固涩冲任。

方药：调补肝肾方加减：

熟地 30g　地黄炭 9g　白芍 15g　枣仁 9g

枸杞 30g　党参 15g　山药 15g　牡蛎 18g

赤石脂 30g

2 剂，嘱 1 日内服完。

二诊：1978 年 1 月 11 日。

患者服上方后阴道出血明显减少，头昏心慌亦减。脉弦数（90次/分），舌质红，舌苔薄黄。

方药：守上方 3 剂，嘱 2 日内服完。

三诊：1978 年 1 月 13 日。

患者服上方后阴道出血停止，口干减轻，头昏心慌续减，纳食增加。脉较前缓和（78次/分），舌质淡红，舌苔薄黄。

方药：继服上方 5 剂。六味地黄丸 3 瓶。

随访：一年后访问，患者经以上治疗后经期缩短，经量较前减少，周期渐正常。现月经正常。

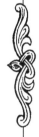

按语：患者行经月余未净，属"崩漏"无疑，为少女崩漏。因少女肾精尚未充足，肝肾阴虚，经来失固，崩漏不止。阴虚生内热，热迫血行，故经来量多，色红，口干。兼有脾虚气弱，则头昏、心慌、纳差。舌红、苔黄、脉弦数均为阴虚之象。药用调补肝胃方加味，重用熟地、枸杞补肾精，养肝血；白芍柔肝养阴；枣仁柔肝宁心安神；地黄炭养血止血；加党参、山药补脾肾；加牡蛎、赤石脂固涩冲任止血。服药 5 剂后阴道出血止，诸症减轻。继用本法，并以补

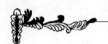

肾阴之六味地黄丸善后，月经逐渐恢复正常。

### 三、健脾补肾法

习惯性流产，大都因先天之肾气不足，后天之生化失职所致。先后二天既亏，则无力系胞养胎，故每易坠胎。临床以腰痛、腹坠、纳差、肢软、舌质淡红为主要特征，治宜补脾滋肾为法。方用安奠二天汤加减，以补肾益精，健脾益气。使二天得补，脾肾健旺，胎自不坠。

案 3：颜某，35 岁，已婚，沙市市橡胶厂干部。

初诊：1979 年 6 月 12 日。

患者曾连续流产 3 胎，每胎均在孕 3~4 月间自然流产，末次月经 4 月 2 日，现停经 2 月余，查乳胶试验阳性，患者恐又流产，要求入院治疗。门诊以"习惯性流产"收住医院。

现感腰痛，小腹坠痛、白带多、纳食少，肢软无力。脉沉弱（102 次 / 分），舌质淡，舌边有齿印，舌苔薄白。

诊断：滑胎。证属脾肾两虚，胎动不安。

治则：健脾补肾安胎。

方药：安奠二天汤加减：

党参 30g　白术 30g　扁豆 9g　　山药 18g

甘草 6g　　熟地 30g　山茱萸 9g　杜仲 12g

枸杞 12g　　续断 9g　　白芍 18g　升麻 9g

柴胡 9g

2 剂。

二诊：1979 年 6 月 14 日。

患者服上方后，小腹坠痛、腰痛略有减轻，白带较前减少，仍纳差、乏力，活动后感心慌。脉沉弱（100 次 / 分），

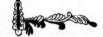

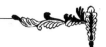

舌质淡红，舌边有齿印，舌苔薄白。

方药：守前方5剂。

三诊：1979年6月19日。

患者服药后，腰痛、小腹坠痛续减，精神较前好转，纳食增加。脉沉弱，较前有力（90次/分），舌质淡红，舌边有齿印，舌苔薄。

方药：仍守上方5剂。

四诊：1979年6月24日。

患者服药后一般情况尚好，但有时仍感腰痛，小腹已不下坠。脉沉（84次/分），舌质淡红，舌边有齿印，舌苔薄。

方药：仍守上方加减。即：

党参30g　白术30g　山药18g　补骨脂9g

甘草6g　熟地30g　山茱萸9g　杜仲12g

枸杞15g　续断9g　桑寄生15g　扁豆9g

5剂。

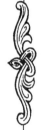

五诊：1979年7月23日。

住院医生按上方嘱患者连续服药30剂，现腰已不痛，小腹亦不坠痛，仅有时纳食稍差。脉沉弦略滑（80次/分），舌质淡红，舌苔薄。

方药：安奠二天汤加减。即：

党参30g　白术30g　枸杞15g　山药18g

甘草6g　熟地30g　山茱萸9g　杜仲12g

扁豆9g　砂仁6g　陈皮9g

5剂。

六诊：1979年8月15日。

患者服药后，一般情况尚好，纳食增加，精神渐好。脉

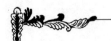

沉弦滑（80 次 / 分），舌质淡红，舌苔薄。

超声波探查：有胎动。提示：胎儿存活。

方药：守上方 5 剂。带药出院。

随访：一年后访问，患者出院后，继续服安奠二天汤加减 30 余剂，足月顺产一男婴，母子健康。

按语：患者连续流产 3 胎，并应时而坠，是为"滑胎"。此次孕后又出现小腹坠痛、腰痛之象，为胎又欲坠之征，纳少、肢软、白带多均为脾虚之象，脉沉弱而数为气虚之征。治宜补益脾肾安胎。方用安奠二天汤加减，方中党参、白术、熟地峻补先后二天，山药、扁豆补脾，山茱萸、枸杞、杜仲、续断补肾，白芍调肝，加升麻、柴胡以升举阳气，使脾肾强健，胚胎得固。服药 10 余剂后，诸症好转，脉由 102 次 / 分减为 90 次 / 分，病情向愈。四诊时因小腹已不下坠，仅腰痛，去升麻、柴胡加桑寄生、补骨脂补肾强腰。五诊时腰痛消失，仅有时纳食差，为胎气渐旺，冲气上逆之象，故在原方基础上加砂仁、陈皮和胃止呕，服药 30 余剂后，平安出院。继守固胎汤加减以巩固，终得一健康男婴。

## 四、温肾暖脾法

脾肾阳虚，胞宫冰寒的不孕患者，临床以小腹及四肢冰冷，畏寒喜暖，腰膝酸痛，白带多，大便溏薄，小便清长，为其主要特征。其治宜温脾暖肾为法，温胞饮是代表方剂。

案 4：刘某，女，30 岁，已婚，沔阳县沙河乡社员。

初诊：1974 年 2 月 4 日。

患者婚后 8 年未孕。20 岁月经初潮，经期 3～5 天，量

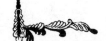

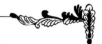

少，色暗，周期延后，每 30~45 天行经一次。平素小腹冷痛，四肢不温，畏寒喜暖，腰膝酸软；大便溏薄，小便清长，白带多，质如清水。脉沉迟，舌质淡嫩，舌苔薄白。

妇科检查：外阴发育较差，阴毛稀少。子宫偏小，如核桃大。年前在省某院病理检查，诊为"子宫内膜腺体分泌不足"。输卵管造影通畅。

诊断：不孕症。证属肾阳虚衰，不能温煦脾阳。

治则：温补脾肾两阳。

方药：温胞饮加减。

菟丝子 9g　白术 30g　杜仲 9g　乌贼骨 9g
芡实 9g　巴戟天 30g　附片 6g　金樱子 15g
党参 12g　肉桂 6g　补骨脂 9g　山药 9g
共 10 剂。

妇科丸三粒，嘱月经干净后当天分 3 次服完。

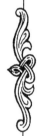

随访：患者云服上方 10 剂后，经行时诸症悉减，经净后服妇科丸 3 粒，旋即受孕，胎孕正常，足月顺产一男婴。

按语：肾主生殖，主生长发育，患者初潮即延迟，月经后期，量少，发育差，均为肾虚所致，肾阳亏虚，失于温煦，四肢不温，畏寒喜暖，涉及脾阳，运化失常，则大便溏薄。脾虚带脉失约则白带量多，质如清水。舌淡嫩、脉沉迟均为脾肾阳虚之象。方用温胞饮之桂附温暖肾阳，党参、白术、山药补脾益气，菟丝子、巴戟天、杜仲补肾壮阳，芡实、乌贼骨、金樱子固涩止带，服药 10 剂后诸症减轻，配合妇科种子丸，随即受孕，8 年之不孕证，至此告愈。

## 五、温肾通络法

妇女不孕或子宫偏小，多属肾阳偏虚，肾气虚寒所致。

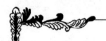

以任主胞胎，胞脉系于肾，肾阳足则能温煦胞宫，而孕育正常，肾阳虚则胞宫寒冷，任脉不通，难于受孕。我科得一民间流传验方，功能温肾通络，理气种子，临床颇有效验。方由沉香、白蔻仁、川乌片、北细辛、粉甘草各 3g 组成。在月经净后当天服 1 剂，3 个月 1 疗程。为了方便病人服用，后将此方各药共为细末，1 剂药量做成 3 粒蜜丸，约 30g，于月经净后当天分 3 次服完，或配合其他调经种子方药应用，现已成常规。

案 5：苗某，女，38 岁，已婚，教师。

初诊：1973 年 8 月 5 日。

患者结婚 8 年未孕，月经于 15 岁初潮，每 40~50 天行经 1 次，经量少，色淡。形体日渐消瘦，面色萎黄，头晕，精神欠佳，经期及经后小腹及腰阵阵作痛。脉细，舌质淡嫩，舌苔薄。

妇科检查：子宫发育略小，其他均在正常范围，附件略有压痛。

诊断：不孕症。证属肾阳偏虚，肾气虚寒，任脉不通。

治则：温肾通络。

方药："种子丸"（为我院自制药）3 粒。嘱其在月经干净当天分 3 次服完。

随访：患者服上方后，当月即受孕，足月顺产一女孩，现已 6 岁，产后未采取任何避孕措施，但一直又不能受孕，后又服"种子丸"3 粒，月经即对月来潮，血量增多，于经净后又服"种子丸"3 粒，隔月受孕，足月顺产一女，现已半岁。

按语：沉香，辛苦温，入脾胃肾经，能温肾。《本草纲目》云：治上热下寒……男子精冷。乌头有祛寒止痛、温肾

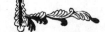

助阳之功。细辛辛温，入肺、肾经，《名医别录》谓其"通精气"，有温肾通络之功。白蔻仁辛热，温暖脾胃。甘草调和诸药。共奏温肾通络之功。

经净之后，胞宫空虚，若温肾助阳、通络则有助于受孕。此病人肾阳偏虚，任脉不通，婚后8年不孕，仅用3粒种子丸而孕，可见奇效。

治疗肾脏疾病，总是采取补法。因肾为先天之本，肾阴肾阳是维持机体及其他脏腑之阴阳的本源。各脏腑之阴，赖肾阴以滋养，各脏腑之阳，靠肾阳以温煦。肾脏功能的盛衰，关系到其他脏器之盛衰，故治法以补为主。本篇所举病例，均是从补着手。补法有补阴补阳的区别，肾阳虚则温化无力，而出现一派虚寒现象，阳不足者温之以气，常用附片、肉桂等以温肾助阳。肾阴虚则水不制火，而出现肾阳偏盛现象，阴不足者，补之以味，常用熟地、龟胶等以滋肾养阴。或补阴或补阳，目的在于使其阴阳平衡，即是阴平阳秘的道理。

由于肾阴肾阳共处于肾脏之中，彼此互相依存，互相制约，共同完成肾脏的生理功能。如果阴虚日久，则常累及肾阳；阳虚日久，则常累及肾阴。是以肾病日久失治，往往有阴阳俱虚的复杂现象，此时又宜阴阳双补。故补肾法既要明确肾阴虚、肾阳虚之不同，又必须考虑其阴阳的相互关系。如患者杨某肾虚血少的闭经，胞宫血少则无血可下而闭经，养阴补血是一个方面。然无阳则阴无从化生，故用四物汤补血调血，即以仙茅、仙灵脾及五子衍宗丸等以益肾助阳，使阳生阴长，则经血按时来潮。

各脏腑之阴阳，赖肾脏之阴阳以滋养和温煦，所以肾脏发生的阴虚、阳虚病变，必然影响其他脏腑。反之，如各脏

腑罹病，日久病深，又多累及肾脏之阴阳，故临床常有久病治肾的说法。妇科诸疾，多发于肝、脾、肾三脏，肝主藏血，若肾阴虚，水不涵木，肝阳偏亢，肝火迫血妄行则多发崩漏之疾，此时即宜大补肝肾之阴。如崩漏患者钟某，即是肝肾阴虚之症，由于阴虚而火偏盛，迫血妄行而发生崩漏，愈崩漏则阴愈虚，而冲任不固。阴病累及于阳，脾脏亦受影响，故大剂养阴之中，又加入党参、山药以补脾，加牡蛎、赤石脂以固涩冲任。此即善补阴者于阳中求阴之意。

脾主统血，脾气主升，主运化，脾的生理功能在于脾阳之推动，肾阳不足的患者，往往影响脾阳，脾为后天之本，运化水谷之精微，又可资肾阳之不足。故善补阳者，常脾肾同治。如患者刘某8年不孕，四肢不温，畏寒喜暖，大便溏薄，小便清长，均属脾肾阳虚现象。冰寒之地，不生草木，欲求孕育，非补脾肾两阳不可。温胞饮双补脾肾两阳，阳生阴化，故药仅10剂而孕。

患习惯性流产的病人，大都脾肾同治，因任主胞胎，胞脉系于肾，肾气足，则胞胎自固。肾气弱，则胎易下坠，补肾自是正法。但肾为先天，脾为后天，先天之气，有赖于脾气之资养。且临床上习惯性流产患者，总是中气不足，气虚下陷，症状亦属脾虚，安奠二天汤为有效方剂。如患者颜某，连续流产3次，就诊时腰痛，小腹坠痛，肢软纳差，脉弱舌淡，均属脾肾两虚现象。方用安奠二天汤，重用党参、熟地大补脾肾之阴阳。根据症状加升麻、柴胡升脾气以治其坠胀，续断补肾治腰痛，预防阴道出血，再加白芍和营，缓解挛急以止小腹痛，后依法出入加减，40剂而孕育正常。

肾为先天之本，与其他脏腑关系密切，肾脏罹病，往往

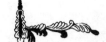

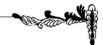

累及其他各脏。因此，治疗肾脏疾病，应考虑其所涉及的脏腑。一般说来，肾病崩漏、闭经，多属阴虚，发病往往涉及于肝。不孕和习惯性流产，多属阳虚，发病往往涉及于脾。故欲补肾阳，则必须脾肾同治，欲养肾阴，则应肝肾并调。若阴阳俱虚者，又应阴阳双补，于阳中求阴，阴中求阳，这是治肾的基本法则。

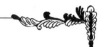

诊余漫话

## 学宗仲景　旁通叶吴

　　余 18 岁弃学就医，日承庭训，先学《灵素》《难经》，后学《伤寒》《金匮》《中西汇通医学五种》。经传古文，颇难理解，经先贤浅注补正，深惠后学。陈修园、唐容川先生为中医药学说的发展作出了很大贡献。陈修园总结前人经验，撰写《时方妙用》《时方歌括》，是通过临床实践得来的。对证用药，颇合时宜，为初学者开辟了捷经。回忆 1930年，余初学应诊，遇一理发工人患感冒，发热恶寒，处以银翘散 3 剂，热不退，又 3 剂，仍不解。第三次转先父诊，按其脉浮洪少力，谓为阳虚外感，予补中益气汤 2 剂而安。诚如《时方歌括》补中益气汤歌云"劳倦内伤功独擅，阳虚外感亦堪珍"。余后遇阳虚发热患者屡投屡效。容川先生熟悉医经精义，又懂西洋医学，故对脏腑的解释当时自然又高人

一等，其《浅注补正》与《血证论》等书大能启发后学。《血证论》中列举的凉血地黄汤止血，对临床咯血证若属于肝胃实火，一服即止，我在其中加酒大黄一味疗效更佳。以上方书对于伤寒热病，内科杂证，如能辨证处方，效如桴鼓。若是温病则重在辛凉解表、清热护阴为法，必须按治疗温热病法入手。《王孟英医书五种》《温病条辨》是必读之书，世称"叶吴之学"。"牛黄（丸）"、"紫雪（丹）"常起危急于倾刻，"芩连半夏"（加减半夏泻心汤）善治湿热之久稽。先父起死回生，名扬荆楚，在于善治急性热病也。未有抗生素以前，确实无出其右者。惜以业务繁忙，体弱多病，未能著书问世。

## 一、妇科心法　流传后人

新中国成立前后，我为纱厂特约医师，50年代又为纱厂工人上门义诊，门诊也是妇女病为多，政府也要求"专病专科"，因而由内科、温病转为研究妇科。1976年医院先后为我配助手3人，3年积累资料，3年整理完成《妇科治验》一书，1982年由湖北人民出版社出版。本书的理法方药主要是继承仲景先师的《金匮妇人篇》《校注妇人良方》，其次是《景岳全书·妇人规》《医宗金鉴·妇科心法》《傅青主女科》，以及先父对妇科的研究和其他各家学说对我的启示，因而在临床实践中取得了效果。《治验》书中验案均通过调查落实得到验证，病虽治愈，但说理可能有不透之处，望后贤阐明之。

《治验》出版已十有八载，现中国中医药出版社又有征集，余不辞驽钝，愿与诸弟子共献刍荛，聊尽绵薄耳。

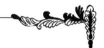

## 二、勤求古训 《伤寒》《金匮》传后代 《素问》治则起沉疴

案 1：温阳化气　奔豚立止

1930 年春，回乡扫墓，邻里有病腹痛者李某请出诊。见一男患者约 40 岁，俯腰站立，用扁担以腹抵墙，呼号甚苦，称气从小腹上冲心胸，疼痛欲死，久治不愈。时余正读《金匮》，见酷似奔豚病，宜温阳化气，止其冲逆。书"桂枝茯苓甘草大枣汤"，即桂枝四钱，茯苓八钱，甘草二钱，大枣十二枚，3 剂，以甘澜水煎服，日 1 剂，分二次服。作甘澜水法：取水半洗脸盆，掺入蜂蜜一两，以杓扬之，上有珠子数千颗，相逐取用之。次日余即返荆沙，时萦于怀。及冬日返里，患者登门拜谢，说依法服上方 2 剂，疼痛即止，前乡中李某医生（清秀才）称此病难治，若有人治好，拜师请教，今蒙治愈，幸甚。

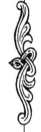

案 2：闭汗十七载　桂麻各半玄府开

潘某，女，31 岁，1995 年 6 月 27 日初诊。诉天热无汗 17 年，即是盛夏酷暑或剧烈运动后，身仍无汗。气喘，心中热，四肢关节疼，纳差，尿频，睡眠差，大便 5~7 天 1 次，舌质淡红，边有齿痕，苔灰滑，脉弦软（72 次 / 分），诊为风寒外束，营卫不和，腠理闭塞，久病气虚之候。治宜调营卫，通玄府，扶正祛邪。方用桂枝麻黄各半汤合玉屏风散：麻黄 6g，桂枝 6g，杏仁 9g，甘草 6g，生姜 1 大片，大枣 12g，白芍 9g，黄芪 20g，白术 9g，防风 9g，3 剂。服上方第 3 剂时，头背漐漐汗出，气喘、胸闷减轻，脉现浮象（正气鼓邪外透）。舌质红，苔灰黄，继守上方，加藿香 9g，砂仁 9g，太子参 9g（芳香开郁扶正），麻黄、桂枝各用至 9g，

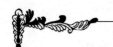

4剂（加强散风寒力度）。服药后，汗出如常人，喘平，低热止，思睡，病告痊愈。1年后随访称未再发闭汗之症。

本病的病因是风寒湿邪外袭肌表，病机是营卫不调，玄府不通。其主要症状是无汗，伴随症状是低热、气喘、心中热、关节疼。无汗则邪气不能外泄，内郁生热故低热气喘，湿阻经络故关节痛。病程17年，日久气虚故舌质淡红，边有齿痕。脾虚失运故纳差而二便失调，"溲便为之变"。其治宜发汗，药用辛温解表，驱邪外出。然日久正虚，须照顾体质。用扶正除邪法，补其自身免疫力，鼓动药力，使能汗出而解。发汗在于汗出漐漐，而不能大汗。正如桂枝汤方注云："遍身漐漐微似有汗者益佳，不可令如水流漓，病必不除。"《金匮要略》痉湿暍病篇亦云：……汗大出者但风气去，湿气在，是故不愈也……微微似欲汗出者，风湿俱去也。且大汗不止，有亡阳虚脱之虞。然患者久病体虚，病非汗出不解，既要能令汗出，又须防其大汗。故采用麻黄汤辛温发汗以解表，桂枝汤调和营卫，以助麻黄汤解表之力。虑病久体虚，不能运药以达肌表，特加入玉屏风散，取黄芪、防风益气升阳鼓动药力外透，白术温中补脾止汗以约束麻桂之宣泄，术得麻黄行里湿而并可行表湿，喻氏谓麻黄得术虽发汗而不致多汗，亦即前人"发在芪防收在术"之意。本案的治疗重点是发汗，根据病情应考虑：①能否得汗；②能否汗出而解；③能否预防大汗流漓。故采用桂枝麻黄各半汤合玉屏风散，可取得满意的效果。注：本例曾令患者药前备稀粥，服药后无汗喝热粥，汗大出喝冷粥。

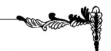

## 三、博采众方　验方生效在辨证　百花齐放总是春

案3：经闭6年毛发脱　温阳益精喜回春

李某，女，37岁，石首县味品厂职工，29岁时因妊娠跌仆，阴道大出血，保胎9日无效，清宫后闭经6年，肌肉萎缩，阴毛脱落，性欲丧失，纳食不馨，京沪求医不愈，去年来荆求治，诊为脾肾阳虚，精气亏损。《素问·阴阳应象大论》云："阳不足者温之以气，精不足者补之以味。"书：黄芪30g，桂枝9g，党参15g，菟丝子30g，枸杞15g，熟附片15g，巴戟天10g，黄精12g，肉苁蓉12g，锁阳12g，山药12g，仙灵脾15g，射干9g等，10剂予服。二诊舌脉、精神好转，命继续服上方。今年（1994年）6月2日来诊，称共服药60剂后经潮，又孕，因计划生育，再刮一次。现月经不调，时潮时停，经量时多时少。末次月经5月26日，5天净。经前乳房略胀，腰腹不痛，精神可，形态体重正常，但感记忆力减退，舌红，苔薄黄，脉沉弦（68次/分），予桂附八味丸合五子丸以温肾益精。

又该患者回石首后，持方请当地教授抄方，并以上方转治闭经2年的患者，服药30剂，经潮。

案4：小便失禁10年　温阳益气可痊

陈某，男，70岁。初诊1990年6月13日。患者病尿失禁，裤日数易，溲后余沥不尽，夜尿三五次，自觉小腹下坠，自1979年至今未治愈，深苦之。余诊脉虚数（90次/分），舌偏淡，苔黄润，此脾虚气陷，肾不化气，膀胱失约，脾肾阳虚之候也。治宜益气升阳，温化肾气，拟补中益气汤加五味子、诃子肉等益气而缩涩其小便，嘱常含红参以温阳益

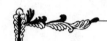

气，并早晚加服肾气丸以益火之源，5剂后再加罂粟壳、乌药、桑螵蛸，又5剂后失禁有时可以控制，尿较长，夜溲只一二次，但尿后仍感余沥不禁，脉仍虚数（90次/分）。前方再加刺猬皮化瘀摄尿，服8剂后，7月8日四诊，小便自禁力加强，夜溲只1次，通利，便后只余沥少许，称10余年来，昨夜竟未小便，精神好转，喜形于色。查脉象缓和较有力（74次/分），舌淡红，苔薄白，脾肾功能渐旺，元气渐复，再守前方加减：黄芪30g，党参30g，白术9g，炙甘草6g，当归9g，陈皮9g，升麻9g，柴胡9g，乌药9g，益智9g，罂粟壳12g，桑螵蛸15g，刺猬皮15g，诃子肉18g，5剂。7月15日五诊，上方服3剂后，因感冒停药3天，现小便已能自禁，夜尿偶尔1次，清长，便后点滴少许，已不坠胀，脉弦（76次/分），舌淡红，苔灰黄，守方3剂。此后在八九月间常患感冒、咳嗽、腰疼，有时诱发小便失禁，或余沥不净，药以宣利时令之邪治其标，温补脾肾治其本，治本常服肾气丸，汤药以六君子汤、肾着汤，并选加乌药、益智、寄生、续断、杜仲、补骨脂、桑螵蛸、诃子肉、刺猬皮等出入加减而愈。今年8月随访未复发。

注：患者于1990年5月肛门检查：膝胸位，前列腺肿大，质硬，中央沟消失，无压痛结节。服完药后，嘱按前法检查，肿块消失。又10年后，再诊，偶尿急，余沥不禁，不觉自愈。

案5：藏泻失司精不射　滋阴降火如常人

1985年余被邀赴武昌民主街专家门诊应诊。患者李某，男，27岁，初诊1985年6月20日。诉婚后3年来夫妻和睦，女方无生理缺陷，男方性欲强，每次阴茎勃起，坚而不衰，但不能射精，性交后1~2小时精液自流体外，平素性

偏急，有梦遗，小便后偶有生殖器疼痛，口干咽燥，腹略胀，二便调，脉弦（78 次 / 分），舌质红，苔薄黄而干，证为肝肾阴虚，相火妄动，性交时火迫血液过度充盈脉络，挤压精道，而精难射出。治宜滋阴泻火，调燮阴阳，方用知柏地黄汤合封髓丹加味，即：知母 9g，黄柏 9g，干地黄 15g，茯苓 12g，山药 15g，枣皮 12g，泽泻 12g，丹皮 9g，败酱草 30g，车前子 9g，砂仁 9g，甘草 3g，6 剂。患者因工作忙，上药服完后，即在本单位医务室抄上方连服药 10 剂，7 月底电话随访时，患者告知病已痊愈。

案 6：精闭四年难育嗣　龙胆泻肝降麟儿

高某，男，26 岁，公安孟溪镇人，瓦工，结婚 4 年，夫妻情深。女方发育正常，男方肾气正盛，性欲甚强，阴茎勃起，坚而不衰。性交虽至数小时，终不射精，男女苦形于色，辗转求治于余。初诊：1991 年 3 月 25 日。称耻骨及会阴处常有坠胀感，梦遗，口渴，口苦，头昏，腰痛。脉弦数（86 次 / 分），舌质暗红，苔黄腻。证乃肝经气火旺盛，瘀热内结，疏泻失职。性欲一有冲动，则肝血随气火充斥宗筋，挤压精管，以致精窍不通，此时愈欲通泻，则气血愈益盈阻，精液无隙泻出，而离经之精液，反阻精管，为坠为胀。肝火旺盛，肝阳上亢，故头昏；长期强力入房，腰肌筋骨损伤，故腰痛。治宜直泻肝火，活血通络，辅以气药为引导，冀阴阳平衡，血络通畅，而输精自如。处龙胆泻肝汤加炮山甲 9g，王不留行 9g，荔枝核 15g，牛膝 12g，7 剂。二诊：4 月 3 日，尚未射精，但腰痛、头昏大减，有时入房大便带血，脉转缓和（80 次 / 分），舌红苔黄，暗去腻减，守上方去荔枝核加桃仁 9g，红花 9g，大黄 9g，7 剂。加强活血通府、疏肝泻火之用。1991 年 4 月 11 日三诊：患者喜称两剂

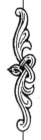

后即能射精，连续性交 6 天，射精正常，放射时间在入房半小时后开始，以往未能射精，睾丸即感坠胀，此症消失。查脉弦滑，舌红苔黄。综观脉证，肝火得泻，经络通利，阴阳平衡，情志条达，4 年疾苦终于告愈。刻宜继续养血活血，扫清余热，以资巩固。处桃红四物汤加黄柏 9g，牛膝 9g，王不留行子 15g，炮山甲 9g，5 剂。1991 年 4 月 18 日，自诉能射精后，其妻在 4 月 15 日受孕，1991 年 12 月 25 日顺产一男婴，体重 3.2kg。

案 7：脾虚阴伤崩不止　健脾固冲起沉疴

严某，某织布厂书记，年 40 余，功能性子宫出血，治疗年余未止。辗转至长沙，药忌当归，谓湖南某医曰，服当归必大出血，医笑之，竟书当归于方中，果大崩。返家余诊视，值盛夏，乃以棉布包头，危坐懒言，苔黄脉弱，小腹不痛不胀，此脾虚阴伤也，与自拟健脾固冲汤，数剂而安（方见崩漏）。严甚铭感，并将方笺裱糊珍藏。后以此方药治同病者，多效，有不效者严视舌苔黄厚。余言：黄厚者血热重也，依法加黄柏 9g 即愈。又：张某，住梅台巷 34 号，崩漏时发时止，药忌当归，任何补涩药，有当归则量增多，经期延长，无论归脾汤或补中益气汤均须去当归才有效，否则经量更增多，予自拟健脾固冲汤而愈。

# 同因异病　异病同治

凡肝、胆、胃肠等病变，病因属湿热内蕴、郁阻气机、胃失和降而引起恶心呕吐、胸脘痞闷、舌苔黄或厚腻者均可用自拟芩连半夏枳实汤加减治之。方药由《伤寒论》半夏泻心汤加减组成。

方药组成：半夏 9g　黄连 9g　黄芩 9g　枳实 9g
　　　　　　杏仁 9g　陈皮 9g　郁金 9g　厚朴 9g

本方苦辛通降化气，苦寒清热燥湿，具有降逆止呕、开痞解热之功。现仅就临床病案五则分述之。

## 一、湿热发黄

案1：李某，男，9岁，住橡胶厂宿舍。

初诊：1975年9月6日。

病孩近一周来全身乏力，食欲不振，低烧，恶心呕吐，自述胃脘不适，小便深黄，大便4天未解，近两天恶心呕吐加剧，舌质红，苔黄腻，脉滑稍数。检查：体温 37.8℃，巩膜及皮肤中度黄染，腹部柔软，肝右缘下 3cm，质软而有触痛，脾未触及。尿三胆均为阳性，血清谷丙转氨酶460单位。肝功能试验：黄疸指数36单位，脑絮（＋＋＋），麝絮（＋＋），麝浊15单位，锌浊18单位。

诊断：湿热黄疸（急性黄疸型传染性肝炎）。

以芩连半夏枳实汤（以下称"本方"）治其痞呕，佐以茵陈蒿汤清热利湿退黄（茵陈、栀子、大黄），再加滑石清热利湿，嘱服1剂。

二诊：1975年9月7日。

服前方后恶心呕吐即止，大便泻4次，呈黄色稀糊便，体温恢复正常 36.7℃，精神好转，胸脘痞闷渐开，已有食欲，尤其是厚腻之舌苔明显减退，小便较前为长，既已获效，仍守原方去大黄，2剂。

三诊：1975年9月9日。

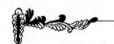
恶心呕吐控制，食欲明显增加，小便明显转长，大便为黄色软便，每天1次，病儿除巩膜及皮肤尚有轻度黄染外，无其他不适感，因而采用清热利湿消疸的茵陈蒿汤、黄芩滑石汤（方见带下）等加减治之，半月后复查肝功能和GPT。黄疸消退，肝功能恢复正常，仅GPT稍高（140单位），继续使用黄芩滑石汤加味治疗半月，GPT恢复正常（80单位），肝右肋缘下1cm，无压痛，病愈停药。

## 二、湿热夹滞

案2：杨某，男，54岁，纺织橡胶器材厂工人。

初诊：1973年5月10日。

病人既往有慢性胆囊炎病史，5月8日因进食油腻食物，突感上腹部持续性疼痛，呈阵发性加剧，疼痛向右肩胛下区放射，恶心呕吐显著，呕吐物初为食物，继而为黄绿色胆汁。伴有畏寒、发热，大便二天未解，小便短黄，苔黄厚腻，脉滑数。

检查：病人呈急性病容，体温39.2℃，巩膜无明显黄染，右上腹肌紧张，有明显压痛。周围血象白细胞总数$15.6 \times 10^9$/L，分类计数中性84%，淋巴细胞16%。诊为湿热夹滞，胆热犯胃，胃气上逆（慢性胆囊炎急性发作）。选用本方再加柴胡、玄胡、川楝子、大黄等助其通泻，嘱服1剂。

二诊：1973年5月11日。

病人服药后，当晚排大便2次，呈稀糊状，自觉上述各种症状逐渐减轻，今晨发热已退，体温36.8℃，恶心呕吐停止，右上腹疼痛明显减轻，但胆囊区仍有触痛，胸脘痞闷较前舒畅，舌苔减退，脉滑数转缓和，继用前方去柴胡、大黄2剂。

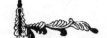

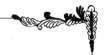

三诊：1973 年 5 月 13 日。

病人发冷发热，恶心呕吐已控制数天，右上腹疼痛已不明显，胆囊区按压时稍感隐痛，胃脘部有膨胀感，舌苔薄黄滑。血象检查，白细胞总数 $7.4 \times 10^9$/L，分类计数中性 67%，淋巴细胞 33%。选用柴胡疏肝散加元胡、川楝子、黄芩等善后而愈。

随访数年未复发。

案 3：鲁某，男，62 岁。

初诊：1979 年 7 月 14 日。

病人昨日晚餐时因进食未加热之肉食品，即感胃脘不适，今晨突现恶心呕吐，呕吐物为未消化之食物，继而发生腹痛、腹泻，大便为黄色稀水样，无黏液及里急后重，小便短黄，伴有畏寒、发热、食欲不振、口渴等，舌质红苔黄厚腻，脉滑数。

检查：急性病容，体温 38.2℃，大便常规检查为黄色稀水便及未消化之食物，无红白细胞。诊断为湿热吐泻，脾胃不和之候（食物中毒）。用本方去杏仁加白芍、葛根、焦山楂，透热和里，1 剂。

二诊：1979 年 7 月 15 日。

病人服药后即觉胸脘舒畅，吐泻停止，体温恢复正常，舌苔减退，前方去葛根，再服 1 剂后，诸症消失。

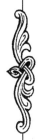

## 三、湿热夹瘀

案 4：杜某，男，34 岁，本院职工。

初诊：1975 年 2 月 15 日。

病人于 2 月 10 日被板车撞伤腹部，而致肝破裂，当即进行肝脏修补术，术中失血过多，脾脏明显缩小，因而将脾

脏一并摘除，2月12日病人突然发生右上、下腹疼痛，呈阵发性加剧，并出现恶心呕吐，呕吐物先为胃液，继而呈胆汁样液体，呕吐量较大，每次50~600mL左右，自感胸脘痞闷不舒，腹部胀气，大便5天未解，肛门排气停止，舌苔灰黄厚腻，脉滑数无力。

检查：病人呈急性重病容，体温正常，巩膜无黄染，腹部外形稍呈膨胀，左上下腹按压时疼痛，肠鸣音稍亢进，并可闻及高调金属音。既往有十二指肠球部溃疡病史，于1970年作胃大部切除术。诊断为湿热阻滞中焦，肠腑气血瘀滞之候（术后不全性肠梗阻）。选用本方加当归、甘草养血扶正，丹参、桃仁、槟榔活血行气破结，炭姜、竹茹降逆止呕。

二诊：1975年2月16日。

病人昨天连服中药2剂，自述服药后即感胸脘痞闷减轻，恶心呕吐停止，腹部胀痛减轻，肛门已排气，但大便仍未解，舌苔渐退，继用上方2剂。

三诊：1975年2月18日。

病人两天来未发生恶心呕吐，腹胀、腹痛消失，昨天排大便1次，呈条状软便，其他无不适感，停用中药。

案5：刘某，女，28岁，已婚，沙市织布厂工人，住院号5783。

初诊：1979年1月14日。

患者于1周前足月顺产一男婴，昨日下午开始发热，体温在39~39.5℃，感胸闷，恶心，昨天呕吐1次，小腹部时有疼痛，恶露未净，色暗量少，大便结。询知患者居处低洼，喜食辛辣厚味。今日到我院求诊，门诊以"产后热"收入院。脉弦滑数（100次/分），舌质红，苔黄腻，查血象：

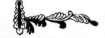

白细胞计数 $18 \times 10^9$/L，分类中性粒细胞 82%，淋巴细胞 18%。证属湿热兼夹瘀血，治宜清热利湿，活血祛瘀。方药用本方加活血祛风之味，即：半夏 9g，黄连 6g，黄芩 9g，枳壳 9g，厚朴 9g，陈皮 9g，杏仁 9g，郁金 9g，当归 15g，白芍 15g，益母草 15g，荆芥 9g，2 剂，一日服。

二诊：1979 年 1 月 15 日。

患者服药后体温开始下降，今日测体温 38℃左右，胸闷渐开，呕恶渐平，小腹胀痛亦减轻，恶露较前减少，脉弦滑（86 次 / 分），舌质红，舌苔黄。药已收效，继进前法。守上方 2 剂，一日服完。

三诊：1979 年 1 月 16 日。

脉弦软（76 次 / 分），舌质红，舌苔薄黄。证属湿热渐清，治宜渗湿调经，方用黄芩滑石汤加减：

黄芩 9g　滑石 18g　猪苓 9g　茯苓皮 15g

大腹皮 9g　通草 6g　蔻仁 9g　当归 15g

白芍 15g

3 剂。

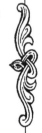

四诊：1979 年 1 月 18 日。

患者服上方后，四肢酸软基本痊愈，纳食增加，余无特殊不适。复查血象，白细胞 $7 \times 10^9$/L，分类中性粒细胞 72%，淋巴细胞 28%，脉弦软（76 次 / 分）。舌质淡红，舌苔薄黄。守上方 3 剂，带药出院。

上述病例表明，虽然患者疾病不同，但病因病机相同，均属湿热内蕴，气机阻滞，导致胃气上逆的证候。故均可用本方，随证加减治之。本方是治疗急性热病的一个常用方剂，对于终止呕吐、开结除痞、解热退苔等效果突出，每在此 3 条症状解除后，其他症状亦随之而解或减轻。如有余

症，按法治之。如案1患者黄疸未去尽，继用茵陈蒿汤、黄芩滑石汤等以治疗其他疾病。

以上病案验证了同因异病、异病同治的学术思想。

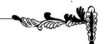

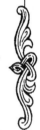

年

谱

1910 年 10 月 23 日　出生于湖北省长阳县磨市刘家棚。

1916—1922 年　在长阳读私塾。

1923—1925 年　就读于沙市镇江陵第二小学，父亲刘哲人在沙市挂牌行医（四世中医）。

1926 年 8 月　在武昌考中学，正值国共合作北伐，吴佩孚的将领刘玉春死守武昌，被关城 40 天。

1927 年　在宜昌考入第四中学，3 个月后川军杨森东下，冲垮了学校。

1928 年　因政局不稳，父亲又医务繁忙，遂奉命弃学就医，边学习边侍诊，1931 年即开业行医。

1929 年　国民党政府通过余云岫提出的"废止旧医以扫除医药卫生之障碍案"，引起全国中医药界的反对，父亲命我在医师公会捐献五十元资助刘野樵代表赴上海参加全国中医药团体代表大会，第二年成立了中央国医馆。

1934 年　联合西医朱玉章开设中西医院，因管理不善，

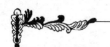

1935 年停业。

1938 年　武汉沦陷，沙市势将难保，遂回乡行医，父亲在松滋沙道观继续开业。

1940 年　沙市沦陷，父亲回长阳行医，1943 年父亲病逝后，遂到松滋新江口王鹤龄药店坐堂行医。

1945 年　日本投降，沙市收复。

1946 年　举家迁返沙市，继承父业，为第五代中医。因沙市地处卑湿，对湿温病学颇有研究，疗效好，深得群众信仰，并为纱厂、邮局及其他公司的特约医师，声誉颇高。

**中华人民共和国成立后主要工作经历及培训进修情况：**

1951—1952 年　在沙市中山后街街道办事处，为夜校校长，街道居委会组长。

1952—1956 年　任沙市第一联合诊所副所长，响应党的号召，走集体主义道路。

1954 年　在北京中医学校进修 1 年，校长由卫生部部长李德全兼任，当时学员认为，中医受到轻视、歧视和排斥，要求把中医纳入教育规程和开办中医院，由卫生部党组呈报国务院得到批准。我将喜讯转报汉口陆真翘先生（后为武汉市卫生局副局长），陆复信说："奋斗 40 年，重见天日。"在学习期间亲聆施今墨、朱颜等名老中医教诲，学术上得到深造。

1956—1966 年　联合沙市四个诊所，组成沙市中医院，并任首任院长，医院汇集了沙市包括自己在内的八大名老中医药人员。当时规定，每月举行 1 次学术交流会，并组织老医生写论文，介绍各自的专长及经验方，由已故邓伯鹏医生担任编辑，准备汇辑成册，初稿已成，不幸在"文革"中毁

坏。医院成立初期，本着中西医结合的思想，调配了高级西学中医师多人参加工作。20世纪70年代中期，医院办了8届西学中班，我为主讲人之一，并被荆州地区邀请到地区西学中班授课，阐述中医理论的特色。

1958—1966年　任沙市中医学校校长，由于中华人民共和国成立前中医受到排斥，发展极端困难，中医院成立后，即创办中医学校，由老中医任教，学生半工作半学习，老医生并负责传帮带工作，培养学生80余人，成了医院工作的主力，有的支持了各兄弟医院的中医工作。自1957年开始至今，亲自带了4批学生，共14人（包括国家委托培养的2人），现均已为主任或副主任医师。此外，还陆续培养外地进修学生，以继承其学术思想，为宏扬中医学在各地作贡献，喜看后继有人。原沙市中医学校即现湖北省中医药学校的前身，1998年校庆40周年，我以第一任校长的名义光荣地参加了大会。

1960—1966年　任沙市卫生局副局长兼中医院院长，负责开展中医工作，领导中医院和联合诊所贯彻执行中医政策，培养接班人，并送个别学生到省中医学校学习。1965年，带领卫生局组织的巡回医疗队到江陵普济区巡回医疗。

1985年　任沙市中医院名誉院长。

1991年至今　任湖北中医学院兼职教授，不时到学院作学术报告及研究生毕业评审工作

1981年10月8号　被湖北省卫生厅批准为中医温病、妇科主任医师（证书登记号为鄂卫证字第840323号）。

**主要社会兼职（学术团体兼职、党代会、政协代表、委员等）：**

1952—1955年　任湖北省中医委员会委员，得与省市

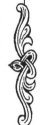

名老中医交流学习。

1952—1955 年　任沙市卫生协会主任委员，领导会员在街道为政府搞卫生防疫工作，团结中西医工作人员，在党的领导下工作，并开办中医学习西医班。

1952 年　参加中国民主同盟，并任民盟副主任委员及顾问至今。

1954—1958 年　任湖北省省人大代表。

1956 年　作为沙市第一批高级知识分子加入中国共产党。

1960—1966 年　任沙市卫生局党委会统战委员，负责团结卫生部门的知名人士，宣传党的方针政策。

1954—1987 年　任沙市市人民代表大会常委，市政协常委。

1977—1992 年　任湖北省政协委员（共 3 届）。

1981—1986 年　任沙市科协副主席。

1981—1990 年　任湖北省中医学会常务理事，并被选为省中医学会妇科分会副主任委员。

**获奖情况（包括荣誉称号、享受政府津贴、政府管理专家、劳模等）：**

1978—1987 年　每年被评为沙市市劳模和优秀共产党员。

1975 年　代表省卫生厅视察了武汉市、黄石市、孝感地区各医院的中西医结合工作。

1977 年 8 月　代表湖北省中医出席了全国中西医结合10 年规划座谈会，受到华国锋、叶剑英、邓小平以及其他党和国家领导人的亲切接见。

 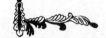

1983 年 12 月　卫生部授予"全国卫生先进工作者称号"。

1988 年 5 月　应国家中医药管理局邀请，参加在扬州召开的中医"内外妇儿病症诊断疗效标准试行总结会议"。

1991 年 7 月　国家中医药管理局确定为"全国首批继承老中医药专家学术经验指导老师"，并在拜师会上接受冯宗文、胡文金为继承学生

1992 年 3 月　荣获湖北省优秀科技工作者奖。

1992 年 4 月　湖北省政协授予"为社会主义两个文明建设和祖国统一事业做出了显著成绩"的荣誉称号。

1992 年 10 月　国务院给予政府特殊津贴。

1993 年　主持的科研课题《固胎合剂防治滑胎的临床与药理研究》荣获湖北省卫生厅科技奖进步三等奖。

1993 年　被英国剑桥大学"国际名人传记词典"第 23 版收载。

1994 年 3 月　被评为沙市市十佳白求恩式医务工作者。

2000 年 4 月 22 日　在北京参加国际传统医药学大会。

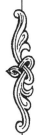

**著作和论文：**

正式出版专著《妇科治验》一部，1982 年湖北人民出版社出版。

论文六篇：

1.《试论产后发热证治》，1984 年在全国中医妇科专业委员会大会宣读。

2.《常用调肝十一法》刊载于《湖北中医杂志》1982 年第三期。

3.《崩漏治疗九法》刊载于《湖北中医杂志》1983 年第

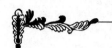
三期。

4.《芩莲半夏枳实汤的临床应用》刊载于《山东中医杂志》1984年第三期。

5.《崩漏证治》刊载于《湖南中医学院学报》1985年第四期。

6.《滑胎证治》电脑贮存（医理设计）1984年由湖北中医学院控制论研究室协助完成。

**科研成果（含技术革新、新产品开发、专利项目等）：**

1. 课题名称：刘云鹏经验方"固胎合剂"防治滑胎的临床与药理研究

排名：刘云鹏、冯宗文、刘颖、宫建英、曹大农、胡文金。

鉴定部门结论：本课题的研究达到国内先进水平。

2. 根据刘老经验进行剂型改革的制剂：

（1）固胎合剂。

（2）妇炎康Ⅰ号、Ⅱ号冲剂。

（3）麟儿来冲剂

（4）洗乐清洗剂。

（5）寿而康口服液。

**近年来陆续出版收载刘云鹏的论著：**

1.《中华名医特技集成》中国医药科技出版社1993年8月出版。

2.《中国现代名医医案精华》北京出版社1990年7月出版。

3.《当代名医验方大全》河北科学技术出版社1990年

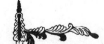

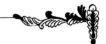

11 月出版。

4.《当代名医证治汇萃》河北科学技术出版社 1990 年 9 月出版。

5.《中国名医名方》中国医药科技出版社 1991 年 7 月出版。

6.《长江医话》北京科学技术出版社 1996 年 3 月出版。

7.《近现代二十五位中医名家妇科经验》中国中医药出版社 1998 年 6 月出版。

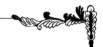

跋

　　刘云鹏主任医师是四世名医之后，行医七十余年，享誉省内外。刘老数十年潜心研摩，精勤不倦，继承而不泥古，创新务求实，且胸襟开阔，虚怀若谷，实乃一代名家之风范。虽九十高龄，能怀"中医走向世界"之宏愿，自誓"学习不死不止，看病不死不止，传带不死不止，创新不死不止"，先后有《妇科治验》《刘云鹏妇科常用验方》及专题论文数十篇问世，为杏林再添奇葩。

　　现应"中国百年百名中医临床家丛书"征文，刘老率弟子将毕生经验融会贯通，重新架构，集数十年临床实践之成果，撰成《中国百年百名中医临床家丛书——刘云鹏》，立论新颖，主旨鲜明，条理井然，深入浅出，正可谓"千淘万漉虽辛苦，吹尽狂沙始到金"，值此《中国百年百名中医临床家丛书——刘云鹏》付梓问世，令我辈感佩之至，是以为跋。

邱平

2000 年 7 月 1 日于荆州